Acute Pain Management

5th
EDITION
原书第5版

急性疼痛管理

实践指南
A Practical Guide

原著 [澳] Pamela E. Macintyre

[澳] Stephan A. Schug

主译 郑晓春

中国科学技术出版社
·北京·

图书在版编目（CIP）数据

急性疼痛管理实践指南：原书第 5 版 /（澳）帕梅拉·E. 麦金太尔 (Pamela E. Macintyre)，（澳）斯蒂芬·A. 舒格 (Stephan A. Schug) 原著；郑晓春主译 . — 北京：中国科学技术出版社，2024.8

书名原文：Acute Pain Management：A Practical Guide（5th Edition）

ISBN 978-7-5236-0787-9

Ⅰ.①急… Ⅱ.①帕… ②斯… ③郑… Ⅲ.①急性病—疼痛—治疗—指南 Ⅳ.① R441.1-62

中国国家版本馆 CIP 数据核字 (2024) 第 106933 号

著作权合同登记号：01-2023-5189

策划编辑	延　锦　孙　超
责任编辑	延　锦
文字编辑	魏旭辉
装帧设计	佳木水轩
责任印制	徐　飞

出　　版	中国科学技术出版社
发　　行	中国科学技术出版社有限公司
地　　址	北京市海淀区中关村南大街 16 号
邮　　编	100081
发行电话	010-62173865
传　　真	010-62179148
网　　址	http://www.cspbooks.com.cn

开　　本	889mm×1194mm　1/16
字　　数	333 千字
印　　张	14.5
版　　次	2024 年 8 月第 1 版
印　　次	2024 年 8 月第 1 次印刷
印　　刷	北京顶佳世纪印刷有限公司
书　　号	ISBN 978-7-5236-0787-9/R·3291
定　　价	158.00 元

版权声明

译者名单

主　译　郑晓春　福州大学附属省立医院（福建省立医院）

副主译　钱海涛　连云港市第一人民医院

译　者　（以姓氏笔画为序）

王丹凤　尤美铮　叶　鹏　叶　馨

吴旭阳　吴淑燕　余丽珠　张　行

张弘弘　张晓虹　陈江湖　陈丽菲

陈品忠　陈晓辉　范韩梁　林　娜

林永宝　林铭雪　林道艺　林静芳

罗玉蓉　郑　艇　高　飞　涂文邵

黄永鑫　黄志斌　龚灿生　蒋俊丹

靳向燕　解慧泓　蔡鼎亮　廖燕凌

颜燕琳　潘　璇　魏剑杰　藤忠法

内容提要

　　本书引进自 CRC 出版社，由麻醉学与疼痛医学领域的知名专家 Pamela E. Macintyre 和 Stephan A. Schug 共同打造。全书共 17 章，将循证信息与实用指南相结合，采用生物 – 心理 – 社会和多学科的方法，从急性疼痛症状的诊断到疼痛医学的实践，全面讨论了外科和非外科环境中的急性疼痛管理方法，并详细介绍了相关药物对急性疼痛的影响。书中附有大量图表，各章均设有要点总结，内容全面，层次清晰，可为临床医生、医学生及相关的卫生工作人员提供有价值的实用信息。

主译简介

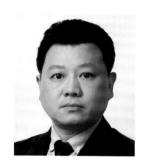

郑晓春

医学博士，主任医师，教授，博士研究生导师。福州大学附属省立医院（福建省立医院）党委委员，福建省急救中心副主任，福建医科大学麻醉学系主任，国家级质控中心麻醉专业专家委员会委员，福建省立医院麻醉医学中心主任，福建省立医院"一带一路联合共建重点实验室"执行主任，福建省疑难重症研究重点实验室主任。福建省医学会急诊医学分会第五届委员会主任委员，福建省医师协会麻醉科医师分会主任委员（首届），福建省医院协会麻醉专业管理分会主任委员，中国医药教育协会麻醉学专委会副主任委员，中国心胸血管麻醉协会舒适化医疗分会副主任委员，中国医促会区域麻醉分会副主任委员，中国中西医结合学会麻醉分会副主任委员，中国医师协会麻醉科医师分会常务委员。长期致力于医学教育事业，带领福建省立医院麻醉专业住培基地获得全国首批重点基地，同时担任国家一流本科专业建设点、福建医科大学麻醉学系主任，为福建麻醉学事业发展做出贡献。荣获福建医科大学"十佳教师"（2020年）、"福建省卫生健康突出贡献中青年专家"（2021年）、福建省"最美医师"（2022年）、第五批"闽江科学传播学者"（2022年）等荣誉称号，获福建医学科技奖三等奖2项（第一完成人）、第二届福建省高校教师教学创新大赛正高组三等奖。中华及CSCD收录论文14篇，国家国自然科学基金等科研立项17项，累计经费超过700万，指导研究生超过50名。获发明专利3项、实用新型专利3项，主编专著5种，参编本科教材及国家"十三五"规划教材各1种。近5年，以第一作者或通讯作者发表论文超95篇，其中SCI收载论文54篇，中科院一区4篇，二区26篇，总IF值269。

原著者简介

Pamela E. Macintyre，在英国开始接受麻醉培训，并在澳大利亚阿德莱德完成培训。曾在华盛顿州西雅图工作 2 年，离开时正值 Brian Ready 医生开创基于麻醉学的术后疼痛管理服务。回到阿德莱德后，在澳大利亚建立第一个正式的急性疼痛服务（acute pain service，APS）机构。Ready 博士及其团队友好地分享了他们的指南、协议和教育材料，作为阿德莱德 APS 启动的基础。Ready 博士也是本书第 3 版和第 4 版的合著者。自 1989 年初成立 APS 至 2020 年 7 月，Pamela E. Macintyre 一直担任澳大利亚南部皇家阿德莱德医院的 APS 主任。其研究领域广泛，包含综合医院范围内的非 APS 急性疼痛治疗到更复杂患者（尤其是老年患者、阿片类药物耐受患者和成瘾性疾病患者）的急性疼痛管理，尤其对阿片类物质滥用问题（尤其是对急救一线的影响）、出院后镇痛、急性疼痛医学的安全性和教育，以及阿片类药物管理有深入研究。他还参与了澳大利亚国家急性疼痛医学指南的制订。

Stephan A. Schug，医学博士，接受过德国专业麻醉师培训，主修药理学。在成为新西兰奥克兰大学麻醉学系主任之前，曾在德国科隆大学工作。直到 2019 年 10 月退休前，一直担任西澳大利亚大学医学院麻醉和疼痛医学主任，也是珀斯皇家医院疼痛医学主任。主要研究方向是镇痛药和局麻药的药理学、急慢性和癌痛的管理、区域麻醉和镇痛、疼痛管理组织结构，以及减少医院的不良事件。共撰写过 420 多部（篇）出版物和图书章节，主要涉及急慢性和癌症疼痛管理、镇痛药物药理学、局麻药和区域麻醉等，并经常应邀出席国内外会议。

译者前言

本书由澳大利亚著名疼痛研究者 Pamela E. Macintyre 和 Stephan A. Schug 联合撰写，是一部经典和权威的疼痛学专著。自 1996 年首次出版以来，有关急性疼痛治疗的知识持续增多，现有证据的数量和质量也有所提高。急性疼痛治疗的复杂性和急性疼痛患者类型的变化也更加显著。历经 20 多年的发展，本书已更新至第 5 版。

20 世纪 80 年代，在我国疼痛学奠基人、中国科学院院士韩济生教授的倡导下，成立了中国疼痛研究会，由此开创了国内疼痛医学新纪元。国内外疼痛学专著、期刊和会议使临床疼痛学科得到了空前的发展。2021 年，本书原著第 5 版面世，我们便组织大家进行翻译，希望与国内广大同行一起学习分享。

历时 1 年余，本书的翻译和审校工作终于在福建省立医院麻醉与围术期临床医学中心医生和研究生的共同努力下圆满完成。在此对所有译者与审校者的辛勤付出表示衷心的感谢并致以崇高敬意。

我们衷心希望国内麻醉和疼痛从业人员，尤其是年轻医生和医学生，能够通过学习本书，结合临床遇到的疼痛问题，进行思考和实践，提高对疼痛的管理能力，为我国疼痛学科的发展与进步贡献自己的力量，在临床疼痛患者的管理中发挥作用。

福建省立医院

原书前言

自本书第 4 版出版以来，有关急性疼痛治疗的知识持续增长，现有证据的数量和质量也有所提高。急性疼痛治疗的复杂性和急性疼痛患者类型的变化也更加显著。

越来越多的人认识到，全面的急性疼痛管理不仅针对由手术和创伤引起的急性疼痛患者，还包括许多各种情况所致的急性疼痛患者。从急性疼痛的症状管理到急性疼痛医学的实践，采用更具生物 – 心理 – 社会和多学科的方法来治疗患有各种医学、外科和心理并发症的个体患者，其重点仍在不断转移。目前，有效的急性疼痛管理被视为多学科治疗和康复方法的一部分，旨在手术和创伤后的患者功能恢复，包括加速术后康复（early recovery after surgery，ERAS）方案。重点也越来越多地转向基于对患者功能的评估来选择和调整镇痛方案，而不是仅仅依靠单一的疼痛评分。

本书全新第 5 版仍是一部有关成人非定量急性疼痛管理的实用著作，对急性疼痛的解剖学、神经化学和病理生理学的信息未做详述，旨在为护士和护理专业学生、医学生、接受培训的医生（实习生、初级医生、住院医生和医学注册医师）及专职卫生人员提供简明实用的信息，帮助他们安全有效地管理急性疼痛患者。

全新版本中，各章都进行了修订和更新，以阐述当前的理论和实践信息。特别扩展了有关区域镇痛的章节，因为近年来这些技术作为多模式镇痛的关键组成部分被广泛应用。此外，还增加了有关阿片类药物的潜在长期影响信息，如果在入院前服用含阿片类药物或食物的患者被送入急性护理机构，或者在出院后服用阿片类物质的时间过长，则可能会对患者和整个医疗保健行业产生影响。

鉴于人们对阿片类药物滥用的担忧，以及在医院和社区中使用阿片类药物可能带来的潜在危害，越来越多的推广替代或辅助技术以寻求尽量最小化或避免使用阿片类化合物。然而，人们也认识到，仍有很多患者需要阿片类镇痛药来管理中度至重度急性疼痛。因此，无论是在医院还是出院后，都更加强调需要更好的阿片类药物管理，以及安全提供这些药物所需的医疗系统组成部分。这些问题将在本书的相关章节中讨论。

随着越来越多的患者在手术、重伤或医疗疾病后提前出院，可能需要开具包括阿片类药物在内的镇痛药，以短期持续缓解他们在家中的急性疼痛，人们对患者出院时服用的阿片类药物剂量给予了极大关注，认为这是导致阿片类药物滥用的流行因素之一，因此我们增加了研究患者出院时阿片类药物处方的内容。在这种情况下，必须考虑与该处方相关的可能风险，以及患者及其治疗医生和其他医疗保健专业人员可能需要掌握的信息。

建议的药物、剂量和治疗方案仅供参考，可能需要根据不同的患者和临床情况进行调整。

本书添加了关键参考文献，但由于篇幅限制，可能无法对现有证据进行全面概述。两位著者都曾参与 *Acute Pain Management: Scientific Evidence* 的撰写，Pamela E. Macintyre 是该书第 2 版和第 3 版的主编，Stephan A. Schug 是该书第 2 版至第 5 版的主编。该书由澳大利亚和新西兰麻醉师学院和疼痛医学学院出版，并得到国际疼痛管理协会等多个国家和国际专业机构的认可。

提供安全有效的急性疼痛管理及急性疼痛医学的进步是许多人共同努力的结果。我们要感谢与我们共事过的护士、麻醉医生、药剂师，以及药物和酒精、慢性疼痛、外科和医疗服务领域一些同事的帮助和建议。

Pamela E. Macintyre & Stephan A. Schug

信息披露

- Pamela E. Macintyre 没有需要公开的利益冲突。
- 在过去的 5 年里，西澳大利亚大学麻醉学系（及自 2019 年 10 月退休的 Schug 教授本人）从 Eli Lilly、Grunenthal、Indivior、Janssen、Mundipharma、Pfizer、Phosphagenics、iXBiopharma、Seqirus、Xgene、Biogen、Luye Pharma、SocraTec 和 Foundry 获得过研究和差旅经费、演讲和咨询费用。

声　明

该领域的知识和最佳实践正在不断变化。随着新的研究和经验拓宽了我们的知识面，在实践、治疗和药物治疗方面可能需要必要或适当的改变。建议读者查阅由相关程序或产品的制造商所提供的最新信息，以验证推荐剂量或配方、给药方法、持续时间及禁忌证。医生有责任根据自己的经验并在对患者了解的基础上做出诊断，确定每个患者的剂量和最佳治疗方法，并采取所有安全预防措施。

书中还讨论了某些药物的"超适应证"使用。

目　录

第 1 章　总论 ·· 001

一、急性疼痛管理的有效性 ································· 001

二、急性疼痛管理在患者预后中的作用 ··············· 002

第 2 章　提供有效的急性疼痛管理 ······················· 005

一、教育 ··· 005

二、指南和方案 ·· 007

三、急性疼痛服务 ··· 008

第 3 章　评估和监测 ··· 012

一、疼痛类型 ··· 012

二、疼痛和疼痛缓解评估 ·································· 014

三、不良反应评估 ··· 017

第 4 章　阿片类药物药理学 ································· 023

一、作用机制 ··· 024

二、阿片类药物的镇痛作用 ······························· 025

三、阿片类药物的不良反应 ······························· 027

四、阿片类药物剂量预测因子 ··························· 034

五、阿片剂量的滴定 ·· 034

六、常用阿片类激动药 ···································· 035

七、激动药 – 拮抗药 ·· 041

八、阿片拮抗药 ·· 041

第 5 章　局麻药药理学 ······································ 045

一、作用机制 ··· 045

二、局麻药疗效 ·· 047

三、局麻药不良反应及其处理 ··························· 047

四、常用局麻药 ·· 050

第 6 章　非阿片类和辅助镇痛药 ··· 054

　一、对乙酰氨基酚 ··· 054

　二、非选择性非甾体抗炎药 ··· 056

　三、COX-2 选择性抑制药 ··· 059

　四、NMDA 受体拮抗药 ··· 061

　五、α_2 肾上腺素受体激动药 ··································· 064

　六、抗抑郁药 ··· 065

　七、抗惊厥药物 ··· 066

　八、膜稳定药物 ··· 069

　九、吸入剂 ··· 070

　十、降钙素和双膦酸盐 ··· 071

　十一、糖皮质激素 ··· 072

第 7 章　阿片类药物的全身给药途径 ··· 076

　一、口服 ··· 077

　二、皮下和肌内注射 ··· 080

　三、静脉注射 ··· 082

　四、直肠给药 ··· 086

　五、经皮给药 ··· 086

　六、黏膜给药 ··· 088

第 8 章　患者自控镇痛 ··· 094

　一、设备 ··· 094

　二、与 PCA 一起使用的镇痛药物 ··································· 096

　三、PCA "处方" ··· 097

　四、PCA 安全管理要求 ··· 099

　五、镇痛作用不足的处理 ··· 101

　六、PCA 并发症 ··· 102

　七、"阶梯下降式" 镇痛 ··· 104

　八、PCA 的备选系统路径 ··· 105

第 9 章　硬膜外和鞘内镇痛 ··· 110

　一、解剖学 ··· 110

　二、禁忌证 ··· 111

　三、配合硬膜外镇痛的药物 ··· 113

　四、硬膜外镇痛安全管理的要求 ····································· 119

五、患者控制的硬膜外镇痛 ……………………………………………………… 121

六、程序性间歇性硬膜外注射剂 ………………………………………………… 121

七、镇痛作用不足的管理 ………………………………………………………… 121

八、"阶梯下降式"镇痛 ………………………………………………………… 122

九、硬膜外镇痛的并发症和不良反应 …………………………………………… 122

十、同时进行抗凝或抗血小板治疗 ……………………………………………… 127

十一、鞘内镇痛 …………………………………………………………………… 130

第 10 章　其他区域和局部镇痛 ……………………………………………… 137

一、持续周围神经阻滞 …………………………………………………………… 137

二、单次注射周围神经阻滞 ……………………………………………………… 142

三、关节内镇痛 …………………………………………………………………… 143

四、伤口浸润 ……………………………………………………………………… 144

五、局部浸润镇痛 ………………………………………………………………… 144

六、局部镇痛 ……………………………………………………………………… 144

第 11 章　非药物治疗 ………………………………………………………… 150

一、心理干预 ……………………………………………………………………… 150

二、经皮神经电刺激 ……………………………………………………………… 151

三、针灸 …………………………………………………………………………… 151

四、物理干预 ……………………………………………………………………… 151

第 12 章　急性神经性疼痛 …………………………………………………… 153

一、神经病理性疼痛的病理生理学 ……………………………………………… 153

二、急性神经性疼痛的临床特征和诊断 ………………………………………… 154

三、急性神经性疼痛综合征 ……………………………………………………… 155

四、急性神经性疼痛的治疗 ……………………………………………………… 156

第 13 章　慢性后急性疼痛 …………………………………………………… 161

一、慢性手术后疼痛 ……………………………………………………………… 161

二、慢性创伤后疼痛 ……………………………………………………………… 162

三、预防策略 ……………………………………………………………………… 162

四、识别和管理 …………………………………………………………………… 164

第 14 章　非手术性急性疼痛 ………………………………………………… 166

一、烧伤 …………………………………………………………………………… 166

二、脊髓损伤 168

三、肋骨骨折 169

四、腹痛 169

五、其他具体条件 170

第 15 章　更复杂的患者 174

一、老年患者 174

二、类阿片类药物耐受患者 180

三、药物滥用障碍患者 187

四、睡眠呼吸障碍患者 190

五、肥胖患者 192

六、孕妇或哺乳期患者 192

七、肾和肝损害患者的案例 194

第 16 章　出院后阿片类镇痛药的使用 198

一、潜在风险 198

二、出院后阿片类药物治疗方案选择 201

三、提供给患者、照护者和治疗医生的信息 202

第 17 章　自我评估问题 206

第1章 总 论

Introduction

近年来，尽管有关医院住院患者的疼痛缓解效果不佳的相关报道持续存在，但是对于急性疼痛治疗管理方面的研究进展仍在进行。尽管工作人员培训不足和成本限制可能是疼痛缓解不佳的重要原因，然而人们已经逐渐了解到疼痛和镇痛药物反应报道中个体间差异的一些相关因素，并改变了对疼痛缓解评估相关结果的看法。重点也从急性疼痛症状的管理转向急性疼痛药物的实践，使用更生物、心理、社会和多学科的方法来治疗各种内科、外科和心理合并症的患者。循证医学被认为是"认真、明确和明智地使用当前最佳证据来做出关于个体患者护理的决定"（Sackett 等，1996）。

而急性疼痛管理实践也应基于现有的最佳证据。然而，如果患者要从急性疼痛治疗中获得良好的疼痛缓解效果，就需要考虑个体差异，那么，即使这些指南是基于循证医学的，也要根据需要对治疗指南进行适当的修改。

个性化治疗不仅适用于缓解疼痛所使用的药物和技术（见第 4～10 章），也适用于某些临床情况或患者群体，其对于疼痛管理可能更加复杂，需要更多相关知识（见第 12～16 章）。

随着阿片类药物使用的"流行"，人们越来越担心用于治疗急性疼痛的阿片类药物会导致院内不良事件及增加出院后风险，比如阿片类药品的持续使用、滥用和转移，因此无阿片类麻醉和镇痛的概念得到了更多的关注。

然而，急于减少或避免对阿片类药物的需求导致了大量辅助药物的引入，其使用的支持证据却十分有限，目前尚无证据表明医院内使用的无阿片类药物技术（包括区域镇痛）会减少出院时开具的阿片类药物的数量，或降低出院后长期使用阿片类药物的风险（Kharasch 等，2020）。

虽然一些正在开发中的新型阿片类药物可能会在降低风险的同时提供有效的疼痛缓解作用（Azzam 等，2019），但阿片类药物是目前最有效的镇痛药，并且可能在未来几年内继续成为许多中重度急性疼痛患者多模式疼痛管理策略的一部分。

当前最重要的是为什么以及如何使用它们。急性疼痛治疗中需要更好地改进阿片类药物的管理，即以普遍预防为基础的阿片类药物处方和管理方法，包括住院期间和出院后，并且需要多个卫生保健部门安全地提供这些药物（Levy 等，2020；Schug，2020）。

一、急性疼痛管理的有效性

（一）有效性评估

自 20 世纪 60 年代以来，研究显示对患急性疼痛的成年住院患者治疗方面存在不足。在过去 30 年或更长的时间里，治疗方面的变化包括引入了镇痛药物的新技术（如患者自控镇痛和硬膜外镇痛），发展了多模式镇痛概念，使用新药和使用旧药的新方法，以及建立了急性疼痛服务（acute pain service，APS）等。尽管如此，仍有许多报道医院患者的急性疼痛管理欠佳。

人们逐渐意识到，虽然急性疼痛管理的目标应该是为所有患者有效缓解疼痛，但对其"有效性"的评估除了必须考虑到患者疼痛评分之外，还要关注可能的其他影响因素。

如第 3 章所述，越来越多人不再将疼痛作为"第五大生命体征"，这个术语最初由美国疼痛学会在 1995 年推广（Levy 等，2018），作为镇痛效果的主要指标，不应仅仅依赖单一的患者报道的疼痛评分，还应评估疼痛对患者的身体功能的影响（Joint Commission，2017；Levy 等，2018）。将疼痛评分作为唯一的衡量标准，试图将其降低到任意的"可接受"水平，导致医院和社区用于治疗急性和慢性疼痛的阿片类药物数量增加，进而增加了阿片类药物诱发通气功能障碍（opioid-induced ventilatory impairment，OIVI）的风险、术后持续使用阿片类药物及社区阿片类药物滥用和转移的风险（Levy 等，2020）。

（二）效果的可变性

除了用于缓解疼痛的药物或技术外，其他各种因素也会影响疼痛严重程度或疼痛缓解程度。多数情况下，虽然有部分差异存在，但还不能作为患者个体化治疗的基础（Schug 等，2020）。

例如，在实验性阿片类药物和临床患者自控镇痛的阿片类药物（但不是所有的阿片类镇痛药）研究中，吗啡似乎对女性的疗效更佳，而在病情相似时，或在接受实验性疼痛刺激和手术后，女性也比男性镇痛疗效更佳（Schug 等，2020）。

专业医疗人员和患者的背景文化和种族差异可能导致评估镇痛需求和疼痛治疗效果也出现差异（Schug 等，2020）。基因差异会影响个体对疼痛的敏感性以及对阿片类药物的反应（包括疗效和不良反应）（Schug 等，2020）。在急性疼痛的情况下，一个众所周知的例子是 CYP2D6 酶的遗传变异，它负责将可待因代谢为吗啡，并可能导致给定剂量的可待因血浆中吗啡水平的差异（见第 4 章）。

其他已被证明的预测术后疼痛程度较高的因素包括年龄较小（疼痛随着年龄的增加而减轻）、术前疼痛的存在及术前阿片类药物的使用，术前焦虑、抑郁或消极情绪及疼痛恐惧感也可能与术后更高的阿片类药物需求和（或）疼痛强度、术后出现慢性疼痛高风险（见第 13 章）和出院后阿片类药物的持续使用（见第 16 章）相关（Schug 等，2020）。这些因素也与急性肌肉骨骼创伤后疼痛和持续疼痛有关。

二、急性疼痛管理在患者预后中的作用

急性疼痛的治疗之所以重要，不仅是出于患者舒适度和满意度的人道主义原因，还因为它无论从短期还是长期来看，都能为患者带来更好的预后效果。

（一）短期效果

任何镇痛药物或技术的使用都应旨在最大限度地缓解疼痛，同时将不良反应的风险降至最低。OIVI 是最令人担忧的不良反应，但针对其在临床环境中最佳治疗措施的讨论仍在继续。对于所有服用阿片类药物的患者，基础的临床监测仍需改进（见第 3 章）。

使用多模式镇痛的急性疼痛管理被认为是多学科治疗和康复方法的重要组成部分，旨在恢复手术和创伤后患者的功能。针对某些类型的手术，已开发了越来越多的加速术后康复

（enhanced recovery after surgery，ERAS）方案，其中多模式镇痛与早期动员和积极的康复计划相结合，已被证明可以提高恢复进度、缩短住院时间并降低并发症的发生率（Schug 等，2020）。

最近，随着过渡期疼痛服务、急性疼痛服务（APS）门诊设施和围术期手术之家的发展，这项工作已扩展到术前（择期手术前）和出院后患者护理（Katz 等，2015；Zaccagnino 等，2017；Stamer 等，2020）。这些多学科团队可以提供术前计划，以改善术前疼痛、运动功能和心理困扰，并且减少术后疼痛、焦虑和抑郁，改善身体功能（Levy 等，2020）。出院后慢性疼痛和过量使用阿片类药物的风险也可以降低。

（二）长期效果

长期的效果也很重要，例如，所选择的镇痛技术可能会影响患者患慢性术后疼痛（CPSP）的结果（见第 12 章）。此外，出院后使用阿片类药物持续治疗急性疼痛也有可能导致一些患者无意中长期使用阿片类药物，并有转移和滥用的风险（Levy 等，2020）（见第16 章）。

多年来，人们一直在讨论镇痛药在降低癌症术后复发和转移风险的作用。然而，缺乏相关临床研究，目前还没有麻醉药或镇痛技术可以降低癌症手术患者的复发或转移风险（Wall 等，2019）。

长期使用阿片类药物可能影响免疫功能和神经内分泌功能、增加术后并发症风险、延长住院时间以及增加医疗费用等（见第 4 章）。

要点
1. 许多患者的急性疼痛缓解效果仍然不佳。任何镇痛策略都必须考虑患者的疼痛评分，并评估疼痛缓解的其他方面（如功能）对患者短期和长期预后效果的影响。
2. 尽管"无阿片类药物"麻醉和镇痛的概念越来越多地被推广，从而避免高频率使用阿片类药物，但目前尚无充分的证据表明它可以减少出院时开具的阿片类药物的数量或降低出院后长期使用阿片类药物的风险。
3. 仍有许多中度或重度疼痛患者需要在多模式镇痛方案中使用阿片类药物，更安全地使用阿片类药物需要在医院谨慎开具处方并进行监测，且在出院时更好地管理阿片类药物的数量。
4. 许多其他因素也会影响疼痛程度或疼痛缓解效果，例如患者的年龄、性别、心理和基因构成。在大多数情况下，这些差异还不能作为患者个性化治疗的基础。

参考文献

[1] Azzam AAH, McDonald J & Lambert DG (2019) Hot topics in opioid pharmacology: mixed and biased opioids. *Br J Anaesth* 122(6): e136–45.

[2] Joint Commission (2017) *R3 Report Issue 11: Pain Assessment and Management Standards for Hospitals*. https://www.jointcommission.org/standards/r3–report/r3–report–issue–11–pain–assessment–and–management–standards–for–hospitals/ Accessed March 2020.

[3] Katz J, Weinrib A, Fashler SR et al (2015) The Toronto General Hospital Transitional Pain Service: development and implementation of a multidisciplinary program to prevent chronic postsurgical pain. *J Pain Res* 8: 695–702.

[4] Kharasch ED, Avram MJ & Clark JD (2020) Rational perioperative opioid management in the era of the opioid crisis. *Anesthesiology* 132(4): 603–5.

[5] Levy N, Quinlan J, El-Boghdadly K et al (2020) An international multidisciplinary consensus statement on the prevention of opioid-related harm in adult surgical patients. *Anaesthesia*. Epub October 7 2020. PMID: 33027841. DOI: 10.1111/anae.15262.

[6] Levy N, Sturgess J & Mills P (2018) "Pain as the fifth vital sign" and dependence on the "numerical pain scale" is being abandoned in the US: Why? *Br J Anaesth* 120(3):435–38.

[7] Sackett DL, Rosenberg WM, Gray JA et al (1996) Evidence based medicine: what it is and what it isn't. *Br Med J* 312(7023): 71–72.

[8] Schug SA (2020) Opioid stewardship can reduce inappropriate prescribing of opioids at hospital discharge. *Med J Aust* 213(9): 409–410. Epub 2020 Oct 11. PMID: 33040379. DOI: 10.5694/mja2.50818.

[9] Schug SA, Palmer GM, Scott DA et al (2020) *Acute Pain Management Scientific Evidence 5e*. Melbourne, Australian and New Zealand College of Anaesthetists and Faculty of Pain Medicine. https://www.anzca.edu.au/safety-advocacy/advocacy/college-publications Accessed December 2020.

[10] Stamer UM, Liguori GA & Rawal N (2020) Thirty-five years of acute pain services: Where do we go from here? *Anesth Analg* 131(2): 650–56.

[11] Wall T, Sherwin A, Ma D et al (2019) Influence of perioperative anaesthetic and analgesic interventions on oncological outcomes: a narrative review. *Br J Anaesth* 123(2):135–50.

[12] Zaccagnino MP, Bader AM, Sang CN et al (2017) The perioperative surgical home: a new role for the acute pain service. *Anesth Analg* 125(4): 1394–402.

第 2 章　提供有效的急性疼痛管理
Delivery of Effective Acute Pain Management

在很大程度上，急性疼痛的有效和安全管理取决于从入院前到出院后传递过程中涉及的系统不同组成部分，这些因素包括与工作人员和患者教育及机构现有系统（包括指南、方案和阿片类药物管理计划）相关的因素，它们可能与镇痛技术和药物本身一样重要，甚至更重要。

在许多机构中，急性疼痛服务（acute pain service，APS）将在急性疼痛管理的传递中发挥关键作用，特别是当涉及更复杂的镇痛技术和患者管理时。在一些中心，APS 的角色已经得到了拓展，作为过渡性疼痛服务、APS 门诊服务或围术期手术之家，它们包括对患者的入院前和出院后审查和治疗。

如果需要的话，一旦患者出院，还需要考虑如何管理持续的急性疼痛（见第 16 章）。

一、教育

导致急性疼痛管理不足的一个持续原因是医疗、护理和相关保健工作人员、学生、患者及其家人和朋友的教育不足。不幸的是，即使在本科课程中，仍然没有提供充分的相关教育（Briggs 等，2015；Shipton 等，2018）。

（一）员工

医护从业人员的教育是必不可少的，因为它提供了培养其工作所需的基本技能及涵盖的知识。然而，仅仅靠教育无法保证能够改善患者的安全、治疗行为和临床结果。住院患者使用阿片类药物导致的与之相关的不良事件可能

不会减少（Barreveld 等，2020）。因此，教育应该被视为第一步，同时需要制订相应的规则和政策。当涉及患者安全和风险降低时，实现和维持变革的更有效的策略（按效果降序排列）是强制功能、阻碍和失效保护、自动化和计算机化、标准化和协议，以及警告、警报和提醒（ISMP，2020）。

在电子病历（electronic medical record，EMR）系统中可能有机会结合一些更有效的风险降低策略。例如，在"解决方案包"执行后，包括利用 EMR 进行有意义的临床决策、处方医生支持以及创建一个整合镇痛药治疗记录和相关监测的流程表后，阿片类药物诱发通气功能障碍（opioid-induced ventilatory impairment，OIVI）的发生率显著降低（Meisenberg 等，2017）。

1. 医疗人员

初级医疗人员的教育应涵盖急性疼痛管理的所有方面。他们通常是最有可能为住院患者和出院患者开具镇痛药（包括阿片类药物）处方的群体，因此必须了解所有镇痛药的风险和处方限制。如果需要在镇痛药处方管理中实现恰当和持续的改变，则需要除其他教育形式外，配合基于审核反馈和学术细节的个性化教学（Stevens 等，2019）。

虽然他们不会直接负责更高级的疼痛缓解方法，但初级医疗人员必须对这些方法的相关知识牢固掌握。除了熟知可能的并发症和药物相互作用外，还需要向患者及其亲属解释这些技术。

2. 护理人员

病房护士直接参与所有形式的疼痛缓解管理，并在确保镇痛（无论是简单还是复杂）得到安全有效的管理方面发挥关键作用。因此，教育和认证计划至关重要。

通识教育可以帮助更好地实际了解适当的疼痛缓解对患者的健康和疗效的相关性，以及所使用的镇痛药和相关技术，以及如何根据疗效和不良反应调整镇痛方案。还需要认识到患者教育的重要性，以及与认知功能障碍患者、来自不同文化的患者和其他更复杂的患者群体（如患有成瘾症的患者）的疼痛治疗相关的问题。

专业化教育将有助于人们更好地理解更复杂的疼痛缓解方法，如患者自控镇痛（patient-controlled analgesia，PCA）和硬膜外或其他区域镇痛。

医院内可用于教育的时间通常有限，因此必须根据各种疼痛主题的重要性确定优先级。例如，对于护士来说，了解安全的阿片类药物滴定原理比教授过多的疼痛生理学细节更重要。

许多机构要求护士在使用先进的镇痛方法治疗疼痛患者之前，必须获得某种形式的认证或认可。

认证计划通常包括：①口头和书面信息（如面对面或在线讲座、研讨会和小册子）；②书面评估（如多项选择问卷）；③实践评估（如演示编程机器的能力、施行硬膜外剂量）。

每隔 1～2 年重新认证将有助于确保知识和实践技能得到定期更新。正式的教育计划需要与病房内的非正式"一对一"教学相结合。

（二）患者

患者如果能学会评估自己的疼痛、了解治疗目的以及相关风险和不良反应，并且能意识到任何药物的镇痛效果不佳和出现的不良反应都应该报告，那么，无论使用哪种技术，他们都能对镇痛的有效性有更好的控制力。

一般来说，可以使用多种不同的策略进行患者教育，包括使用视听资源、基于网络的教学、书面信息和演示。多媒体方式比文字更有可能让患者更好的理解知识，而文字的方式又比口头方式效果更好（Hounsome 等，2017）。

有关急性疼痛管理的优质患者信息越来越多，包括在专业学院和组织的网站上均有出现。然而，尽管信息更加丰富，许多患者仍然对疼痛治疗一无所知（Schug 等，2020）。本章附录 2-2 的内容中提供了互联网和印刷资料上的书面患者信息示例。如果需要进行持续性急性疼痛管理，还应在出院时提供更多信息（见第 16 章），书面和电子教育应补充口头信息（Horn 等，2020）。

患者应该知道为何有效的镇痛对于他们的康复和舒适很重要，需要向他们解释物理治疗和早期活动的好处，并强调通过运动充足缓解疼痛是一个关键目标。应该向他们保证，会尽一切努力让他们感到舒适，但是疼痛不可能被完全消除。相反，应该充分告知他们，主要目的是提供有效镇痛，使在手术或受伤后恢复良好的身体功能，在此期间，可能会感到一些不适（Frederickson & Lambrecht，2018；Lee & Wu，2020）。还应鼓励患者如果觉得镇痛效果不佳或有不良反应需告诉医生和护士。如果使用间歇性阿片类药物疗法，应解释尽快要求下一剂药以避免不适的重要性，而不应该让他们觉得这是在"打扰"忙碌的医护人员。

应该向患者详述衡量疼痛的方法，对于某些患者，可能还需要说明高疼痛评分并不总是意味着需要增加镇痛药的剂量，在某些情况下，其他镇痛方案（药物和非药物）可能更有益。

同样必须解释的是过度镇静，意味着出于安全考虑，他们将减少服用阿片类药物的剂量。

不论是在住院期间还是出院后，患者尤其需要了解阿片类药物的使用信息，包括镇痛效果的期望值、潜在的不良反应（包括成瘾风险）、非阿片类镇痛药的重要性（可以降低围术期的疼痛评分，减少阿片类药物的消耗，以及出院后阿片类药物的使用时间）、在家中更安全地储存阿片类药物及妥善处理任何未使用的阿片类药物（Lee & Wu，2020）。许多患者（或其亲属）仍然担心阿片类药物的成瘾、依赖或耐受风险，应该向其提供适当的信息，详述风险，同时要解释，如果正确地、短时间地使用阿片类药物，风险是可控的。

还需要对个体镇痛技术（既有"简单"的镇痛药形式，也有更先进的方法，如 PCA 和硬膜外镇痛）进行解释，包括这些技术的工作原理、使用的药物和可能的不良反应，以及预期的治疗持续时间和随后的镇痛管理，最好附有书面信息。

PCA 的技术描述不必详细，但是患者必须知道，只要他们感到不舒服，就可以按下按钮，并且他们是唯一被允许这样做的人（家人和工作人员不被允许这样做）。

还应该解释硬膜外和蛛网膜下腔镇痛可能出现的不良反应和并发症，包括需要立即报告在出院前后任何时候可能出现的任何加重的背痛或神经系统症状。

二、指南和方案

指南的目的是尝试提高临床决策的质量、护理质量和最小化潜在的伤害。关于指南可能限制临床实践的担忧并不新鲜，据说即使在公元前 4 世纪，柏拉图也担心指南会限制治疗的灵活性，因为它们通常基于对普通患者有效的治疗方法制订的（Hurwitz，1999）。指南应该旨在帮助而不是指导临床实践，仍需要进行临床判断以进行个性化患者治疗。然而，尽管认识到它们可能并不适用于所有患者，但指南仍然可以为治疗选择奠定良好的基础。它们还可以使医院所有工作人员在理解和实践方面保持一致性。

即使存在好的指南，其传播和实施常常仍是使用它们的最大障碍，当指南制订者远离实践，缺乏"地方所有权"时，这种情况尤其如此。资源可用性、具有疼痛管理专业知识的工作人员可作为指南的"拥护者"，以及存在正式的质量保证计划来监测疼痛管理，均可以提高指南的使用率和有效性。同样重要的是，指南需要保持最新并基于最佳的可用证据。

无论用于镇痛的药物或技术如何，也无论镇痛被视为"简单"或"先进"（如 PCA 和硬膜外镇痛），指南和"标准"命令可以使镇痛更加安全和有效（Schug 等，2020）。除了关于使用的药物信息（例如，适应证、禁忌证、剂量、给药间隔和可用药物浓度）外，还应考虑"标准化"镇痛的其他方面：①医护人员以及患者的教育；②监测要求，包括定期评估镇痛的充分性和不良反应；③对不充分镇痛的反应；④对不良反应的反应和治疗；⑤护理程序和协议；⑥使用设备以及输液泵和管路的标签。

还鼓励制订规范化的镇痛制剂处方方案，特别是阿片类药物的标准化处方（无论给药技术如何）、所需的监测、不良反应的识别以及发生不良反应时所需的干预措施（Frederickson & Lambrecht，2018）。本书第 7～10 章还提供了"标准医嘱"和治疗指南的示例。

多个国家的专业机构也发布了有关急性疼痛管理的指南（Chou 等，2016；Schug 等，2020）。

PROSPECT（Procedure-Specific Postoperative Pain Management）为多种手术提供了特定的术后疼痛管理指南，并可在 https://esraeurope.org/pain-management/ 网站上获取（附录 2-1）。

三、急性疼痛服务

1986 年，Ready 创办了美国第一家以麻醉医生为基础的急性疼痛服务（APS）（Ready 等，1988）。此后，全球许多医院纷纷效仿（Macintyre 等，1990；Wheatley 等，1991；Schug & Haridas，1993），APS 数量不断增加。

APS 结构多种多样（Stamer 等，2020），对于最佳模型没有达成共识，也没有对于这种服务达成一致的定义。目前，APS 的结构各不相同，从以护士为基础（由麻醉医生主导但没有麻醉医生日常参与），到以麻醉医生为基础，提供 24h 覆盖，有或没有药剂师或其他工作人员的参与（Schug 等，2020）。

早期阶段，以麻醉医生为基础的 APS 主要是一项术后疼痛服务（Ready 等，1988；Macintyre 等，1990；Schug & Haridas，1993），但是很多医疗中心的 APS 已经发展成为全面的住院疼痛服务，拓展的工作范围超越了手术范围，贯穿整个医院，他们经常被要求协助处理非手术性急性疼痛（如重大创伤或医学疾病后的急性疼痛），以及逐渐复杂的患者急性疼痛管理（Royal College of Anaesthetists，2020；Schug 等，2020；Stamer 等，2020）。

最近，APS 所做的工作也扩展至入院前（择期手术前）以及出院后患者护理，包括过渡性疼痛服务、APS 门诊服务及围术期管理（Katz 等，2015；Zaccagnino 等，2017；Stamer 等，2020）。这些多学科团队可以提供术前计划来改善术前疼痛、功能和心理压力，从而减轻术后疼痛、焦虑、抑郁及改善身体功能（Levy 等，

2020）。也可以降低出院后出现慢性疼痛和过度使用阿片类药物的风险（Tiippana 等，2016；Weinrib 等，2017；Clarke 等，2018）。

无论使用简单的或"高科技"的镇痛，由 APS 管理疼痛缓解的患者可能比由经验不足的工作人员监管疼痛管理的患者感受到的疼痛程度更轻，减少不良反应并表达更高的满意度（Schug 等，2020）。

不幸的是，许多 APS 都倾向集中于"高科技镇痛方法"，而在整个医院中对提高"简单的镇痛方法"的重视较少，认为这种方法只对少数患者有益。如果注意教育、记录、患者评估以及提供适当的指南和政策，同样可以提高"简单的镇痛方法"的效果和安全性（Schug 等，2020）。APS 可以领导制订共同且一致的处方、观察和护理记录格式（包括在电子病历系统中），无论选择何种镇痛技术，这将减少不必要的临床变异，并提高患者安全性（Frederickson & Lambrecht，2018；Schug 等，2020）。

多学科住院患者 APS 的详细要求，包括人员配备、教育（工作人员和患者）、设备、组织、指南、记录保留、审计和研究已发布（Royal College of Anaesthetists，2020）。APS 的角色概述如表 2-1 所示。

要点

1. 安全有效的急性疼痛管理，包括"简单"的疼痛缓解技术，可能更多地来源于适当的教育和更好的镇痛组织结构，而不是镇痛药物和技术本身。
2. 指南可以提高临床决策和护理的质量，并将潜在危害降至最低。然而，它们可能不适用于所有患者，需要对其应用进行临床判断。
3. 转移性疼痛服务、APS 门诊患者和围术期手术之家可以帮助提高疼痛缓解效果和患者功能，并在手术前后减少阿片类药物的使用。

表 2-1　急性疼痛服务（APS）的角色

• 对麻醉医生、护士、患者和护理人员 / 家属、医学、护理和药剂学学生、初级医务人员、外科医生和内科医生、药剂师、物理治疗师进行（初始和持续）教育 • 引入和监督更先进的镇痛技术，包括 PCA、硬膜外和蛛网膜下腔镇痛、其他连续区域镇痛技术（输注或反复的推注剂量） • 协助改善传统的镇痛治疗方案的有效性和安全性 　– 间歇性阿片类方案（肌内注射、皮下注射、静脉注射和口服用药） 　– 非阿片类镇痛药 • 标准化 　– 设备 　– 药物、剂量和药物稀释方法 　– 不良反应的诊断和治疗 　– 每种镇痛技术的具体监测要求 • 制订指南、"标准医嘱"以及药物和护理策略 　– 所有 APS 技术 　– 阿片类药物包括监测需要以及识别和处理与阿片类药物相关的不良反应 　– 其他镇痛药和辅助药物 　– 出院时开具的镇痛药处方，特别是阿片类药物 　– 非药物治疗医嘱，如使用氧气、防反流和防虹吸阀	• 协助开发电子医疗记录系统相关部分 • 每天全天候为疼痛人员提供服务 　– 安排每天巡视所有由 APS 负责的患者 　– 根据需要进行额外的评估，处理持续存在的疼痛问题或治疗并发症 　– 根据要求开展新的疼痛管理模式 　– 为其他患者的任何急性疼痛管理问题提供建议，包括更复杂的患者 • 与其他学科合作及沟通，包括慢性疼痛门诊、药物和酒精服务、精神病学服务、姑息护理服务、外科和医疗服务 • 在制订手术后早期恢复方案方面进行合作 • 与医院药房服务进行合作和沟通 • 参与机构的阿片酚情使用计划 • 参与出院前和出院后的患者护理和建议（如转移性疼痛服务、APS 门诊、围术期护理中心）（附录 2-2） • 对家庭医生和其他医疗保健专业人员进行持续的急性疼痛管理指导 • 活动的定期审核和持续的质量改进 • 临床研究

参考文献

[1] Barreveld AM, McCarthy RJ, Elkassabany N et al (2020) Opioid stewardship program and postoperative adverse events: a difference-in-differences cohort study. *Anesthesiology* 132(6): 1558–68.

[2] Briggs EV, Battelli D, Gordon D et al (2015) Current pain education within undergraduate medical studies across Europe: Advancing the Provision of Pain Education and Learning (APPEAL) study. *BMJ Open* 5(8): e006984.

[3] Chou R, Gordon DB, de Leon-Casasola OA et al (2016) Management of postoperative pain: a clinical practice guideline from the American Pain Society, the American Society of Regional Anesthesia and Pain Medicine, and the American Society of Anesthesiologists' Committee on Regional Anesthesia, Executive Committee, and Administrative Council. *J Pain* 17(2): 131–57.

[4] Clarke H, Azargive S, Montbriand J et al (2018) Opioid weaning and pain management in postsurgical patients at the Toronto General Hospital Transitional Pain Service. *Can J Pain* 2(1): 236–57.

[5] Frederickson TW & Lambrecht JE (2018) *Using the 2018 guidelines from the joint commission to kickstart your hospital's program to reduce opioid-induced ventilatory impairment*. Anesthesia Patient Safety Foundation Newsletter. https://www.apsf.org/wp-content/uploads/newsletters/2018/june/pdf/APSF201806.pdf Accessed November 2018.

[6] Horn A, Kaneshiro K & Tsui BCH (2020) Preemptive and preventive pain psychoeducation and its potential application as a multimodal perioperative pain control option: a systematic review. *Anesth Analg* 130(3): 559–73.

[7] Hounsome J, Lee A, Greenhalgh J et al (2017) A systematic review of information format and timing before scheduled adult surgery for peri-operative anxiety. *Anaesthesia* 72(10): 1265–72.

[8] Hurwitz B (1999) Legal and political considerations of clinical practice guidelines. *BMJ* 318(7184): 661–64.

[9] ISMP (2020) *Education is "predictably disappointing" and should never be relied upon alone to improve safety*. https://ismp.org/resources/education-predictably-disappointingand-should-never-be-relied-upon-alone-improve-safety Accessed June 2020.

[10] Katz J, Weinrib A, Fashler SR et al (2015) The Toronto General Hospital Transitional Pain Service: development

and implementation of a multidisciplinary program to prevent chronic postsurgical pain. *J Pain Res* 8: 695–702.

[11] Lee BH & Wu CL (2020) Educating patients regarding pain management and safe opioid use after surgery: a narrative review. *Anesth Analg* 130(3): 574–81.

[12] Levy N, Quinlan J, El-Boghdadly K et al (2020) An international multidisciplinary consensus statement on the prevention of opioid-related harm in adult surgical patients. *Anaesthesia*: Epub October 7 2020. PMID: 33027841. DOI: 10.1111/anae.15262.

[13] Macintyre PE, Runciman WB & Webb RK (1990) An acute pain service in an Australian teaching hospital: the first year. *Med J Aus* 153: 417–21.

[14] Meisenberg B, Ness J, Rao S et al (2017) Implementation of solutions to reduce opioidinduced oversedation and respiratory depression. *Am J Health Syst Pharm* 74(3):162–69.

[15] Ready LB, Oden R, Chadwick HS et al (1988) Development of an anesthesiology-based postoperative pain management service. *Anesthesiology* 68(1): 100–6.

[16] Royal College of Anaesthetists (2020) *Guidelines for the Provision of Anaesthesia Services for Inpatient Pain Management.* https://www.rcoa.ac.uk/gpas/chapter-11 Accessed September 2020.

[17] Schug SA & Haridas RP (1993) Development and organizational structure of an acute pain service in a major teaching hospital. *Aust N Z J Surg* 63(1): 8–13.

[18] Schug SA, Palmer GM, Scott DA et al (2020) *Acute Pain Management Scientific Evidence 5e.* Melbourne, Australian and New Zealand College of Anaesthetists and Faculty of Pain Medicine. https://www.anzca.edu.au/safety-advocacy/advocacy/college-publications Accessed December 2020.

[19] Shipton EE, Bate F, Garrick R et al (2018) Systematic review of pain medicine content, teaching, and assessment in medical school curricula internationally. *Pain Ther* 7(2):139–61.

[20] Stamer UM, Liguori GA & Rawal N (2020) Thirty-five years of acute pain services: Where do we go from here? *Anesth Analg* 131(2): 650–56.

[21] Stevens J, Trimboli A, Samios P et al (2019) A sustainable method to reduce postoperative oxycodone discharge prescribing in a metropolitan tertiary referral hospital. *Anaesthesia* 74(3): 292–99.

[22] Tiippana E, Hamunen K, Heiskanen T et al (2016) New approach for treatment of prolonged postoperative pain: APS out-patient clinic. *Scand J Pain* 12: 19–24.

[23] Weinrib AZ, Azam MA, Birnie KA et al (2017) The psychology of chronic post-surgical pain: new frontiers in risk factor identification, prevention and management. *Br J Pain* 11(4): 169–77.

[24] Wheatley RG, Madej TH, Jackson IJ et al (1991) The first year's experience of an acute pain service. *Br J Anaesth* 67(3): 353–59.

[25] Zaccagnino MP, Bader AM, Sang CN et al (2017) The perioperative surgical home: a new role for the acute pain service. *Anesth Analg* 125(4): 1394–402.

附录 2-1　更多患者信息资源

英国皇家麻醉师学会（Royal College of Anaesthetists）

手术后硬膜外镇痛缓解疼痛（epidurals pain relief after surgery）（2020 年）。

https://www.rcoa.ac.uk/sites/default/files/documents/2020–05/05–EpiduralPainRelief2020web.pdf 2020 年 9 月访问。

克利夫兰诊所（Cleveland Clinic）

手术后的疼痛控制（pain control after surgery）https://my.clevelandclinic.org/health/articles/11307–pain-control-after-surgery 2020 年 9 月访问

南澳洲卫生局（South Australian Health）

给予奥沙考酮进行急性疼痛的短期治疗的患者信息（information for patients given oxycodone for short–term treatment of acute pain）

https://www.sahealth.sa.gov.au/wps/wcm/connect/cfe6c68049e4dcf0b464fe3a89b74631/2+MTPP_opioid+consumer+leaflet_20160620.pdf?MOD=AJPERES & CACHEID=ROOTWORKSPACE-cfe6c68049e4dcf0b464fe3a89b74631–n5j7c17 2020 年 9 月访问。

英国药品和医疗保健制品监督管理局（Medicines and Healthcare products Regulatory Agency in the UK）

阿片类药物和成瘾的风险。针对阿片类药物的安全传单，以帮助患者及其家人减少伤害的风险（opioid medicines and the risk of addiction. safety leaflet on opioid medicines to help patients and their families reduce the risks of harm）

https://www.gov.uk/guidance/opioid-medicines-and-the-risk-of-addiction 2020 年 9 月访问。

加拿大安全用药研究所（The Institute for Safe Medication Practices Canada）

一系列针对患者和看护人员的信息单，包括手术后疼痛的阿片类药物（opioids for pain after surgery）、短期疼痛的阿片类药物（opioids for short-term pain）、阿片类药物手册（关于阿片类药物）［opioid handout（about opioids）］以及安全处置和储存（safe disposal and storage）。

https://www.ismp-canada.org/opioid_stewardship/ 2020 年 9 月访问。

附录 2-2　给患者出院时提供硬膜外镇痛信息卡的示例

| 硬膜外镇痛后的安全提示
你已经置入硬膜外导管
如果你回家后出现以下任何异常症状
• 双腿麻木、沉重或无力
• 盛水困难或控制障碍
• 排便困难
• 背痛加剧
请立即致电皇家阿德莱德医院（白天或晚上）并请求当值或当班的麻醉顾问的急性疼痛服务
电话号码是
南澳洲政府
南非卫生部 | 重要信息请见卡片背面　硬膜外麻醉／镇痛　贴上患者标签

提示 |

经 Central Adelaide Local Health Network 许可转载

第 3 章　评估和监测
Assessment and Monitoring

国际疼痛研究协会（International Association for the Study of Pain，IASP）定义疼痛为"与实际或潜在组织损伤相关的不愉快的感觉和情感体验或与之类似的经历"（Raja 等，2020）。

因此，疼痛是一种非常个人和主观的经历。有许多生物因素、心理和社会因素可能会增加或减少患者对疼痛的反应和反馈。这些因素可能包括以往的疼痛经历、文化背景、社会支持、疼痛的含义和结果（如疾病或手术预后、失业）以及心理因素（如恐惧、焦虑、抑郁或极端思维）。这些将相互作用，产生患者所谓的疼痛。因此，疼痛的体验与痛觉的感知是不同的。

急性疼痛的有效、安全地管理最好通过针对患者个体化的疼痛疗法来实现，这意味着根据疼痛缓解的程度和任何不良反应或并发症的发生情况，选择适当的治疗方案，然后根据需要进行修改。

近年来，重点放在了定期测量和记录疼痛作为"第五大生命体征"的必要性上，这是美国疼痛协会于 1995 年首次推广的术语（Levy 等，2018）。这一概念旨在通过要求定期测量和记录患者报告的单维疼痛评分来改善镇痛和患者满意度，就像对患者生命体征所做的那样：疼痛未缓解或疼痛评分高的报告将发出"危险信号"，并促使护理升级。这种对"追逐"疼痛评分的关注，试图将其降低到任意的"可接受"水平，导致用于治疗急性和慢性疼痛的阿片类药物剂量增加。意料之中，这增加了

损伤风险，包括阿片类药物诱发通气功能障碍（opioid-induced ventilatory impairment，OIVI）、术后持续使用阿片类药物以及社区中的阿片类药物滥用和转移（Levy 等，2020）。

现在我们已经认识到，单维度患者报告的疼痛评分只是评估患者疼痛和治疗反应的一个方面，更重要的是，应该进行对疼痛患者身体功能影响的评估（Joint Commission，2017；Levy 等，2018；Schug 等，2020）。不应仅基于患者的疼痛评分而提高药物镇痛剂量，尤其是阿片类药物。

还需要监测治疗相关不良反应的早期发生。否则就无法实现个体化、有效而安全地管理急性疼痛。

在接下来的内容中，将论述急性疼痛的管理中许多药物和技术的最佳使用策略，以及它们可能导致的一些不同的不良反应和并发症，并介绍了一些基本工具，可用于评估疼痛和对治疗的反应，并调整治疗方案以适合个体患者。

一、疼痛类型

疼痛可分类为三种类型，即伤害性疼痛、神经病理性疼痛和功能性疼痛。同一患者同时可能有多种类型的疼痛，区分疼痛类型对选择治疗方式非常重要。对阿片类镇痛药物治疗无效的疼痛，继续使用甚至逐渐增加剂量将增加患者的风险。

IASP 将伤害性疼痛定义为"源于实际或

潜在的非神经组织损伤，并是由于伤害感受器的激活所致的疼痛"。它可以是体表性或内脏性疼痛，是由于被称为伤害感受器的特殊感觉神经末梢受到组织损伤和引起的炎症反应的刺激。炎症介质（如前列腺素）增加了伤害感受器的敏感性，这个过程称为外周敏化。持续的外周伤害感受器刺激将增加脊髓神经元的兴奋性，导致中枢敏化。外周和中枢敏化导致后续放大疼痛刺激和降低疼痛阈值。在临床急诊中，伤害性疼痛是最常见的疼痛类型。

IASP 将神经病理性疼痛定义为"由于躯体感觉神经系统的病变或疾病引起的疼痛"。它仅是一种临床表述，而不是一种诊断，需要有明确的病变或疾病，可能涉及外周或中枢神经系统。在此类损伤后，会发生一系列变化（见第 12 章）。由于这些变化，患者可能表现出典型的神经病理性疼痛的症状和体征（表 3-1）。神经病理性疼痛是慢性疼痛的常见原因，但也经常被忽视作为急性疼痛的组分（见第 12 章）。在急性疼痛情况中，任意的阿片类药物治疗效果不佳的疼痛，尤其是在服用镇静药的患者中，应怀疑为神经病理性疼痛（或其他非阿片类药物有效的疼痛，如某些头痛）。

IASP 将功能性疼痛定义为"疼痛是由于痛觉敏感性的改变引起的，尽管没有明显的证据表明实际或潜在的组织损伤引起了外周痛觉受体的激活，也没有明显的疾病或感觉系统病变引起疼痛"的。其中结果是中枢敏化。仅在急性疼痛持续时间较长时才可能看到，并且与慢性和神经病理性疼痛一样，很少需要使用阿片类药物治疗。

在急性情况下最有可能出现的两种疼痛类型，即伤害性疼痛和神经病理性疼痛的常见临

表 3-1 伤害性疼痛和神经病理性疼痛的症状和体征

疼痛类型		临床特征
伤害性疼痛	体表性	尖锐、炎热或刺痛疼痛，通常很容易局限在受伤区域
	内脏性	钝的、抽筋的或绞痛的疼痛，常常定位不良 疼痛可能扩散到广泛区域 可能伴有恶心和出汗等症状
神经病理性疼痛		• 受伤或疾病史导致周围或中枢神经系统损伤，包括手术和外伤类型与高风险神经损伤（见第 12 章的示例） • 通常有一些损伤周围或中枢神经系统的证据（如感觉或运动丧失），但如果由非常轻微的神经损伤引起，则可能不存在神经症状或体征 • 疼痛仅局限于该感觉神经分布区域与此相关的损伤，但通常定位不准 • 疼痛与伤害性疼痛的性质不同（如火烧样、枪击样、刀割样） • 疼痛可能是自发的或阵发性的，没有明显的触发因素 • 疼痛似乎难以对阿片类药物做出反应，特别是当患者被镇静时 • 幻肢现象 • 局部自主神经活动增加（皮肤颜色、温度和质地的改变、出汗等） • 触觉过敏：在通常不会引起疼痛的刺激（如轻触）下有疼痛的感觉 • 痛觉过敏：对于通常会引起疼痛的刺激反应过度 • 感觉异常：不适的异常感觉

引自 Schug et al（2020）and IASP Terminology.

床特征，总结在表 3-1 中。

二、疼痛和疼痛缓解评估

疼痛评估的关键组成部分是疼痛史、一般病史和检查、相关检查的回顾、疼痛严重程度的评估，以及疼痛的功能影响和治疗反应。还需了解一些可能导致报告的疼痛体验的心理和环境因素。

（一）疼痛史

除了一般病史和检查以及相关的检查结果外，疼痛史提供了重要信息，有助于诊断疼痛的原因和类型以及治疗效果。一个疼痛史的基本要素总结在表 3-2 中。疼痛史采集不仅应在首次接诊时完成，还应在疼痛的性质或强度发生变化或疼痛治疗效果不佳时重复进行。

（二）评估

有许多简单的临床技术可用于评估和测量疼痛及其疗效。它们应在患者安静时以及咳嗽、深呼吸或行走等活动中使用。这将有助于确定镇痛对恢复功能是否足够。在治疗期间，应定期重新评估疼痛和疗效。这种评估的频率将根据所选择的镇痛疗法而有所不同。如果疼痛控制不佳或疼痛刺激发生变化或治疗干预发生变化，则应增加评估频率。

无论选择哪种疼痛评估方法，使用的测量轨迹能够更好地提示患者的进展，而不是患者给出的实际数字或描述。如果轨迹没有下降，即疼痛没有缓解或正在增加，重新记录疼痛史将有助于确定疼痛的性质是否已更改，疼痛是否有新的原因（如手术后或其他并发症或神经病理性疼痛），或是否应该对镇痛方案进行更改。

1. 单维度测量

在成人中，评估疼痛强度的三种常见的自

我报告量表（作为疼痛的单一维度）是视觉模拟评分法（visual analogue scale，VAS）、数字分级评分法（numerical rating scale，NRS）和描述性词汇量表（verbal descriptor scale，VDS）。只要终点和形容词被谨慎选择和标准化，这些方法都是相当可靠的。虽然这些评分方法经常用于比较患者之间的疼痛级别，但测量每个患者内部的变化时，这些方法可能是最有用的。VAS、NRS 和 VDS 之间具有很好的相关性

表 3-2　疼痛史的基本要素

疼痛部位	主要位置和任何放射痛
疼痛发作的情况	• 如发作时间，突发事件（包括创伤的详情或手术过程）
疼痛的特征	• 感觉描述，如尖锐、悸动、疼痛 • 神经病理性疼痛的特征，如火烧样、枪击样、刀割样
疼痛强度	• 静止和运动时的疼痛强度 • 持续时间 • 是否持续或间歇性发作 • 任何加重或缓解因素
伴随症状	• 如恶心、出汗
功能评估	• 疼痛对活动和睡眠的影响
目前和以前的疼痛治疗方案	• 目前和以前药物的剂量，包括镇痛药、使用频率、功效和不良反应 • 其他非药物治疗 • 咨询的医疗专业人员
相关病史	• 以前或同时存在的疼痛、疾病病史、治疗结果
其他患者因素	• 对疼痛原因的宗教信仰 • 对疼痛管理的了解、期望和偏好 • 对疼痛治疗结果的期望 • 应对压力或疼痛的典型反应，包括焦虑或精神障碍（如抑郁或精神病）的存在 • 家庭对疼痛、压力及术后或创伤后的期望和信念

经 Schug et al（2020）许可转载

（Schug 等，2020）。

（1）视觉模拟评分法（VAS）：VAS 使用长度为 10cm 的线，线的左侧标有"没有疼痛"的描述，右侧标有"可想象的最糟疼痛"描述。在线上没有其他提示标记。要求患者在线上标出最能代表他们疼痛的点。然后以毫米为单位测量从"没有疼痛"到患者标记的距离，这就是 VAS 评分（0～100 分）。

———————————————————

没有疼痛　　　　可想象的最糟疼痛

VAS 系统的缺点是比其他简单评分方法更耗时，需要特定的设备（虽然是非常简单的设备，如笔和纸或尺子），有些患者可能难以理解或执行此评分。优点是可以用许多不同的语言书写。

VAS 还可以适用于测量其他变量，例如，患者满意度、恶心和呕吐等不良反应，以及疼痛缓解程度。对于后者，VAS 的端点将是"没有缓解"和"完全缓解"。

数字分级评分法（NRS）是一种标有 0 到 10 数字的水平线的校准 VAS，有时也会被使用。

（2）数字分级评分法（NRS）：NRS 与 VAS 类似，更易于使用，并且与 VAS 相关性好（Karcioglu 等，2018）。要求患者想象"0 = 没有疼痛"和"10 = 最糟糕的疼痛"，然后给出最能代表他们疼痛程度的数字。同样，他们可以被要求想象"0 = 没有缓解疼痛"和"10 = 完全缓解疼痛"。这种系统的优点是不需要任何设备。然而，如果存在语言障碍，可能会出现问题。

（3）描述性词汇量表（VDS）：口头描述或口头评分使用不同的词来评估疼痛的严重程度，如"无""轻微""中度""严重""极其痛苦"。这些描述词快速易用，在某些患者（如老年患者）中可能更可靠。VDS 也可以用于使用无、轻微、中度、好和完全等词语来评估缓解疼痛。

（4）什么程度的镇痛效果是理想的：使用大多数治疗急性疼痛的药物和药物管理技术来达到完全镇痛是不可能、不实际且不安全的。治疗的目的应该是让患者在休息和身体活动时能够感觉舒适，以及实现良好的功能，而不是追求低疼痛评分或没有疼痛。因此，调整镇痛方案时需要考虑到患者的疼痛评分以及他们认为舒适的水平，还要考虑到他们的功能活动。镇痛药物不良反应的存在或缺失也将影响治疗方案的调整。

疼痛行为与患者自己对疼痛的反馈之间的差异可能源于不同的应对疼痛的能力。例如，医护人员不应该认为正在阅读或睡觉的患者就一定感觉舒适。

高疼痛评分并不总是要求增加镇痛药的剂量。这不意味着应该不相信患者的疼痛反馈，而是因为对反馈的疼痛采取适当的治疗反应可能会有所不同。

急性疼痛患者的疼痛强度降低 30%～35% 被评为临床上具有意义（如手术后、创伤和急性癌痛）（Schug 等，2020）。

2. 功能评估

疼痛强度的测量只是评估镇痛治疗充分程度的一部分。例如，在手术或受伤后深呼吸、咳嗽和行走的能力评估是评估镇痛效果的重要指标。急性疼痛管理方案的改变应该根据患者的疼痛体验的多种评估（包括评估患者必要活动的表现），而不是单方面疼痛评分来指导（van Boekel 等，2017）。不应该仅仅依据高疼痛评分报告就认定镇痛方案"失败"，因为可能有很多其他原因。例如，高术后疼痛评分的预测因素包括心理共病（见本章"运动和感觉功能，背部疼痛"部分）、既往的慢性疼痛和住院前对阿片类药物的摄入（Yang 等，2019；

Schnabel 等，2020）。然而，由于疼痛引起的功能限制意味着需要重新评估治疗。

已经使用了多个评估工具来衡量慢性疼痛对功能的影响。然而，在急性疼痛患者中记录功能能力的简单方法是使用功能活动评分（FAS）（Scott & McDonald，2008）。它旨在使用"A""B""C"分数来评估患者当前的疼痛缓解水平是否使其能够完成相关活动（如腹腔镜手术后的深呼吸和咳嗽、膝盖手术后的膝关节屈曲），并在这种情况下充当干预的触发器（表 3-3）。评分是根据"新"的急性疼痛而造成的功能限制进行评估，而不是任何既往基线功能限制。

表 3-3 功能活动评分 *

评 分	评 价
A	没有相关活动的限制
B	相关活动有轻微限制
C	相关活动有严重限制

*. 评分是相对于患者的基线功能能力进行评估的，基于与急性疼痛原因相关的活动
改编自 Scott and McDonald（2008）

3. 评估神经病理性疼痛

前面描述的单维度工具在识别或量化神经病理性疼痛方面是不够的。在急性疼痛情况下，诊断通常依赖于对患者的临床评估和识别典型神经病理性疼痛的体征和症状（表 3-1）。在这种特定情况下，对药物的反应（例如，对阿片类药物反应欠佳，对抗神经病变药物反应良好）可以作为存在神经病理性疼痛的实用指标，此外还需要听取患者对疼痛的描述；常见的描述包括自发性、射击（"电击样"）或灼热疼痛、感觉异常（"针刺""蚂蚁爬行"）、触觉过敏和痛觉过敏。

已经开发了各种评估这些神经病理性疼痛

的口头描述的筛查工具，无论是否对患者进行检查，都有助于诊断，大多数工具有较高的特异度和灵敏度可以识别出患有神经病理性疼痛的患者，但不能代替临床评估和判断。一般用于神经病理性疼痛诊断的已验证工具包括神经痛双疼痛问卷（DN4）、Leeds 神经性症状和体征评估（LANSS）、神经性疼痛问卷（NPQ）、ID-Pain 和 PainDetect 问卷（Schug 等，2020）。其中许多已经用多种语言进行了验证。

4. 疼痛的其他测量方法

某些患者可能无法获得可靠的自我疼痛反馈（例如，由于语言障碍或认知障碍导致的沟通不畅）。在这种情况下，就需要使用其他的疼痛测量方法，例如，对患者行为的评估（龇牙、呻吟、防御或搓揉），或者观察疼痛引起的生理反应（如心率或血压增高、出汗等）。

在老年患者中（见第 15 章），认知完好的患者单维度评价和行为评价之间存在良好的相关性，但在认知障碍患者中是否存在相同的相关性还不得而知。不幸的是，这些行为变化不仅仅是急性疼痛的唯一表现。因此，在无法使用自我报告测量时，应该将疼痛的评估仅限于通过观察患者行为和（或）生命体征来进行。

其中一些被开发出来协助评估无法进行疼痛反馈的患者的观察性疼痛测量方法，包括老年痴呆症疼痛评估（PAINAD）、沟通能力有限老年人疼痛评估清单（PASLAC）、Abbey 疼痛量表、Faces 疼痛量表和运动 - 观察 - 行为 - 强度 - 痴呆疼痛量表（Schug 等，2020）。

5. 瞳孔大小

瞳孔直径不能用于评估患者的疼痛缓解是否令人满意。然而，在一些研究中，瞳孔大小已被用作衡量阿片类药物的药效和血药浓度的一种指标（Fedder 等，1984；Brokjaer 等，2015）。因此，它可能是监测阿片类药物中枢

神经系统效应的一种简单方法。如果患者报告镇痛不足，但瞳孔非常小（在无直接光线的情况下进行评估），合理的解释是药物可能已在中枢神经系统产生接近最大的效果，并且提示可能需要采取不同的镇痛策略，因为再增加阿片类药物的剂量可能是不安全的，或者至少他们的部分疼痛可能对阿片类药物没有反应。

6. 患者满意度

患者满意度评估通常被用作"良好"或"不良"镇痛的指标。但实际上，它们更多的是衡量患者对其治疗的整体满意度。它们可能会受到除了疼痛强度以外的其他因素的影响，例如对疼痛的期望、对功能的干扰、镇痛相关的不良反应，以及与医护人员的关系，如是否能够良好沟通、友好、关心和提供信息（Schug 等，2020）。患者可能反馈高度满意，即使他们有中至重度的急性疼痛。

（三）心理因素对急性疼痛的影响

如前所述，疼痛是个体和主观的经验，心理和社会因素对其中起到一定的作用。也就是说，许多心理、行为、环境和社会因素可能影响患者对疼痛和疼痛治疗的反应。这些因素在急性和慢性疼痛环境以及从急性疼痛到慢性疼痛的过渡过程中都至关重要（见第 13 章）。

大部分关于不同心理因素对急性疼痛强度和阿片类药物使用的影响相关的研究都集中在手术后患者的群体中。在术后早期阶段，术前焦虑、抑郁、灾难性地思考和情感困扰水平均被证明与更高的疼痛强度和（或）阿片类药物需求相关（Jackson 等，2016；Sobol-Kwapinska 等，2016；Yang 等，2019；Horn 等，2020）。同样的因素还被认为是手术后持续疼痛发生风险的预测因素（见第 13 章）和术后持续使用阿片类药物的预测因素（见第 16

章）。它们也与急性肌肉骨骼损伤后更广泛的疼痛报告和疼痛持续存在有关（Macintyre 等，2014）。焦虑、灾难性地思考和抑郁都是具有潜在可塑性的心理因素。在可能的情况下，如果在手术前能够确定和恰当处理这些因素，患者可能会受益更多（Levy 等，2020）。

焦虑和抑郁对于 PCA 的使用似乎也有影响。术前有焦虑或抑郁的患者，可能在术后具有更高的疼痛强度，并提出更多的 PCA 需求，包括在锁定间隔期间提出更多的"失败"需求（Schug 等，2020）。

当然，未得到适当治疗的疼痛也可能导致或加剧患者的焦虑、恐惧、失眠和疲劳。进而出现攻击性和好战的行为表现。

三、不良反应评估

为了进行个体化治疗并最大化患者的安全性，需要持续评估可能与疼痛治疗疗法有关的任何不良反应。急性疼痛治疗可能导致的不良反应和并发症因所使用的药物和技术而异，在接下来的内容中将详细讨论。但是，如果要将患者的风险降至最低，急性疼痛设置中应当定期监测一些参数，这些参数包括任何给药途径下的阿片累药物过量的迹象，以及与区域镇痛相关的并发症早期迹象（特别是硬膜外镇痛）。

（一）阿片类药物诱发通气功能障碍

虽然阿片类药物已被用于急性疼痛治疗数百年，但其对通气的不良影响导致的显著发病率和死亡率的报道仍在继续。

阿片类药物会造成剂量依赖性的通气抑制，通常称为呼吸抑制。但是，正如第 4 章所述，阿片类药物诱发通气功能障碍（OIVI）可能是更合适的术语，因为必须考虑通气抑制的三个方面（Macintyre 等，2011），包括：①呼吸中枢的中央抑制，可能导致呼吸频率和（或）潮气量降低；②对 CNS 的一般抑制，导致觉醒阈值升高和清醒度降低（镇静）；③对声门上肌肉张力的抑制，导致上呼吸道阻塞，如果阻塞不完全，患者可能会打鼾。

过量的阿片类药物可能影响通气的任何一个或全部方面，导致二氧化碳水平升高（高碳酸血症）伴随或不伴随血氧水平下降（Levy 等，2020）。如果根据患者经历的疼痛（特别是对其功能的影响）精心调节阿片类药物的剂量，定期观察患者是否出现早期 OIVI 迹象，及早采取适当的护理措施来预防 OIVI，避免增加 OIVI 风险的因素，且只对阿片类药物治疗有效的疼痛使用阿片类药物，则大多数情况下 OIVI 的风险是非常小的（见第 4 章）。

总的来说，用于监测患者是否出现 OIVI 起病的不同选项可分为两组，即不需要电子设备的措施（呼吸频率、镇静程度、纳洛酮给药速率）和需要电子设备的措施（脉搏血氧饱和度、二氧化碳水平测量）。其中，测量患者的二氧化碳水平是在临床设置中检测 OIVI 的唯一准确方法。其他选项只是替代措施，不

是衡量通气充分性的直接指标（Macintyre 等，2011），目前仍缺乏这些替代措施与动脉二氧化碳分压之间可靠相关性的良好证据（Bowen 等，2020）。

即使可以在每家医院为每一位使用阿片类药物治疗急性疼痛的患者都使用电子监测设备，但也要记得有些患者会在家中使用阿片类药物（见第 16 章），因此仍需要进行简单的临床观察。

1. 镇静评分和呼吸频率的测量

尽管镇静评分和呼吸频率测量仍然常用，但呼吸频率下降是 OIVI 的后期且不可靠的表现，而严重的 OIVI 的呼吸频率也可能是正常的（Ready 等，1988；Macintyre 等，2011）。在多篇出版物中，这已被注意到对患者不利，因为依赖呼吸频率作为 OIVI 指标可能延迟了其被识别（Macintyre 等，2011）。

由于显著的 OIVI 几乎总是伴随着镇静，最好的早期临床指标是不断加深的镇静，这是一种不断增长的中枢神经系统抑制。可以使用一种简单的镇静评分来监测这种抑制的进展（表 3-4）。这意味着必须唤醒患者，以便评估

表 3–4 评估阿片类药物诱发通气功能障碍（OIVI）

镇静评分	• 0 = 完全清醒 • 1 = 容易唤醒 • 2 = 容易唤醒但无法保持清醒；早期 OIVI • 3 = 嗜睡、难以唤醒；严重 OIVI
呼吸频率	• 呼吸频率<10 次 / 分（或<8 次 / 分）经常被认为是 OIVI 的征象，但这通常是不可靠的指标 • OIVI 可以与正常的呼吸频率同时存在
氧饱和度	• 氧饱和度也可能不可靠，特别是如果患者正在接受吸氧治疗 • 氧饱和度可因多种原因而降低，而不仅是由于 OIVI • 除非脉搏血氧饱和度监测是连续的，否则可能会漏掉间歇性低氧饱和度的情况
末梢或经皮二氧化碳水平	• 在临床环境中，这是最敏感和准确的检测 OIVI 的方法，但尚未普及到常规使用 • 与脉搏血氧饱和度一样，不太可能为所有接受阿片类药物治疗的患者提供持续监测

他们的镇静水平。

在已经推广的许多镇静评分系统中，最好避免使用级别 "S"（通常定义为正常睡眠但易醒）的评分系统，因为有可能患者无法被唤醒或无法被正确唤醒。如果情况是这样，可能会错过镇静评分为 2 或 3 的情况，也就无法尽早干预和防止伤害（Levy 等，2020）。任何接受阿片类药物治疗急性疼痛的患者，应当定期监测和适当评估镇静评分（Macintyre 等，2011；Frederickson 和 Lambrecht，2018）。

通常，呼吸频率<10 次 / 分（或在某些中心低于 8 次 / 分）被认为提示 OIVI。然而，有些患者在没有 OIVI 的情况下，呼吸频率也可能低至这个水平，特别是在睡眠时。在某些中心，只要患者的镇静评分<2，这样呼吸频率就可以被允许。如前所述，OIVI 可能与正常的呼吸频率共存。

2. 氧气和二氧化碳水平的测量

脉搏血氧测定法常用作血氧饱和度（SpO_2）的简便非侵入性测量方法。SaO_2 一词指的是动脉血氧饱和度，而 PaO_2 是动脉血氧分压（水平）。$PaCO_2$ 是动脉血二氧化碳分压，而 $ETCO_2$ 或 $PetCO_2$ 是呼气末二氧化碳水平，即呼气结束时，也可经皮测量二氧化碳（$PtcCO_2$）。

(1) 血氧饱和度：在解释 SpO_2 读数时必须小心，因为 OIVI 仅是低血氧水平（缺氧）的众多可能原因之一，特别是在术后患者中。肺容量的减少在重大手术后十分常见，特别是肺活量和功能残气量，并常导致缺氧，即使在良好的镇痛下，缺氧也可能持续几天。术后缺氧的危险因素包括年龄增长、上腹部手术以及较小程度的其他腹部手术、胸部手术、大的关节置换手术、肥胖、既往的肺部疾病、吸烟以及严重疼痛。

此外，如果患者正在接受吸氧治疗，氧气过高可能会掩盖 OIVI 的发生（即缺氧情况下仍会看到 "正常" 氧饱和度水平）。

在患者吸氧的情况下，低 PaO_2 或 SpO_2 表明呼吸功能存在严重异常，但患者接受氧气而氧饱和度水平正常并不能排除异常状态。在将 SpO_2 作为患者氧合水平的衡量指标时，应当记住 PaO_2 和氧饱和度之间的关系不是线性的，因为存在血红蛋白氧解离曲线。因此，例如 93% 的 SpO_2 对一些人来说似乎是合理的，但相当于仅 70mmHg（9.3kPa）的 PaO_2 水平。值得记住的一些近似值列在表 3-5 中。

除非使用连续脉搏血氧饱和度监测，否则可能会显著低估缺氧发作的频率和严重程度（如由于间歇性上气道阻塞所致），如果患者正在睡觉，则可能症状加剧（Sun 等，2015）。

表 3-5 PaO_2 和血氧饱和度之间的大致关系

PaO_2（mmHg）	PaO_2（kPa）	血氧饱度（%）
100	13.3	98
90	12.0	97
80	10.7	95
70	9.3	93
60	8.0	90
40	5.3	75（静脉血）
26	3.5	50

(2) 二氧化碳水平：测量患者的二氧化碳水平是检测 OIVI 最准确的方法。在普通病房中，可以测量患者的 $PetCO_2$ 或 $PtcCO_2$ 的监测器变得越来越常见。然而，在每个医院接受阿片类药物治疗的所有患者都能够持续进行 $PetCO_2$ 或 $PtcCO_2$ 和 SpO_2 监测的可能性仍然很小。

3. 何时及什么样的患者需要监测 OIVI

如果存在以下情况，患者发生 OIVI 的风险更高。①同时存在其他因素，如肥胖、慢性阻塞性肺疾病、睡眠呼吸紊乱［如阻塞性睡眠呼吸暂停（OSA）］；②同时使用其他中枢神经系统抑制药物（如苯二氮䓬类、加巴喷丁类、镇静抗组胺药、酒精和长效阿片类制剂）；③仅基于疼痛评分调节阿片类药物剂量；④患者对阿片类药物存在耐受性（Rapp 等，1995；Vila 等，2005；Levy 等，2020）。

然而，许多受到 OIVI 伤害的患者，都没有可识别的风险因素（Overdyk 等，2014；Lee 等，2015）。在分析导致 OIVI 造成重大伤害的术后索赔（死亡或 77% 的严重脑损伤）时，56% 的患者相对较年轻（18—49 岁），63% 的患者身体状况良好（ASA 分级 1 级或 2 级）（Lee 等，2015）。此研究的一个关键发现是，在 OIVI 造成伤害的患者中，有 88% 是在手术后的第 1 天或晚上，发表在其他出版物的文章中也提到了这一点（Schug 等，2020）。其他有趣的发现是，有 62% 的病例在事件发生前存在过度镇静的证据，25% 的病例有可能或已知有 OSA，联合使用非阿片类镇静药物（34%），由多名医生开具阿片类药物或镇静药物（33%），打鼾（15%），超过 60% 的患者肥胖（Lee 等，2015）。结论是，大多数事件是可以预防的（Lee 等，2015）。

因此，尽管有时建议对具有高 OIVI 风险的患者进行更密切的监测，但必须假定所有患者都有 OIVI 风险，并且必须在适当和重复的时间间隔内进行评估（Joint Commission，2017；Frederickson 和 Lambrecht，2018；Levy 等，2020）。任何试图依靠"识别""高危"患者的尝试都将不可避免地导致 OIVI 在某些患者中被忽视。

（二）运动和感觉功能，背部疼痛

硬膜外镇痛的风险包括发生硬膜外血肿或脓肿，这可能会导致神经根和脊髓受压以及永久性神经损伤，包括截瘫（见第 9 章）。如果患者留置了硬膜外导管，应定期监测运动和感觉功能，任何功能减退通常都是由于硬膜外输注的局部麻醉药造成的。但是，始终应排除硬膜外血肿或脓肿的存在。这可以通过停止输注一段时间并检查任何可疑因素是否解决来完成。如果阻滞在合理的时间内没有解决，将需要紧急调查和手术评估（见第 9 章）。在拆除硬膜外导管后还应检查一段时间的运动和感觉功能。

不断加重的背痛也可能是硬膜外脓肿或血肿的征象。值得注意的是，并非所有硬膜外脓肿的患者都会发热。

（三）其他参数

急性疼痛环境中需要评估的其他参数包括血压、心率和尿量。

如果患者在接受阿片类药物治疗后出现低血压，无论何种给药途径，他们都可能会有低血容量的情况。硬膜外镇痛后低血压是更常见的情况，但是如果使用适当的剂量方案（见第 9 章），发生率可以很低。再次说明，低血压通常表明有潜在的低血容量。硬膜外镇痛引起的心动过缓可能表明阻滞水平在 $T_1 \sim T_4$ 水平，即在支配心脏的交感神经水平。

尿量也是重要的监测参数。尿量减少不仅可能是低血容量的标志，还提示要谨慎应用非甾体抗炎药（NSAID）和其他一些药物（见第 6 章）。

要点

1. 评估的关键组成部分是疼痛史、疼痛严重程度的测量、疼痛的功能影响及对治疗的反应。
2. 如果出现无法控制或意外的疼痛时，需要对患者进行重新评估，并考虑疼痛的原因（例如，新的手术或医学诊断、神经性疼痛）。
3. 对于任何阿片类药物反应不佳的患者，尤其是在服用镇静药的情况下，都应该怀疑神经性疼痛（或其他非阿片类药物反应性疼痛，如某些头痛），在这种情况下继续使用阿片类药可能会对患者造成伤害。
4. 安全有效地使用阿片类药物需要根据患者的功能活动而不是单一维度疼痛评分及不良反应的发生来制订个体化阿片类药物方案。
5. 焦虑、抑郁、疼痛灾难思维和情绪困扰与更剧烈的疼痛强度（和）或阿片类药物需求有关，同时更多的 PCA 需求（包括在锁定间隔期间提出的更多"不成功"的需求）有关。
6. 与呼吸频率下降相比，定期评估患者的镇静水平是早期 OIVI 更可靠的临床指标。

参 考 文 献

[1] Bowen J, Levy N & Macintyre P (2020) Opioid-induced ventilatory impairment: current 'track and trigger' tools need to be updated. *Anaesthesia* 75(12): 1574–78: Epub April 5 2020. DOI: 10.1111/anae.15030.

[2] Brokjaer A, Olesen AE, Kreilgaard M et al (2015) Objective markers of the analgesic response to morphine in experimental pain research. *J Pharmacol Toxicol Methods* 73: 7–14.

[3] Fedder IL, Vlasses PH, Mojaverian P et al (1984) Relationship of morphine-induced miosis to plasma concentration in normal subjects. *J Pharm Sci* 73(10): 1496–97.

[4] Frederickson TW & Lambrecht JE (2018) *Using the 2018 guidelines from the joint commission to kickstart your hospital's program to reduce opioid-induced ventilatory impairment.* Anesthesia Patient Safety Foundation Newsletter. https://www.apsf. org/wp-content/uploads/newsletters/2018/june/pdf/APSF201806.pdf Accessed November 2018.

[5] Horn A, Kaneshiro K & Tsui BCH (2020) Preemptive and preventive pain psychoeducation and its potential application as a multimodal perioperative pain control option: a systematic review. *Anesth Analg* 130(3): 559–73.

[6] IASP *IASP terminology.* https://www.iasp-pain.org/terminology Accessed March 2020.

[7] Jackson T, Tian P, Wang Y et al (2016) Toward identifying moderators of associations between presurgery emotional distress and postoperative pain outcomes: a metaanalysis of longitudinal studies. *J Pain* 17(8): 874–88.

[8] Joint Commission (2017) *R3 Report Issue 11: Pain Assessment and Management Standards for Hospitals.* https://www.jointcommission.org/standards/r3–report/r3–report–issue–11–pain–assessment–and–management–standards–for–hospitals/Accessed March 2020.

[9] Karcioglu O, Topacoglu H, Dikme O et al (2018) A systematic review of the pain scales in adults: which to use? *Am J Emerg Med* 36(4): 707–14.

[10] Lee LA, Caplan RA, Stephens LS et al (2015) Postoperative opioid-induced respiratory depression: a closed claims analysis. *Anesthesiology* 122(3): 659–65.

[11] Levy N, Quinlan J, El-Boghdadly K et al (2020) An international multidisciplinary consensus statement on the prevention of opioid-related harm in adult surgical patients. *Anaesthesia*: Epub October 7 2020. PMID: 33027841. DOI: 10.1111/anae.15262.

[12] Levy N, Sturgess J & Mills P (2018) "Pain as the fifth vital sign" and dependence on the "numerical pain scale" is being abandoned in the US: why? *Br J Anaesth* 120(3):435–38.

[13] Macintyre PE, Huxtable CA, Flint SL et al (2014) Costs and consequences: a review of discharge opioid prescribing for ongoing management of acute pain. *Anaesth Intensive Care* 42(5): 558–74.

[14] Macintyre PE, Loadsman JA & Scott DA (2011) Opioids, ventilation and acute pain management. *Anaesth Intensive Care* 39(4): 545–58.

[15] Overdyk F, Dahan A, Roozekrans M et al (2014) Opioid-induced respiratory depression in the acute care setting: a compendium of case reports. *Pain Manag* 4(4): 317–25.

[16] Raja SN, Carr DB, Cohen M et al (2020) The revised International Association for the Study of Pain definition of pain: concepts, challenges, and compromises. *Pain* 61(9):1976–82. DOI: 10.1097/j.pain.0000000000001939.

[17] Rapp SE, Ready LB & Nessly ML (1995) Acute pain management in patients with prior opioid consumption: a case-controlled retrospective review. *Pain* 61(2): 195–201.

[18] Ready LB, Oden R, Chadwick HS et al (1988) Development of an anesthesiology-based postoperative pain management service. *Anesthesiology* 68(1): 100–06.

[19] Schnabel A, Yahiaoui-Doktor M, Meissner W et al (2020) Predicting poor postoperative acute pain outcome in adults: an international, multicentre database analysis of risk factors in 50,005 patients. *Pain Rep* 5(4): e831.

[20] Schug SA, Palmer GM, Scott DA et al (2020) *Acute Pain Management Scientific Evidence 5e.* Melbourne, Australian and New Zealand College of Anaesthetists and Faculty of Pain Medicine. https://www.anzca.edu.au/safety-advocacy/

advocacy/college-publications Accessed December 2020.

[21] Scott DA & McDonald WM (2008) Assessment, measurement and history. In: *Textbook of Clinical Pain Management* 2nd ed. Macintyre PE, Rowbotham D and Walker S (eds). London, Hodder Arnold. Acute Pain: 135–53.

[22] Sobol-Kwapinska M, Babel P, Plotek W et al (2016) Psychological correlates of acute postsurgical pain: a systematic review and meta-analysis. *Eur J Pain* 20(10): 1573–86.

[23] Sun Z, Sessler DI, Dalton JE et al (2015) Postoperative hypoxemia is common and persistent: a prospective blinded observational study. *Anesth Analg* 121(3):709–15.

[24] van Boekel RLM, Vissers KCP, van der Sande R et al (2017) Moving beyond pain scores: multidimensional pain assessment is essential for adequate pain management after surgery. *PLOS ONE* 12(5): e0177345.

[25] Vila H, Jr., Smith RA, Augustyniak MJ et al (2005) The efficacy and safety of pain management before and after implementation of hospital-wide pain management standards: is patient safety compromised by treatment based solely on numerical pain ratings? *Anesth Analg* 101(2): 474–80.

[26] Yang MMH, Hartley RL, Leung AA et al (2019) Preoperative predictors of poor acute postoperative pain control: a systematic review and meta-analysis. *BMJ Open* 9(4): e025091.

第 4 章　阿片类药物药理学
Pharmacology of Opioids

罂粟和它的许多制剂被用于治疗疼痛已有2000 多年的历史。它的许多药理作用（如欣快感和镇静作用），似乎早在公元前 3000 年的古苏美尔人和米诺斯人时期就已为人所知，埃及神话中也提到了它的镇痛作用（Benedetti & Premuda，1990）。然而，尽管它多年来一直被继续使用着，希波克拉底（Hippocrates）等医生也开具过它来治疗各种疾病，但据说第一次书面提到它的镇痛作用是在公元前 3 世纪的西奥弗拉斯都（Theophrastus，柏拉图和亚里士多德的学生）的著作中，他们还描述了其致命效果（Benedetti & Premuda，1990）。

Avicenna，一位波斯学者（公元 980—1037年），在他的医学百科全书 *Canon of Medicine* 中描述了罂粟的各种效果。它被认为是一种镇痛、催眠和镇咳药，可导致胃肠道（GI）和感知方面的不良反应及呼吸抑制（Heydari等，2013）。在接下来的几百年里，罂粟用于缓解疼痛的方式几乎没有什么变化。罂粟酊或"罂粟酊剂"，在 16 世纪由 Paracelsus 引入西方医学，并在 17 世纪 60 年代被 Thomas Sydenham 推荐用于治疗疼痛、失眠和腹泻（Hamilton & Baskett，2000）。1784 年，伦敦外科医生 James Moore（Hamilton & Baskett，2000）首次记录了罂粟用于术后镇痛。

1805 年，Sertürner 从罂粟中分离出了后来被称为吗啡的生物碱（以希腊梦之神、睡眠之神海普诺斯之子墨菲斯命名）（Hamilton & Baskett，2000）。几年后，可待因被分离出来。

1853 年，玻璃注射器和空心针的引入，以及它们在皮下注射（subcutaneous injection，SC）中的应用，促进了吗啡的使用，包括术后缓解疼痛——这在 1863 年由另一位伦敦外科医生 James Paget（Hamilton & Baskett，2000）首次报道。在美国内战（1861—1865）中受伤的士兵使用了大量的口服罂粟和皮下注射吗啡，导致许多人上瘾；在克里米亚战争和普鲁士战争中受伤的士兵也可以注射吗啡（Duarte，2005）。

1898 年，海洛因被商业化生产并作为止咳药出售。它被认为是一种不上瘾的吗啡替代品（Sindt & Jenkinson，2019）。羟考酮（Oxycodone）是蒂巴因的一种衍生物，于1917 年问世，也是一种不易上瘾的镇痛药。哌替啶和美沙酮是在 20 世纪 30 年代末合成的，芬太尼是在 1960 年合成的。

罂粟含有超过 25 种不同的生物碱。其中只有两种有镇痛作用，即吗啡和可待因。蒂巴因是另一种生物碱，用于生产其他类型阿片类药物，包括羟考酮、羟吗啡酮、氢可酮、氢吗啡酮、布丙诺啡、纳洛酮和纳曲酮。

从罂粟的生物碱中提取的药物称为阿片类药物。所有具有类似吗啡作用的药物，无论是自然发生的、半合成的还是合成的，都被称为阿片类药物。麻醉药品一词，来源于希腊语的stupor（昏迷），也经常被使用。然而，它可能最好局限于法律语境，在法律范围内，它指的是各种各样的成瘾药物。

用于商业制药的吗啡、可待因和吗啡仍然是从罂粟（Papaver somniferum）中获得。罂粟中每种生物碱的含量取决于品种，现在常见的是高浓度的罂粟碱。更现代的生产方法是收割干燥的罂粟，并从罂粟秸秆中提取生物碱。

目前越来越多地鼓励使用"无阿片类药物"麻醉。希望能够减少术后阿片类药物相关不良反应的发生率，减少患者出院时给予的阿片类药物的数量（特别是考虑到目前的阿片类药物危机），以及减少出院后持续使用阿片类药物的风险（Kharasch 等，2020）。这些问题将在第 15 章中详细讨论。然而，虽然术后阿片类药物使用可能短期减少恶心和呕吐症状，但目前没有充分的证据表明患者出院时阿片类药物需求减少或术后持续使用阿片类药物的可能性降低（Kharasch 等，2020）。由于阿片类药物将继续是许多患者急性疼痛管理的一个重要组成部分，因此，如果要在充分镇痛和尽量减少阿片类药物相关伤害的风险之间取得平衡，那么关注这些药物的安全使用仍然很重要。

下一部分提供的信息涉及阿片类药物的全身使用。然而，有些也与用于局部镇痛的其他药物联合使用（见第 10 章）。

一、作用机制

直到 20 世纪 70 年代中期，人们对阿片类药物的作用机制知之甚少。从那时起，不仅这些药物的受体位点被确定，而且人们认识到身体能够为这些受体产生自己的内源性配体（即内源性阿片类药物）。

（一）内源性阿片类药物

目前确定的内源性阿片类药物有内啡肽、脑啡肽、内吗啡肽和强啡肽。它们存在于大脑、脊髓、胃肠道和血浆中，并在疼痛或压力等刺激下被释放出来。

（二）阿片受体

阿片类药物通过在阿片受体上扮演激动药的角色而产生作用。它们存在于大脑、脊髓和其他部位，包括泌尿和胃肠道、肺、外周神经末梢以及免疫和神经内分泌细胞（Stein，2016）。

阿片受体主要有 3 种类型：①外源性和内源性阿片受体对其有亲和力，它们是 μ（也称 MOP）、δ（或 DOP）、κ（或 KOP）（Borsodi 等，2019），相应的内源性配体（激动药）是 β- 内啡肽、脑啡肽和 μ 受体上内吗啡肽 1 和内吗啡肽 2；②β- 内啡肽和脑啡肽在 δ 受体；③强啡肽 A 和 B 以及 κ 受体上的 α- 新内啡肽（Borsodi 等，2019）。第 4 种受体类型，痛觉 / 孤啡肽 FQ（NOP），已被确定，但其功能尚未完全了解。早期研究表明，它可能不仅与镇痛有关，而且还能降低一些阿片类药物相关不良反应的风险，降低滥用的可能性。表 4-1 总结了 μ、δ 和 κ 受体激活的作用。

根据阿片类药物在阿片类受体上的内在活性，将其分类如下（Schumacher & Fukuda，2020）。

- 激动药：结合并刺激阿片受体，使受体产生最大反应（即无上限效应）的药物。一般使用的阿片受体激动药主要分为两大类：常规类（包括吗啡、羟考酮、芬太尼、氢考酮、氢吗啡酮和美沙酮）和非典型类（曲马多、他喷他多和丁丙诺啡）。常规类阿片的作用几乎完全通过其在 μ 阿片受体上的活性来介导，而非典型类阿片的作用则是由 μ 阿片受体激活与其他机制的协同作用引起的，这可能是其副作用的原因之一。
- 拮抗药：与阿片受体结合但不刺激阿片

受体并可能逆转阿片受体激动药作用的药物。

- 部分激动药：刺激阿片受体但有上限效应（即与激动药相比产生次最大值反应）的药物。
- 激动药 – 拮抗药：一种阿片受体的激动药和另一种阿片受体的拮抗药。

μ 阿片受体的遗传多态性已经被描述，并在一些研究中被证明影响术后疼痛缓解和阿片类药物需求（Schug 等，2020）。然而，到目前为止，结果是不一致的，并且没有可靠的阿片类药物剂量或效果的影响。

（三）安慰剂和反安慰剂反应

安慰剂和反安慰剂效应可以影响疼痛体验，可归因于心理社会环境和个人治疗期望，而不是药物或干预的作用。它们是积极和消极预期产生的心理和生理反应的结果（Darnall & Colloca，2018）。在阿片类药物作用机制的内容里适合讨论这些反应，因为镇痛安慰剂反应的一个主要成分是通过内源性阿片类药物系统介导的。

众所周知，一些患者会尝试从非镇痛药物或干预措施中获得疼痛缓解感受，或者从镇痛药物或技术中获得比预期更大程度的缓解感受。这被称为安慰剂镇痛反应，至少部分是由于内源性阿片类和非阿片类神经调节剂的释放，它们可以改变疼痛体验。这种反应在很大

限度上可以通过使用纳洛酮等阿片类拮抗药来逆转（Darnall & Colloca，2018）。

反安慰剂一词指的是相反的（负面）反应，可导致疼痛或不良反应发生率的增加，并与胆囊收缩素的释放有关（Darnall & Colloca，2018）。

安慰剂效应和反安慰剂效应都能对镇痛药物和镇痛技术的疗效产生显著影响，重要的是将前者最大化，将后者最小化。与患者交谈，倾听患者，解释镇痛药或技术是如何工作的，并为积极的治疗预期提供安慰和建议，这些都是改善患者治疗结果的重要途径。

二、阿片类药物的镇痛作用

由于大多数阿片类药物的主要作用是通过它们在 μ 阿片受体上的活性介导的，因此它们的镇痛作用和可能的不良反应谱非常相似。下一部分中提到的不良影响涉及阿片类药物在短期和长期急性疼痛环境中的使用。

阿片类药物最理想的镇痛作用主要是通过 μ 受体介导的，尽管 δ 和 κ 受体的作用也有助于缓解疼痛，但所有完全 μ 受体激动药都能产生相同程度的疼痛缓解。因此，如果调整给药剂量和给药途径，它们可以在理论上达到等效镇痛效果（表 4-2）。然而，必须指出的是，标准的等镇痛剂量表通常提供的平均数据很大程度上是基于各种临床情况和患者对药物的单剂

表 4-1　阿片受体及其作用

受　体	作　用
mu（μ）或 MOP	镇痛、通气功能障碍、镇静、恶心和呕吐、胃排空延迟、便秘、奖赏 / 欣快、尿潴留、瞳孔缩小、瘙痒、免疫抑制、内分泌影响
delta（δ）或 DOP	镇痛、奖赏、抽搐
kappa（κ）或 KOP	镇痛、镇静、烦躁、利尿、瞳孔缩小

引自 Stein（2016）and Schumacher and Fukuda（2020）

量研究。在长期阿片类药物治疗的患者中，药理学、药代动力学、合并症、同时用药、年龄和遗传学的个体间差异以及阿片类药物之间不完全交叉耐受性，只是可能对每日所需总剂量产生显著影响的一些变量。在仅根据这些表格而不考虑这些变量的情况下，将一种阿片类药物更改为另一种阿片类药物时必须谨慎（Schug 等，2020）。

如果从一种阿片类药物更改为另一种阿片类药物，特别在长期使用的情况下，建议在第一次使用时以低于等镇痛剂量的剂量开始替代阿片类药物（如计算剂量的 50%）。随后的剂量可以根据效果和不良反应进行滴定。当切换到非典型阿片类药物曲马多和他喷他多时，如果剂量不慢慢减少，减少的 μ 负荷可引起戒断症状。

如果从肌内注射、皮下注射或静脉注射改为口服给药，则必须考虑阿片类药物的生物

表 4–2　一些常用阿片类药物的等镇痛剂量

类罂粟类	静脉推注 / 肌内注射 / 皮下注射（mg）	口服（mg）
吗啡	10	20
丁丙诺啡	0.4	0.75（舌下含服）
可待因	120	230
芬太尼	0.15～0.2	—
氢可酮	—	30
氢吗啡酮	2	6
美沙酮	使用前最好咨询镇痛药或姑息治疗专家	
氧可酮	10	20
羟吗啡酮	1	10
哌替啶	75	—
舒芬太尼	0.15	—
曲马多	100	150
他喷他多	—	100

- 该表主要是根据由疼痛医学学院开发的阿片类药物计算器获得的数据编制的，澳大利亚和新西兰麻醉师学院可从 http://www.opioidcalculator.com.au/（疼痛医学学院）获得，也可从其他多种参考资料，包括澳大利亚药物手册（澳大利亚药物手册，2020）和 Medscape https://emedicine.medscape.com/article/2138678–overview（Kishner，2018）
- 已发表的报告中认为与吗啡等效的建议剂量各不相同。因此，对每个患者的临床反应进行滴定是必要的
- 建议剂量往往仅基于单剂量研究。因此，使用这些数据来计算每日总需要量可能是不合适的
- 这些剂量被认为是等效镇痛的。它们不建议初始剂量，也不建议单独静脉注射阿片类药物剂量与皮下注射或肌内注射剂量相同。因此，对每个患者的临床反应进行滴定是必要的
- 这些药物之间可能存在不完全的交叉耐受性。对于长期服用一种阿片类药物的患者，在改用另一种阿片类药物时，通常需要使用低于预期等镇痛剂量（如 50%）的剂量，并通过滴定来发挥作用

利用度。一般情况下，口服给药需要更大的剂量，因为口服药物的一部分在胃肠道吸收后，会被肝脏和肠壁代谢，产生"首过"效应。这种作用减少了进入体循环的未变性药物的数量，从而减少了镇痛作用。

基于上述原因，表 4-2 中所列的等镇痛剂量建议仅作为指导。该名单仅限于常用的阿片类药物，并不是每个国家都能获得所有此类药物。此外，配方、通用名和商品名可能会有所不同。

三、阿片类药物的不良反应

大多数阿片类药物具有类似的不良反应谱（表 4-3）。急性疼痛管理的临床试验表明，对大量人群的等镇痛剂量给予阿片类药物具有相似的发生率和副作用程度。然而，患者的反应可能存在个体差异，一些患者可能在使用一种特定药物时出现更多的不良反应。在这些情况下，如果控制不良反应的尝试无效，需阿片类药物轮换，即换用另一种阿片类药物。

已有研究表明，手术后阿片类药物相关的不良反应会导致死亡率增加、住院时间延长和护理成本增加（Shafi 等，2018；Urman 等，2019）。

"多模式镇痛"是指使用两种或两种以上不同的镇痛药物或技术，目的是在减轻疼痛的同时降低每种药物的不良反应发生率。它特别适用于包括阿片类药物的镇痛方案，希望"阿片类药物节约"将减少阿片类药物需求和阿片类药物相关的不良反应。非阿片类药物可减少恶心和呕吐风险（见下文）。非阿片类药物的添加不应导致其他伤害风险的增加（见本章"降压通气"部分）。

（一）对呼吸系统的影响

1. 降压通气

阿片类药物引起剂量依赖的通气抑制，通常称为呼吸抑制。然而，阿片类药物诱发通气功能障碍（OIVI）一词可能更合适，因为有三个因素需要考虑，而不仅仅是呼吸中心的抑制（Macintyre 等，2011）。具体如下。

- 中枢性呼吸中枢抑制，降低呼吸频率和（或）潮气量。

表 4-3　阿片类药物不良反应

呼吸系统	阿片类药物诱发通气功能障碍、咳嗽抑制、睡眠呼吸障碍
中枢神经系统	镇静、欣快或烦躁、恶心和呕吐、缩小、认知障碍（和谵妄）、肌肉强直、肌阵挛、癫痫、驾驶障碍
胃肠道和泌尿生殖系统	胃排空延迟、便秘、Oddi 括约肌痉挛、尿潴留
心血管系统	血管舒张、心动过缓、QT 间期延长（某些阿片类药物）
瘙痒	可能在吗啡中更常见
过敏	"真正的"过敏是不常见的
耐受性，阿片类药物诱发的痛觉过敏，生理依赖	可能在开始服用阿片类药物后 7～10 天内出现
其他不利影响	血清素综合征免疫抑制，感染风险增加内分泌疾病（包括性腺和肾上腺）一些术后早期和晚期并发症风险增加跌倒、骨折和其他创伤风险增加术后或创伤后持续使用阿片类药物、阿片类药物转移和滥用（见第 16 章）

- 意识的压抑和觉醒（镇静）。
- 声门上气道肌张力降低，可能导致上气道阻塞（如果阻塞不完全，可能会听到患者打鼾）。

过量的阿片类药物可导致进行性通气障碍，导致缺氧和高碳酸血症，可导致脑损伤和死亡。高碳酸血症对中枢神经系统有进一步的直接抑制作用。

患者可能增加 OIVI 风险的因素包括年龄增长、肥胖、心脏病、睡眠呼吸障碍（包括阻塞性睡眠呼吸暂停）、慢性阻塞性肺病、肾脏损害和神经系统疾病（Bowen 等，2020；Minhaj 等，2020；Schug 等，2020；Levy 等，2020）。阿片类药物耐受患者的风险也更高（Hayhurst & Durieux，2016；Macintyre 等，2020）。然而，许多因 OIVI 而受到伤害的患者没有可识别的危险因素（Overdyk 等，2014；Lee 等，2015）。因此，所有的患者都应该被认为是有风险的，并进行适当的监测（见第 3 章）。如果使用基于年龄的阿片类药物剂量，老年患者 OIVI 的风险可能会降低（见本章"阿片类药物剂量预测因子"部分）。

可避免的 OIVI 风险因素包括同时使用其他中枢神经系统抑制药（如苯二氮䓬类药物、镇静性抗组胺药、加巴喷丁类药物和酒精）、缓释（SR）阿片类药物、持续阿片类药物输注、同时使用多种阿片类药物（患者可能长期服用的经证实的阿片类药物剂量除外），用阿片类药物"追踪疼痛评分"，试图降低疼痛评分（特别是作为"疼痛是第五大生命体征"运动的一部分——这已不再被鼓励），多个处方医生以及护理评估或应对不足（Lee 等，2015；Frederickson & Lambrecht，2018；Bowen 等，2020；Minhaj 等，2020；Levy 等，2020）。有关与阿片类药物给药相关的 OIVI 的临床相关

性和适当监测的详细信息见第 3 章。

在大多数情况下，如果阿片类药物的剂量是根据患者所体验的疼痛（特别是对其功能的影响）和镇静程度（见第 3 章和本章"滴定可减轻疼痛、镇静等不良反应"部分）仔细地调整，那么 OIVI 的风险是非常小的。然而，如果疼痛不是或不完全对阿片类药物有反应（如神经性疼痛），但仍继续给药或阿片类药物滴定至疼痛评分，则会发生 OIVI（见第 3 章和本章"滴定可减轻疼痛、镇静等不良反应"部分）。

2. 睡眠呼吸紊乱

服用阿片类药物的患者，无论是短期还是长期，都可能发展为睡眠呼吸障碍（sleep disordered breathing，SDB），包括阻塞性和中枢性睡眠呼吸暂停，当停用阿片类药物时，这些症状可能会消失（Chung 等，2015）。在第 15 章讨论了既往 SDB 患者的急性疼痛管理。

3. 止咳

阿片类药物直接抑制延髓中的咳嗽中枢，可用于治疗咳嗽。

（二）恶心、呕吐

恶心和呕吐是阿片类药物非常常见的不良反应，是由位于脑干的呕吐中枢活动引起的。该中心可能会被来自化学受体触发区（CTZ）、胃肠道和咽部、前庭（运动）装置和更高皮层区域的刺激激活（如通过嗅觉、视觉或情感刺激）（Zabirowicz & Gan，2019）。CTZ 可被血液和脑脊液中循环的毒素、代谢产物和阿片类药物等直接刺激。阿片类药物可以增加前庭神经的灵敏度，因此即使是轻微的运动，比如转动头部或在床上活动，也可能足以引发一些患者的恶心和呕吐。在急性疼痛环境中使用不同止吐药的大多数证据来自于观察术后恶心和呕

吐（PONV）的研究。

虽然等镇痛剂量阿片类药物的副作用是相似的，但个别患者可能报告一种特定阿片类药物引起更多 PONV。当其他措施（如适当的使用止吐药）失败时，值得考虑改用另一种阿片类药物（如从吗啡改为芬太尼）。

必须记住，阿片类药物只是影响 PONV 发生率的众多因素之一。其他原因包括患者年龄较年轻、女性、不吸烟、有晕动病史或既往 PONV、全身麻醉（与区域麻醉相比）、某些类型的手术以及使用挥发性药物和笑气（Gan 等，2020；Schug 等，2020）。

同时使用其他镇痛药物，并以较低剂量的阿片类药物（"保留阿片类药物"）获得良好的镇痛效果，也可能降低 PONV 的发生率，应始终予以考虑（Gan 等，2020）。在联合使用非甾体抗炎药、氯胺酮、加巴喷丁类药物和可乐定（Schug 等，2020）后，阿片类药物得以保留，PONV 风险较低。

可用的止吐药物有许多，但作用部位不同。因此，与镇痛药一样，在不同受体部位联合使用止吐药可能比单一药物更有效。如果一种药物无效，则应在止吐方案中加入另一类药物。

止吐药

有许多不同种类的止吐药物作用于与催吐反应有关的不同受体位点，即 5- 羟色胺（5-HT，作用于 $5-HT_3$ 受体）、多巴胺、乙酰胆碱（作用于毒菌碱受体）、组胺（H_1）和神经激肽 -1（NK-1）。糖皮质激素也是有效的止吐药。

(1) $5-HT_3$ 受体拮抗药：$5-HT_3$ 受体的拮抗药包括昂丹司琼、托烷司琼、格拉司琼和帕洛诺司琼。它们是预防和治疗 PONV 最有效的药物之一，作用时间长短不一。它们通常耐受性良好，很少有显著的不良反应（Zabirowicz & Gan，2019）。已报道的包括头痛、便秘和头晕，有些可能导致某些患者 QT 间期延长。

(2) 多巴胺受体拮抗药：丁苯酮和氟哌啶醇均用于 PONV 的预防和治疗。这两种药物均可导致 QT 间期延长，在极少数情况下可导致尖端扭转型室速和死亡。正是由于这种风险，美国食品药品管理局（FDA）在 2001 年对氟哌啶醇提出了"黑盒"警告。然而，对 QT 间期的影响是剂量依赖的，一般认为低剂量（如 0.625mg 或更少）不太可能造成风险（Gan 等，2020）。这些低剂量也不太可能导致镇静，尽管在老年患者中应考虑进一步减少剂量。在许多国家，氟哌啶醇仍是一种常用、有效且耐受性良好的肠外止吐药。氟哌啶醇的使用频率较低，但在低剂量时也是有效的止吐药。2007 年，有关使用氟哌啶醇导致 QT 间期延长、尖端扭转型室速和死亡的报告导致 FDA 也发布了氟哌啶醇警告，但不需要在标签上标注"黑盒子"警告（Zabirowicz & Gan，2019）。

甲氧氯普胺也是一种多巴胺受体拮抗药，用作止吐药和促动力药（刺激胃运动和增加肠蠕动）。然而，常用剂量 10mg 几乎无止吐作用（Zabirowicz & Gan，2019）。锥体外系不良反应包括急性肌张力异常反应可发生。虽然发病率与剂量有关，但在一些患者中，也可能仅在单次剂量后发生。其他的多巴胺受体拮抗药包括奋乃静、丙氯拉嗪和氨磺必利。

(3) H_1 受体拮抗药：苯海拉明、赛克力嗪和异丙嗪也被用作止吐药。与之前列出的药物相比，这些药物得到的研究较少。特别是异丙嗪，还有少量的赛克力嗪和苯海拉明可有镇静作用。建议异丙嗪不应给同时接受阿片类药物治疗的患者，可发生锥体外系反应。

(4) 神经激肽-1（NK-1）受体拮抗药：与其他止吐药相比，阿瑞匹坦导致的呕吐较少，但其反胃效果与其他止吐药相似（Zabirowicz & Gan，2019）。这是第一个开发和批准使用的该类药物，是非镇静药。

(5) 抗胆碱能药物：东莨菪碱（Hyoscine）也被用于治疗恶心和呕吐（Zabirowicz & Gan，2019）。它可作为经皮贴剂，口服和非肠外制剂，对运动引起的恶心和呕吐特别有效。它可能与显著的抗胆碱能不良反应相关，如镇静、口干、视觉障碍和混乱，因此，并没有广泛应用于 PONV 的管理。

(6) 糖皮质激素：地塞米松是一种非常有效的止吐药，但其作用机制尚不清楚。迄今为止的大多数证据表明，单次给药不会增加术后伤口感染的风险（Gan 等，2020）。当给清醒患者注射时，一些人可能会抱怨会阴烧灼和瘙痒（Zabirowicz & Gan，2019）。

（三）其他中枢神经系统影响

阿片类药物可导致其他中枢神经系统的影响，包括瞳孔缩小和认知障碍。当阿片类药物被用于消遣时，通常会寻求欣快感，但在烦躁不安更常见的急性疼痛环境中很少见到。肌强直、肌阵挛和癫痫发作也有报道，但如果阿片类药物的剂量在临床上用于急性疼痛的管理，则不太可能发生。然而，尽管有报道称癫痫发作与大多数（如果不是所有）阿片类药物有关，但也有具体的担忧，即去甲哌替啶毒性、吗啡和氢吗啡酮 3- 葡萄糖酸苷代谢产物含量极高以及曲马多可能导致风险增加（见本章"常用阿片类激动药"部分）。

1. 瞳孔缩小

阿片类药物刺激动眼神经的 Edinger-Westphal 核，导致瞳孔收缩（缩小）（Ogura & Egan，2019）。在镇痛效果良好，但清醒的患者中，非常小的瞳孔（"针尖"）不一定是临床上显著的阿片类药物过量的迹象。瞳孔大小可能是一个合理但非特异性的中枢神经系统阿片类药物浓度的临床指标（见第 3 章），并可能有助于评估更多阿片类药物是否可以安全地给患者使用。

2. 认知功能

术后精神错乱（谵妄）通常归咎于阿片类药物，但治疗剂量的阿片类药物只是其发展的众多风险因素之一。这在老年患者和先前存在衰弱、视觉或听力障碍、抑郁或认知障碍的患者中更为常见（Safavynia 等，2018）。诱发因素包括感染、液体或电解质紊乱、低氧血症、高碳酸血症、低血糖或高血糖以及药物或酒精戒断（Safavynia 等，2018）。睡眠不足和疼痛控制不良也会增加患病风险。其他与风险增加有关的药物包括苯二氮䓬类药物和具有抗胆碱能不良反应的药物（Safavynia 等，2018）。缺乏比较不同阿片类药物的良好证据，但在混淆风险方面，阿片类药物之间似乎差别不大，除了哌替啶，这可能增加可能性（Schug 等，2020）。

最初的治疗应以发现和治疗任何可逆转的病因为目标。建议的药物治疗方案包括低剂量氟哌啶醇和奥氮平；由于存在镇静和 OIVI 的风险，苯二氮䓬类药物应仅用于与苯二氮䓬类药物或酒精戒断有关的谵妄。

认知障碍会导致反应时间、反射和协调能力下降，以及阿片类药物导致的集中注意力的能力下降，从而影响驾驶表现。众所周知，在处方类阿片类药物影响下驾驶时会增加事故风险（Levy 等，2020）。当患者首次接触阿片类药物时（如为控制急性疼痛），或者最近对接受长期阿片类药物治疗的患者与接受稳定维持剂量阿片类药物治疗的患者的剂量进行调整时，这种情况更有可能发生（Schug 等，2020）。

（四）胃肠道和泌尿生殖系统影响

阿片受体可在肠壁（肌肠丛）、胆道、输尿管和膀胱中发现。在胃肠道中，它们改变了平滑肌的活动，导致胃排空延迟，肠蠕动减少和便秘。这种抑制既是局部的（对肠壁肌间神经丛阿片受体的影响），也是中枢介导的。虽然不可避免会出现肠蠕动减弱，但通常没有必要或适当的保留阿片类药物以促进术后肠功能的恢复。然而，腹部手术后，如果患者抱怨绞痛或"风"性质的疼痛增加，值得注意的是，这可能是肠道运动改善的早期迹象，不建议使用阿片类药物治疗这种疼痛。如果阿片类药物的服用时间超过几天，应鼓励摄入足够的液体并进行动员，并可建议（在无禁忌证的情况下）使用大便软化药和泻药。外周作用阿片类拮抗药，包括纳洛酮、甲基纳曲酮、纳洛醇醚和爱维莫潘，已被证明可以减少阿片类药物对肠道的影响（Schwenk 等，2017；Schug 等，2020）（见本章"外周作用类阿片拮抗药"部分）。

阿片类药物也可引起胆道压力增加和 Oddi 括约肌痉挛。临床上常用的阿片类药物差异不大。它的作用可被纳洛酮逆转，但在临床环境中，镇痛效果也同样会被逆转。

尿潴留的发生是由于逼尿肌收缩力的抑制和冲动感觉的降低。这也可能通过纳洛酮逆转，特别是在硬膜外或鞘内给药阿片类药物后。并非所有接受硬膜外或鞘内阿片类镇痛的患者都需要留置导管（Schug 等，2020）。

（五）心血管作用

阿片类药物可降低交感神经张力，导致低血压和心动过缓。这尤其可能发生在交感神经张力增加的患者，如那些有疼痛或心功能差的患者，以及血容量低的患者。阿片类药物也可能通过直接作用于血管平滑肌或通过释放组胺（主要是吗啡、海洛因、哌替啶和可待因）引起动脉和静脉血管舒张。在临床实践中，特别是在术后，仰卧位患者服用阿片类药物后血压显著下降，往往表明患者出现低血容量。当仰卧位患者服用阿片类药物坐立时，可能发生体位性（直立性）低血压。

QT 间期延长与一些阿片类药物有关，特别是美沙酮和丙氧苯（分别见本章"美沙酮"和"丙氧苯"部分），因为它可能很少导致心尖扭转和心搏骤停（Schug 等，2020）。美沙酮的风险是剂量依赖性的，大多数患者也可能有至少一个其他的风险因素，如心脏病、先天性或获得性 QT 间期延长综合征、肝损害和低钾血症，或正在服用其他可能延长 QT 间期的药物（如三环类抗抑郁药、抗精神病药、利尿药）（Schug 等，2020）。

（六）瘙痒

瘙痒是阿片类药物相当常见的不良反应。它与皮疹无关，也不是对药物的过敏反应。如果瘙痒与阿片类药物有关，患者通常会抱怨面部、颈部和躯干瘙痒。主要局限于患者背部的瘙痒通常是由其他原因引起的（例如，床垫的塑料覆盖物可能导致出汗和瘙痒）。虽然瘙痒症发展的确切机制仍不清楚，但很可能，至少在一定程度上，它是由中枢 μ 阿片受体的激活引起的；多巴胺和 5-HT₃ 受体的激活也可能参与其中（Ganesh & Maxwell，2007）。

瘙痒症并不总是需要治疗。如果瘙痒困扰患者，首先最安全的治疗方法是尝试改变阿片类药物（如从吗啡到芬太尼）。如果需要治疗，有多种选择。由于瘙痒在轴向阿片类药物治疗后更常见，大多数关于治疗的研究都是在这种情况下进行的。

目前已经研究了一些药物，其中一些是基于可能导致瘙痒的机制。纳洛酮、纳曲酮、纳布啡、氟哌啶醇和昂丹司琼等 5-HT$_3$ 受体拮抗药已被证明是有效的（Schug 等，2020）。如果选择纳洛酮类，建议采用非常低剂量的输注，因为它可能难以在不影响镇痛的情况下减轻瘙痒（Ganesh & Maxwell，2007）。组胺的释放在阿片类药物引起的瘙痒症的发展中几乎没有任何作用，抗组胺药似乎也没有什么好处（Ganesh & Maxwell，2007）。它们还可能显著增加镇静的风险，这取决于给药的药物。

（七）过敏

患者和工作人员都经常将药物的任何不良反应错误地报告为过敏（如服用阿片类药物后的恶心和呕吐）。对阿片类药物的真正过敏反应是罕见的，由免疫系统介导，并导致与其他过敏反应类似的体征和症状，包括皮疹、荨麻疹、支气管收缩、血管神经性水肿和心血管紊乱。

（八）耐受性、阿片类药物诱发的痛觉过敏、生理依赖

长期接受阿片类药物治疗的患者可能会对这种药物产生耐受性，尽管持续服用阿片类药物 1 周或更长时间的患者也可能出现某种程度的耐受性。耐受性是指相同剂量阿片类药物的镇痛效果逐渐下降，或需要逐渐加大剂量以维持相同效果（见第 15 章）。

阿片类药物诱导的痛觉过敏（OIH）也可能存在。这意味着一个矛盾的现象，即阿片类药物引起疼痛敏感性增加（痛觉过敏）的作用甚至可能超过其镇痛作用。相较于增加用量，减少阿片类药物的剂量可能会改善长期服用阿片类药物患者的疼痛缓解（Schug 等，2020）。尽管在急性疼痛环境下发生的 OIH 的临床意义仍存在争议（Hayhurst & Durieux，2016），瑞芬太尼似乎是最有可能导致 OIH 的，特别是在较高剂量时，尽管很难区分 OIH 和急性耐受性（Schug 等，2020）。

如果怀疑长期服用阿片类药物治疗慢性非癌症或癌症疼痛的患者存在 OIH（尽管剂量很大，但表现为镇痛不足），减少阿片类药物剂量可能会改善疼痛缓解（Schug 等，2020）。然而，目前还没有关于急性疼痛的数据。如果在接受额外阿片类药物治疗急性疼痛的阿片类耐受性患者中阿片类镇痛不充分，只要没有其他可确认的疼痛原因（如术后并发症、神经性疼痛、心理困扰），就应假定阿片类镇痛不充分。在这种情况下，应酌情增加阿片类药物剂量和（或）考虑使用抗痛觉过敏的辅助药物，如氯胺酮（Schug 等，2020）。

对一种阿片类药物耐受性的患者通常会对所有其他阿片类药物耐受性强。这叫做交叉耐受性。然而，发生的交叉耐受性的程度是不可预测的，而且似乎是不完全的。

与阿片类药物相关的不良反应也会产生耐受性，但程度和速度不同——"差异阿片类药物耐受性"（Hayhurst & Durieux，2016）。对恶心和呕吐、认知障碍和镇静的耐受性迅速发生；对便秘和缩瞳的耐受性发展非常缓慢，如果有的话。然而，尽管对阿片类药物的作用具有耐受性，但可能会出现包括 OIVI 在内的不良反应。与直觉相反，阿片类药物耐受患者比阿片类药物初治患者具有更高的阿片类药物不良反应耐受——见第 15 章"类阿片类药物耐受患者"部分（Hayhurst & Durieux，2016；

Macintyre 等，2020）。

生理依赖是指中枢神经系统对阿片类药物的生理适应，当阿片类药物被拮抗（阿片类药物拮抗药或激动药 - 拮抗药）、突然停止或突然减少剂量时，会出现戒断（或戒断）综合征。因此，有生理依赖的患者，阿片类药物不应突然停用，而应随着时间的推移逐渐减少剂量。

（九）其他效果

1. 5- 羟色胺综合征

5- 羟色胺综合征与许多阿片类药物有关，包括曲马多、美沙酮、芬太尼和哌替啶。这些体征和症状包括精神状态改变（激动、焦虑、不安、意识混乱）、自主神经刺激（心率和血压升高、发热、出汗和瞳孔扩张）和神经肌肉兴奋（如阵挛、反射亢进、肌阵挛、强直）（Baldo & Rose，2020）。

有研究表明，如果患者正在服用选择性 5- 羟色胺或 5- 羟色胺与肾上腺素抑制药，或三环类抗抑郁药，则大多数阿片类药物的使用没有限制，尽管在开芬太尼、羟考酮、美沙酮和他喷他多的处方时需要注意其罕见的潜在风险：哌替啶和曲马多在一些患者中可能是其禁忌证（Baldo & Rose，2020）。在服用单胺氧化酶抑制药的患者中，应在使用前检查与所有其他药物显著相互作用的可能性。轻微的血清素中毒通常会在停药后消失，但更严重的情况可能会危及生命，需要紧急治疗。

2. 免疫和内分泌功能

阿片类药物也可能影响免疫功能和神经内分泌功能，特别是长期使用时（Macintyre 等，2020）。尽管关于免疫抑制程度和可能增加的感染易感性的证据仍不一致，但有临床报告显示，术前服用阿片类药物的患者术后感染（包括手术伤口感染和关节置换术后假体周围感染）的风险较高。也有证据表明，患肺炎的风险更高（Wiese 等，2018）。

患者也可能患有阿片类药物诱导的内分泌病，同时抑制下丘脑 - 垂体 - 性腺轴和下丘脑 - 垂体 - 肾上腺轴，这可能导致性腺功能减退（特别是睾酮水平低）和肾上腺功能不全（Fountas 等，2018）。2016 年，FDA 发布了阿片类药物相关的二级肾上腺抑制风险预警（FDA，2016）。这可能导致患者在急性疾病期间或手术或创伤后通常的应激反应减弱（Macintyre 等，2020）。长期服用阿片类药物的患者骨折风险增加，这可能是性腺功能减退和直接作用于骨形成导致骨密度降低的结合。

3. 术后结局

阿片类药物耐受患者可能面临更高的术后并发症风险，其术后病程可能与更长的住院时间、更高的再入院率和更高的医疗成本相关（McAnally，2017；Macintyre 等，2020；Schug 等，2020）。除了早期发现的术后感染风险更大外，也有报道称髋关节和膝关节置换术和脊柱融合术的早期翻修率更高（McAnally，2017；Macintyre 等，2020；Schug 等，2020）。有证据表明，在手术前逐渐减少或停止阿片类药物可能会降低这些风险（McAnally，2017；Macintyre 等，2020；Schug 等，2020）。

4. 创伤风险

服用阿片类药物的患者摔倒和骨折的风险更大（Yue 等，2020）。在开始使用处方阿片类药物或长期服用阿片类药物的患者剂量增加后的最初几周内，驾驶风险也会增加（Schug 等，2020）。

四、阿片类药物剂量预测因子

据了解，缓解急性疼痛所需的阿片类药物用量在患者间存在很大差异。传统上，阿片类药物的处方剂量是基于患者的体重，但患者的体重和阿片类药物需求之间没有明显的临床相关性。

在阿片类药物初治患者中，阿片类药物剂量的最佳临床预测指标是患者年龄。图 4-1 显示了 1010 名阿片类药物初治患者在大手术后 24h 内静脉注射 PCA 吗啡的平均需要量。24h 内使用的吗啡总量随着患者年龄的增加而显著减少，且与疼痛增加无关（Macintyre & Jarvis，1996）。虽然患者的体重对剂量有一定的影响，但与总体的患者间变化相比，在临床上是不显著的。

从图 4-1 可以看出，20 岁之后，24h 内吗啡的平均需要量为 80mg 左右，每增加一岁，第一个 24h 吗啡的需要量减少约 1mg。这些结果被用来产生基于年龄的即时释放（IR）阿片类药物剂量，用于间歇性口服和皮下注射阿片类药物初治患者（见第 7 章图 7-1）。

在每个年龄组中剂量需求的巨大差异（8～10 倍）意味着，尽管阿片类药物的初始剂量应根据患者的年龄，但后续剂量仍需要滴定以对每个患者产生影响。

有很多原因可以解释阿片类药物的剂量随着患者年龄的增长而减少。这些变化包括与年龄相关的药代动力学（如个体如何处理药物、药物分布、代谢和消除）和药效学（个体如何对药物做出反应）的变化。然而，后者的变化（即药效学）被认为在与年龄相关的阿片类药物需求减少中发挥了最大的作用（Coldrey 等，2011）。

其他可能影响阿片类药物需求的因素包括性别、基因差异和心理因素——特别是焦虑和疼痛的灾难性化（Schug 等，2020）。然而，迄今为止，证据仍然不一致，没有一个可以作为阿片类药物剂量改变的可靠基础。

五、阿片剂量的滴定

要使阿片类药物有效，它必须达到一定的血液浓度（这适用于系统给药的阿片类药物，

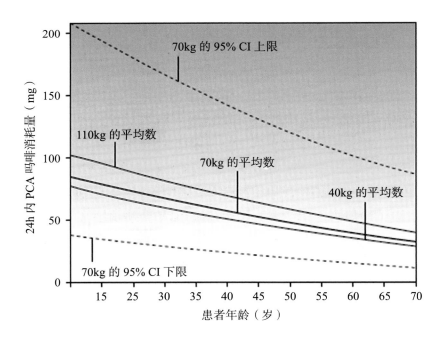

◀ 图 4-1 最初 24h 的 PCA 吗啡需要量和患者年龄

经 Macintyre & Jarvis 许可改编（1996）。版权所有国际疼痛研究协会，https://journals.lww.com/pain/Abstract/1996/02000/Age_is_the_best_predictor_of_postoperative.18.aspx

而不是硬膜外和鞘内阿片类药物，这将在第 9 章中讨论）。不同患者的有效血药浓度范围差异很大。每个患者所需的阿片类药物的量也会根据疼痛刺激的严重程度而有所不同。因此，需要用滴定法来进行个体化治疗。

能产生镇痛作用的阿片类药物的最低浓度被称为最低有效镇痛浓度（MEAC）。这种 MEAC 不仅在患者之间存在很大差异，而且根据疼痛的严重程度在患者内部也存在差异。因此，MEAC 不应被视为一个静态数字，而更应被视为一个概念。在 MEAC 以下，患者会感到疼痛缓解不佳，在 MEAC 以上，不仅会增加镇痛效果，而且不良反应的可能性也会增加。在临床中，这一界限有些模糊，而且在获得良好的疼痛缓解之前可能会出现不良反应。血药浓度的治疗范围（在没有明显不良反应的情况下达到镇痛作用）通常被称为"镇痛走廊"（见第 7 章）。对于每个患者，滴定的目的是找到并维持这个"走廊"内的有效血药浓度。疼痛强度的改变可能会改变廊道，需要增加或减少阿片类药物的剂量。

为了使阿片类镇痛为每个患者滴定到最佳效果，需要安排适当的剂量和剂量间隔。此外，表明剂量充足或过量的终点需要反复监测。

（一）剂量及剂量间隔

处方的全身阿片类药物的剂量和其安全使用的频率将取决于其给药途径。要了解更多细节，请见第 7 章。

（二）滴定可减轻疼痛、镇静等不良反应

当滴定任何药物时，需要对终点进行持续监测，以表明"多少是足够的"和"多少是过多的"。监测前者的最佳方法是评估患者的功能活动，而不仅仅是疼痛评分（见第 3 章）。

阿片类药物过量最严重的后果是 OIVI，而这方面的最佳早期临床指征是增加镇静。虽然呼吸频率传统上被监测为一种指标，但正常的呼吸频率可与高碳酸血症和显著的 OIVI 共存。有关疼痛和 OIVI 评估的更多细节（见第 3 章）。

疼痛治疗的目的是使患者舒适的最佳功能活动，同时保持镇静评分低于 2。如果患者确实变得镇静，随后的剂量应该减少。如果患者感到不舒服，他们的功能活动不是最佳的，他们没有镇静，可能需要更大的剂量。尽管许多指南建议呼吸频率应保持在每分钟 8 或 10 次以上，但在某些情况下，如果患者的镇静评分小于 2，则可以耐受较低的呼吸频率。恶心、呕吐或头晕也可能提示剂量轻微过量。

六、常用阿片类激动药

这些药物的等镇痛剂量见表 4-2。

（一）常规阿片类药物

1. 可待因

可待因在肝脏中代谢，其活性代谢物是吗啡。这解释了可待因的镇痛作用，因为药物本身对阿片受体的亲和力很低。因此，它应该被认为是一种无效的吗啡前药。吗啡的代谢涉及 CYP2D6 酶，一种细胞色素 P_{450} 系统的同工酶。

CYP2D6 的遗传变异是常见的，导致酶活性的显著差异。基于这种遗传变异，个体可能被划分为超快速代谢者、广泛代谢者、中等代谢者或不良代谢者，这意味着在给定的可待因剂量下，可能会看到非常不同的吗啡血浆水平（Owusu Obeng 等，2017）。8%～10% 的高加索人是较差的代谢者（即无法将可待因代谢为吗啡），而且可待因不会缓解疼痛（Schug 等，2020）。相反，超快速代谢者（高达 5% 的高

加索人）在给定剂量的可待因下，血液中吗啡的浓度要高得多。在这四个群体中，每一个个体所占的比例都有很大的种族差异。例如，在中东和北非人口中，高达 29% 的人被认为是超快速代谢者。

因此，在推荐的可待因剂量下，超快速代谢者出现阿片类药物相关不良反应的风险增加。超高速代谢者母亲的儿童和母乳喂养婴儿的死亡已导致对这些患者群体使用可待因的警告（Schug 等，2020）。

可待因通常用于轻至中度疼痛的治疗，可通过肌内注射或口服途径。有许多口服配方将可待因与非阿片类镇痛药如布洛芬、对乙酰氨基酚或阿司匹林联合使用；大多数联合用药仅显示出轻微的镇痛效果增加（Mill 等，2018）。使用这些联合制剂的准治疗剂量已导致一些患者出现危及生命的并发症和死亡，这往往与非阿片类成分有关（Mill 等，2018）。因此，非处方的可待因制剂已不再供应，在大多数国家，这种药物只能通过处方获得。

2. 海洛因

海洛因（二醋吗啡）不与阿片受体结合，也没有镇痛活性。它是一种前药，迅速水解为 6- 单乙酰吗啡（一种强效镇痛药），然后吗啡。海洛因和 6- 单乙酰吗啡都比吗啡具有更多的脂溶性，并将更快地穿过血脑屏障（Schug 等，2020）。经静脉给药时，还没有显示出它比吗啡任何临床优势，但脊髓给药可能有更迅速的起效。海洛因仅在英国用于医疗用途。

3. 芬太尼及其类似物

芬太尼是一种高脂溶性合成阿片类药物，通过生物膜吸收比吗啡快得多，包括进入中枢神经系统。单丸剂量的芬太尼作用时间短，因为其从血浆快速分布到肌肉和脂肪组织，但其

3～8h 的终末消除半衰期较长，意味着多次服用后作用时间延长（Schug & Ting，2017）。

它主要在肝脏中被 CYP3A4 代谢为非活性的去芬太尼，因此在肾损害患者中是一个很好的阿片类药物的选择（见第 15 章）。

对于急性疼痛的治疗，芬太尼可以通过静脉注射（如通过 PCA）、硬膜外或鞘内给药。经黏膜口腔或口腔制剂可用于治疗阿片类耐受癌症患者的突破性疼痛，但不应用于其他患者，包括急性疼痛患者。芬太尼也可以作为鼻腔喷雾剂用于突破性疼痛，或在不需要静脉输液的情况下快速起效镇痛的急性疼痛设置中（Schug & Ting，2017）。真正的口服是无效的，因为第一次给药的效果非常高。芬太尼的高脂溶性使其适合透皮给药（见第 7 章）。

非法制造的芬太尼和芬太尼类似物，有时与海洛因、假冒阿片类药物、可卡因和甲基苯丙胺等精神兴奋剂混合，导致阿片类药物相关死亡人数显著增加，特别是在美国（Kariisa 等，2019；Schug 等，2020）。

阿芬太尼脂溶性强，但比芬太尼低，起效快，作用时间短。它主要由 CYP3A4 在肝脏中代谢，不含活性代谢物。虽然它已被用于 PCA，或单独或与局麻药联合用于神经轴向镇痛，但它更常被用作麻醉的组成部分。

舒芬太尼比芬太尼有更高的脂溶性，起效更快，作用时间更短。它在肝脏中由 CYP3A4 代谢，也没有活性代谢物。一种舌下片用于神经轴向镇痛，较少用于静脉自控镇痛，包括舌下自控镇痛（见第 8 章）。

瑞芬太尼起效很快。由于其被非特异性的血液和组织酯酶代谢，其作用时间也超短。它主要用于临床实践中，在麻醉过程中作为输液，但它也被 PCA 使用，主要用于产科环境（Schug 等，2020）。

4. 氢可酮

在美国，氢可酮可用于口服，通常与非阿片类镇痛药（如对乙酰氨基酚或阿司匹林）联合使用，这限制了阿片类药物的剂量。其镇痛作用取决于 CYP2D6 对氢吗啡酮的代谢，超快速代谢者氢吗啡酮血药浓度会高得多（Owusu Obeng 等，2017）。

5. 氢吗啡酮

氢吗啡酮是一种半合成阿片类药物（吗啡的直接衍生物），有口服、注射和栓剂三种形式，也可用于硬膜外镇痛。它没有活性（止痛）代谢物。然而，代谢物氢吗啡酮 -3- 葡萄糖醛酸酯表现出与吗啡 -3- 葡萄糖醛酸酯（M3G）相似的神经毒性作用，其排泄依赖于肾功能。氢吗啡酮的效力约为吗啡的 5 倍（Schug 等，2020）。

6. 美沙酮

美沙酮是在第二次世界大战期间开发的一种合成阿片类药物，与治疗急性疼痛相比，美沙酮更适合于治疗慢性和癌症疼痛，或治疗阿片类药物滥用障碍的患者。

已证明术中给予单剂量美沙酮可改善术后疼痛控制并减少术后阿片类药物需求（Murphy & Szokol，2019）。然而，美沙酮的半衰期很长且变化很大，平均为 20h（4～190h）（Schug 等，2020），这意味着有可能延长 OIVI。虽然随机试验没有报告 OIVI 风险增加，但大多数试验没有动力评估 OIVI 发病率的差异（Murphy & Szokol，2019）。有报道称术后 OIVI 发生率较高（Dunn 等，2018）。单剂量的美沙酮也可能起到不可预测的"背景输注"的作用，而任何额外的阿片类药物的效果将更难以预测。

美沙酮具有复杂的代谢途径，包括几种 CYP450 酶，特别是 CYP3A4，并与其他药物联合使用，诱导（如圣·约翰草、卡马西平）或抑制（如葡萄柚汁、抗真菌药物、一些选择性 5- 羟色胺再摄取抑制药）这些酶可能导致低于或高于预期的药物水平（Schug 等，2020）。它没有活性代谢物。美沙酮是一种弱 N- 甲基 -D- 天冬氨酸（NMDA）受体拮抗药（见第 6 章），也是单胺（5-HT 和去甲肾上腺素）摄取的抑制药。

在使用美沙酮的患者中，QT 间期延长已被报道，这可能导致心尖扭转和心搏骤停。这些风险并不常见，但当使用更高剂量的美沙酮或存在其他风险因素，如同时使用其他药物可延长 QT 间期或已有的 QT 间期延长时，这些风险更有可能出现（Schug 等，2020）。

7. 吗啡

吗啡是所有常用阿片类药物中脂溶性最低的，在中枢神经系统中渗透缓慢。它主要在肝脏中代谢，不到 10% 是由肾脏原样排出的。

吗啡的主要代谢产物，吗啡 6-glucuronide（M6G）和 M3G 的半衰期比吗啡更长，主要通过肾脏排泄。M6G 是一种 μ 受体激动药，比吗啡更强，可能显著促进其镇痛作用，特别是对长期口服吗啡的患者，并有类似的不良反应（Schug 等，2020）。它穿过血脑屏障的速度比吗啡慢。在肾功能减退的患者中，吗啡的半衰期没有显著增加。然而，在肾功能受损的患者中，由于 M6G 的积累和 OIVI 风险的增加，其作用（及其不良反应）可能会明显延长。

M3G 无镇痛作用。有证据表明，它可能导致长期、大剂量吗啡治疗中出现的一些神经毒性不良反应，如肌阵挛、癫痫、痛觉过敏和异常性疼痛（Schug 等，2020）。

吗啡可以通过静脉注射、皮下注射、口服，经黏膜、直肠、硬膜外和鞘内给药。剂量范围和剂量间隔将根据给药途径而有所不同。

8. 羟考酮

羟考酮自 1917 年以来一直在临床使用，是蒂巴因的衍生物。由于它最初是在一些国家以口服配方与对乙酰氨基酚或阿司匹林联合使用而引入的，因此人们通常认为它只适用于治疗轻至中度疼痛。然而，像所有的纯阿片类激动药一样，它对镇痛没有上限效应，氧可酮可以作为任何其他全阿片类激动药用于治疗甚至严重的疼痛。氧可酮在肝脏中通过 CYP3A4/5 代谢为去氧可酮，通过 CYP2D6 代谢为羟吗啡酮（Kinnunen 等，2019）。诺氧可酮只有最低的镇痛活性。相比之下，羟吗啡酮是一种强效镇痛药，但其浓度极低，相对羟考酮的镇痛作用在临床上作用不大；这种酶的遗传差异似乎不会显著改变氧可酮在术后的镇痛作用（Schug 等，2020）。羟吗啡酮本身是一种片剂，但在急性疼痛环境中使用这种药物的经验是有限的。

羟考酮可通过肠外、口服、直肠和硬膜外途径给药。总的来说，羟考酮比吗啡起效快。

9. 哌替啶

哌替啶在第二次世界大战之前首次合成，作为阿托品的潜在替代品。除了它的镇痛作用，哌替啶有一些阿托品样的作用，可能导致口干或轻微心动过速和一些局部麻醉活动。后一种作用使鞘内哌替啶成为脊髓麻醉的唯一药物。在服用单胺氧化酶抑制药的患者中，有报道在使用哌替啶后出现高热、惊厥、昏迷和高血压或低血压。尽管人们仍普遍认为哌替啶在治疗肾绞痛或胆绞痛方面优于吗啡等其他阿片类药物，但没有证据表明哌替啶更有效（Schug 等，2020）。

哌替啶主要在肝脏中代谢，代谢产物由肾脏排出。主要的代谢物之一是去甲哌替啶（非哌替啶），其半衰期较长，为 15～20h。如果使用大剂量或患者有肾脏损害，这种代谢物的积累更有可能导致去甲哌替啶中毒，伴有中枢神经系统兴奋的迹象，包括焦虑、情绪变化、颤抖、抽搐、肌阵挛抽搐，甚至抽搐（Schug 等，2020）。

对于去甲哌替啶毒性，目前尚无专门的治疗方法。哌替啶应停用，以另一种阿片类药物替代。不应给予纳洛酮，因为它拮抗哌替啶的镇静作用，而不会引起去甲哌替啶的兴奋作用，因此只会使问题恶化。然而，最好的治疗方法是预防，不鼓励使用哌替啶治疗疼痛。

10. 丙氧苯

在结构上类似于美沙酮，只有右旋（R 异构体）形式有任何痛觉活性（右旋丙氧苯）。这些制剂通常与对乙酰氨基酚或阿司匹林联合口服，可能并不比单独使用对乙酰氨基酚或阿司匹林更有效（Schug 等，2020）。毒性可伴随肾脏排泄的活性代谢物去甲氧基酚的积累而出现幻觉、妄想和意识混乱，特别是在老年患者或有肾脏损害的患者中。也有心脏毒性的报道，包括 QT 间期延长、心尖扭转和死亡的风险。鉴于这些显著的缺点和风险，以及镇痛效果有限，不应使用右丙氧芬（Schug 等，2020）。它已经或正在从许多国家的市场上撤出。

（二）非典型阿片类药物

与常规阿片类药物相比，非典型阿片类药物丁丙诺啡、曲马多和他喷他多的镇痛作用并不主要依赖 μ- 受体激动药。它们也有不同的不良反应谱。一般而言，胃肠道不良反应和 OIVI 的发生率较低，对免疫和内分泌功能的影响可能也较低（Schug，2018）。对于他喷他多、曲马多和丁丙诺啡贴剂，而不是其他丁丙诺啡配方，滥用和 OIVI 的风险较低。

1. 丁丙诺啡

丁丙诺啡是从罂粟生物碱中提取的，有注射、舌下和透皮配方。它是第一个被认定为非典型阿片类药物（Pergolizzi 等，2018）。

它是一种阿片受体激动药，对 μ 受体有很高的亲和力。它还被认为是 κ 受体的拮抗药，这可能有助于其抗痛觉过敏作用（Pergolizzi 等，2018）。人们担心它与 μ 阿片受体的高亲和力和缓慢解离可能会阻断纯激动药阿片类药物的镇痛作用。即使丁丙诺啡剂量很高，情况也并非如此（Macintyre 等，2013）。同样，对于已经接受 μ- 受体激动药阿片类药物的患者使用丁丙诺啡会导致戒断的担忧也没有充分的依据（Macintyre 等，2013）。

虽然它经常被认为是一种部分 μ 受体激动药，但在通常用于缓解疼痛的剂量中，在人类中还没有被证明是一种天花板效应。也就是说，在临床环境中，它作为一种纯 μ 受体激动药阿片类药物（Pergolizzi 等，2018）。甚至在阿片类药物替代方案中使用的高剂量也可能出现这种情况（见第 15 章）。长期使用丁丙诺啡的耐受性似乎低于传统阿片类药物（Schug，2018）。

从理论上讲，OIVI 存在天花板效应。然而，在急性疼痛环境中，研究表明，与传统阿片类药物相比，疼痛缓解或不良反应发生率（包括恶心和呕吐、OIVI 和镇静）没有差异（Schug 等，2020）。如果丁丙诺啡相关的 OIVI 确实发生，它可以被纳洛酮逆转，尽管可能需要比平时更高的剂量和更长时间的纳洛酮输注。

与传统阿片类药物不同，丁丙诺啡似乎不会影响内分泌或免疫系统（Pergolizzi 等，2018）大部分药物未发生变化就排出体外，以粪便为主；其余主要转化为去丁丙诺啡，这是一种活性较弱的代谢物，几乎没有临床效果（Schug 等，2020）。

丁丙诺啡可以通过静脉注射和舌下注射来治疗急性疼痛。然而，需要注意的是，其达到峰值的时间比传统 IR 类阿片类药物要慢得多。静脉滴注和舌下给药后达到峰值的时间可能分别超过 1h 和 3h（Macintyre & Huxtable，2017）。丁丙诺啡的终末半衰期也很长，约为 24h。这些因素意味着，舌下丁丙诺啡"按需"给药的剂量间隔需要比那些经常用于 IR 类阿片类药物如吗啡、芬太尼和羟考酮的时间间隔更长，以尽量减少"剂量叠加"的潜在风险。

它被用于舌下（片剂或胶片）作为阿片类药物的替代品，用于治疗阿片类药物成瘾患者（见第 15 章）。在这种情况下，它通常与纳洛酮联合使用，纳洛酮通过舌下途径吸收最少。如果该制剂被注射，纳洛酮将逆转丁丙诺啡的作用，并可促使戒断。丁丙诺啡的皮下或皮下储存注射，每周、每月，甚至更长的间隔，也用于成瘾治疗（见第 15 章）。

丁丙诺啡是一种可用于治疗慢性和癌痛的透皮制剂。与传统阿片类药物相比，丁丙诺啡贴片的滥用潜力较低，但与其他形式的丁丙诺啡相比则不然。

2. 他喷他多

他喷他多被设计用于联合 μ 阿片受体激动和抑制去甲肾上腺素再摄取（Pergolizzi 等，2018）。它对 5- 羟色胺再摄取抑制作用极小（Faria 等，2018），即使在高血压患者和（或）抗高血压药物患者中，去甲肾上腺素再摄取抑制作用在使用剂量达到最大推荐剂量时也不会对心率或血压产生影响（Schug 等，2020）。

它的镇痛效果与常规阿片类药物相似，但胃肠道不良反应（恶心、呕吐和便秘）更少，且当给予等镇痛剂量下，OIVI 风险更低（van der Schrier 等，2017；Faria 等，2018；Schug

等，2020）。它也可能对神经性疼痛的治疗有效。它没有活性代谢物，被批准用于轻至中度肾损害患者。

与曲马多相比，他喷他多的镇痛作用不依赖于 CYP2D6 的活性，缺乏肾脏分泌的活性代谢物，对血清素再摄取的影响在某些患者中可能是有利的。

与曲马多不同，他喷他多在许多国家被列为与传统阿片类药物相同类别的管制药物。来自美国研究滥用、转移和成瘾相关监测（RADARS®）系统中毒中心项目的数据（经剂量校正）显示，与吗啡、羟考酮、氢吗啡酮和羟吗啡酮相比，他喷他多和曲马多故意滥用和转移的比率最低（Schug 等，2020）。

3. 曲马多

曲马多是一种中枢作用的合成镇痛药，是第二种被认定为非典型阿片类药物（Pergolizzi 等，2018）。其镇痛作用是由于抑制神经末梢去甲肾上腺素和 5- 羟色胺（5-HT）的再摄取及其相对较弱的 μ 阿片受体活性，主要通过主要代谢物 O- 去甲基曲马多（M_1）介导（Faria 等，2018）。虽然它是一种有效的镇痛药，但如果以通常推荐的剂量作为治疗中重度急性疼痛的唯一药物，它可能不能提供足够的疼痛缓解。它可能对神经性疼痛的治疗有用。

曲马多有口服和注射两种形式。产品说明书将口服和非肠外剂量分别限制在每天 400mg 和 600mg，尽管一些患者已经安全地使用了更高的剂量——特别是口服剂量高达每天 600mg。

与其他常规阿片类药物的等镇痛剂量相比，其主要优点是较少的镇静和 OIVI 及较少的便秘；恶心和呕吐的发生率为相似的（Schug 等，2020）。然而，当大剂量静脉注射时，恶心和呕吐的风险会增加。这可以通过短时间静脉注射或皮下注射来降低。

此外，曲马多的转移和滥用潜力低于传统阿片类药物（见本章“非典型阿片类药物”部分），尽管在包括中东和非洲在内的一些国家（特别是传统阿片类药物可获得性较低的国家），滥用率正在上升（Macintyre 等，2020）。据报道，与传统阿片类药物相比，选择性手术后单独使用曲马多的患者长期使用的风险类似或更高（Schug 等，2020）。然而，这可能反映了它在许多国家的地位，与传统阿片类药物相比，在这些国家，它通常被归为较低风险类别（低滥用可能性和低依赖风险）。这可能意味着，当手术后处方的阿片类药物的剂量应该在短时间内逐渐减少时，长时间使用阿片类药物并不会被视为一个问题（见第 15 章）。

癫痫病史通常被认为是一个相对禁忌证，因为有癫痫发作的报道。然而，其发生率可能与其他阿片类药物相似（Schug 等，2020）。虽然曲马多与选择性 5- 羟色胺再摄取抑制药或 TCA 联合使用可能增加 5- 羟色胺综合征的风险，但这种并发症在临床上常用的剂量中很少见到。它不应与单胺氧化酶抑制药合用。

如前所述，曲马多的主要活性代谢物是 O- 去甲基曲马多（M_1），由肾脏排出。M_1 是一种比曲马多本身更强效的 μ 受体激动药，因此有助于其镇痛效果。M_1 的形成依赖于 CYP2D6 酶，因此在代谢不良的代谢者中曲马多的镇痛作用可能会减弱。相反，在超快速代谢中，阿片类药物相关效应将增加（Owusu Obeng 等，2017），包括 OIVI 的风险，特别是在有肾损害的患者中（Faria 等，2018）。代谢不良的患者血清素综合征的风险可能增加，因为血清素再摄取抑制可能会被促进（Faria 等，2018）。

肾衰竭时 M_1 的积累被认为是曲马多导致 OIVI 的原因，尽管也有报道称服用大剂量过量的患者出现呼吸骤停（Schug 等，2020）。

七、激动药 – 拮抗药

激动药 – 拮抗药类药物的镇痛作用主要是作为另一种阿片受体的拮抗药而激活一种阿片受体。它们都表现为部分激动药，这意味着它们不具有完全激动药的内在活性（Ogura & Egan，2019）。因此，它们的镇痛作用和不良反应（包括 OIVI）都有一个"上限"，一旦达到某个剂量水平，再给药也不会改善镇痛作用或加重不良反应。

这类药物是偏 μ/κ- 受体激动药。丁丙诺啡是一种局部 μ 受体激动药和 κ 受体拮抗药。由于它在临床环境中作为完全 μ 阿片受体激动药，并被归类为非典型阿片类药物，在本章"丁丙诺啡"部分中讨论。其他激动药 – 拮抗药包括纳布啡、戊唑辛和布托啡诺。它们是 μ 受体拮抗药（意味着它们可以逆转纯 μ 受体激动药阿片类药物的作用）和部分 κ 受体激动药（Ogura & Egan，2019）。

戊唑辛是第一种激动剂 – 拮抗药类药物，在临床实践中得到确立。它可以口服或注射。与该药有关的焦虑症的高发病率限制了它的使用。

纳布啡在化学上与纳洛酮有关，是一种肠外制剂。它或许能有效逆转 μ 受体激动药的一些不良反应，如 OIVI 和瘙痒，如果给定期服用其他阿片类药物的患者使用，可能会导致停药（Ogura & Egan，2019）。它作为一种镇痛药的临床应用是有限的。

八、阿片拮抗药

这些药物是所有受体部位的拮抗药，尽管它们主要是 μ- 阿片类药物的拮抗药，其中最常用的是纳洛酮。

（一）纳洛酮

纳洛酮是治疗阿片类药物过量最常用的阿片类药物拮抗药。它的半衰期约为 60min，比之前列出的药物短得多（Ogura & Egan，2019）。因此，如果需要纳洛酮对抗大多数阿片类激动药的作用，则可能需要重复剂量或输液。通过仔细滴定纳洛酮的剂量，有可能逆转 OIVI，同时仍保留合理的镇痛作用。然而，当阿片类药物不是通过硬膜外或鞘内途径施用时，这种平衡可能更难获得。

对于 OIVI 和过度镇静的治疗，应静脉滴注 40～100μg 纳洛酮，并根据需要每隔几分钟重复注射一次。如果没有静脉通路，纳洛酮可通过皮下注射或肌内注射给予更大剂量（如 400μg）。如果纳洛酮被用来逆转阿片类药物的其他不良反应，如瘙痒，小剂量可能更合适。如果患者正在接受长期阿片类药物治疗，为了避免戒断症状和症状的沉淀，滴定纳洛酮尤为重要。

"家用"纳洛酮制剂（鼻内和预充式的注射器）通常不需处方，可供外行人紧急使用，用于治疗阿片类药物成瘾者的阿片类药物过量或服用阿片类药物治疗疼痛。

虽然在使用纳洛酮后可能会出现一些心血管刺激（高血压、心动过速）或恶心和呕吐，特别是在快速逆转镇痛后，但严重的不良反应如肺水肿和心律失常很少见（Ogura & Egan，2019）。

纳洛酮口服后吸收，拮抗胃肠道阿片受体。因此，它已与 SR 羟考酮联合使用，以减少阿片类药物相关便秘的发生率（Schug 等，2020）。然而，它在吸收后几乎完全被肝脏灭活，只有不到 3% 的口服剂量到达体循环；因此，疼痛缓解不受影响。

纳洛酮舌下吸收也很差。因此，它被添加到一些用于阿片类药物替代治疗的丁丙诺啡舌下制剂中，目的是减少它们在肠外滥用的吸引力。

（二）纳曲酮

与纳洛酮不同，纳曲酮口服有效。它的半衰期为 4h，其主要代谢物是 6- 纳曲索，一种较弱的 μ 阿片受体拮抗药，但半衰期超过 13h。纳曲酮（口服或长效皮下植入或注射）已被用于阿片类药物成瘾的治疗，50mg 口服剂量的效果可持续 24h（见第 15 章）。由于它是一种纯阿片类拮抗药，如果可能需要阿片类镇痛，至少应在手术前 24～48h 停止。需要谨慎，因为有证据表明，戒断后，患者可能对阿片类药物非常敏感。它还被用于酒精中毒的治疗，也可与安非他酮联合作为减肥药物使用。

（三）外周作用类阿片受体拮抗药

外周作用 μ 阿片受体拮抗药，如甲基纳曲酮、爱维莫潘、纳洛醇醚和那地美定不能穿透血脑屏障（Schumacher & Fukuda，2020），因此不能进入中枢神经系统，也不能逆转中枢阿片作用，包括镇痛作用。它们作用于胃肠道壁上的阿片受体，并已被用于治疗阿片诱导的便秘。爱维莫潘是术后肠梗阻的有效治疗方法（Schug 等，2020）。

要点

1. 一般来说，在等镇痛剂量下，没有一种常规 μ- 阿片类药物能够比另一种产生更好的镇痛效果或更少的不良反应，尽管个别患者可能对特定的阿片类药物更敏感。
2. 一般来说，非典型阿片类药物丁丙诺啡（仅贴片）、曲马多和他喷他多的胃肠道不良反应和 OIVI 发生率较低，转移和滥用的风险也较低。
3. 在阿片类药物初治的成人患者中，阿片类药物需求的最佳临床预测指标是患者年龄，尽管患者之间的差异非常大，这意味着阿片类药物剂量必须经过滴定才能发挥作用。
4. 阿片类药物诱发通气功能障碍（比呼吸抑制更好的术语）在临床上最好通过增加镇静来检测。如果患者打鼾，这可能表明上气道阻塞由于阿片类药物。
5. 与其他中枢神经系统镇静药物（如苯二氮䓬类、加巴喷丁类和一些抗组胺药）或酒精同时服用可增加 OIVI 的风险。
6. 哌替啶、可待因和右丙氧苯的使用是不可取的，因为其疗效有限，且有显著不良反应。
7. 一些药物对治疗恶心和呕吐是有效的。不同种类的止吐药组合使用将比单一药物更有效。
8. 皮下注射阿片类药物后瘙痒的发生机制可能包括 μ 阿片受体的激活。抗组胺药收效甚微，并可能增加 OIVI 的风险。

参 考 文 献

[1] Australian Medicines Handbook (2020) Adelaide, Australian Medicines Handbook Pty Ltd www.amh.net.au. Accessed January 2021.
[2] Baldo BA & Rose MA (2020) The anaesthetist, opioid analgesic drugs, and serotonin toxicity: a mechanistic and clinical review. *Br J Anaesth* 124(1): 44–62.
[3] Benedetti C & Premuda L (1990) The history of opium and its derivatives. In: *Opioid Analgesia: Recent Advances in Systemic Administration*. Benedetti C, Chapman CR and Giron G (eds). New York: Raven Press. 14.
[4] Borsodi A, Bruchas M, Calo G et al (2019) *Opioid Receptors (version 2019.4) in the IUPHAR/BPS Guide to Pharmacology Database. CITE, 2019(4)*. https://www.guidetopharmacology. org/GRAC/FamilyIntroductionForward?familyId=50 Accessed January 2020.
[5] Bowen J, Levy N & Macintyre P (2020) Opioid-induced ventilatory impairment: current 'track and trigger' tools need to be updated. *Anaesthesia* 75(12): 1574–78.
[6] Chung F, Liao P, Yang Y et al (2015) Postoperative sleep-disordered breathing in patients without preoperative sleep apnea. *Anesth Analg* 120(6): 1214–24.
[7] Coldrey JC, Upton RN & Macintyre PE (2011) Advances in analgesia in the older patient. *Best Pract Res Clin Anaesthesiol* 25(3): 367–78.
[8] Darnall BD & Colloca L (2018) Optimizing placebo and minimizing nocebo to reduce pain, catastrophizing, and

opioid use: a review of the science and an evidence-informed clinical toolkit. *Int Rev Neurobiol* 139: 129–57.

[9]　Duarte DF (2005) [Opium and opioids: a brief history.]. *Rev Bras Anestesiol* 55(1): 135–46.

[10]　Dunn LK, Yerra S, Fang S et al (2018) Safety profile of intraoperative methadone for analgesia after major spine surgery: an observational study of 1,478 patients. *J Opioid Manag* 14(2): 83–7.

[11]　Faria J, Barbosa J, Moreira R et al (2018) Comparative pharmacology and toxicology of tramadol and tapentadol. *Eur J Pain* 22(5): 827–44.

[12]　FDA (2016) *FDA Drug Safety Communication: FDA warns about several safety issues with opioid pain medicines; requires label changes.* https://www.fda.gov/media/96472/ download Accessed July 2019.

[13]　Fiskio JM et al (2019) The burden of opioid-related adverse drug events on hospitalized previously opioid-free surgical patients. *J Patient Saf.* PMID: 30672762. DOI: 10. 1097/ PTS.0000000000000566.

[14]　Fountas A, Chai ST, Kourkouti C et al (2018) Mechanisms of endocrinology: endocrinology of opioids. *Eur J Endocrinol* 179(4): R183–96.

[15]　Frederickson TW & Lambrecht JE (2018) *Using the 2018 guidelines from the joint commission to kickstart your hospital's program to reduce opioid-induced ventilatory impairment.* Anesthesia Patient Safety Foundation Newsletter. https://www.apsf. org/wp-content/uploads/ newsletters/2018/june/pdf/APSF201806.pdf Accessed November 2018.

[16]　Gan TJ, Belani KG, Bergese S et al (2020) Fourth consensus guidelines for the management of postoperative nausea and vomiting. *Anesth Analg* 131(2): 411–48.

[17]　Ganesh A & Maxwell LG (2007) Pathophysiology and management of opioid-induced pruritus. *Drugs* 67(16): 2323–2333.

[18]　Hamilton GR & Baskett TF (2000) In the arms of Morpheus the development of morphine for postoperative pain relief. *Can J Anaesth* 47(4): 367–74.

[19]　Hayhurst CJ & Durieux ME (2016) Differential opioid tolerance and opioid-induced hyperalgesia: a clinical reality. *Anesthesiology* 124(2): 483–88.

[20]　Heydari M, Hashempur MH & Zargaran A (2013) Medicinal aspects of opium as described in Avicenna's Canon of Medicine. *Acta Med Hist Adriat* 11(1): 101–12.

[21]　Kariisa M, Scholl L, Wilson N et al (2019) Drug overdose deaths involving cocaine and psychostimulants with abuse potential – United States, 2003–2017. *MMWR Morb Mortal Wkly Rep* 68(17): 388–95.

[22]　Kharasch ED, Avram MJ & Clark JD (2020) Rational perioperative opioid management in the era of the opioid crisis. *Anesthesiology* 132(4): 603–5.

[23]　Kinnunen M, Piirainen P, Kokki H et al (2019) Updated clinical pharmacokinetics and pharmacodynamics of oxycodone. *Clin Pharmacokinet* 58(6): 705–25.

[24]　Kishner S (2018). Opioid equivalents and conversions. Medscape From https://emedicine. medscape.com/ article/2138678–overview. Accessed December 2020.

[25]　Lee LA, Caplan RA, Stephens LS et al (2015) Postoperative opioid-induced respiratory depression: a closed claims analysis. *Anesthesiology* 122(3): 659–65.

[26]　Levy N, Quinlan J, El-Boghdadly K et al (2020) An international multidisciplinary consensus statement on the prevention of opioid-related harm in adult surgical patients. *Anaesthesia*: Epub October 7 2020. PMID: 33027841. DOI: 10.1111/anae.15262

[27]　Macintyre PE & Huxtable CA (2017) Buprenorphine for the management of acute pain. *Anaesth Intens Care* 45(2): 143–46.

[28]　Macintyre PE & Jarvis DA (1996) Age is the best predictor of postoperative morphine requirements. *Pain* 64(2): 357–64.

[29]　Macintyre PE, Loadsman JA & Scott DA (2011) Opioids, ventilation and acute pain management. *Anaesth Intens Care* 39(4): 545–58.

[30]　Macintyre PE, Roberts LJ & Huxtable CA (2020) Management of opioid-tolerant patients with acute pain: approaching the challenges. *Drugs* 80(1): 9–21.

[31]　Macintyre P, Russell R, Usher K et al (2013) Pain relief and opioid requirements in the first 24 hours after surgery in patients taking buprenorphine and methadone opioid substitution therapy. *Anaesth Intens Care* 41(2): 222–30.

[32]　McAnally H (2017) Rationale for and approach to preoperative opioid weaning: a preoperative optimization protocol. *Perioper Med (Lond)* 6: 19.

[33]　Mill D, Johnson JL, Cock V et al (2018) Counting the cost of over-the-counter codeine containing analgesic misuse: a retrospective review of hospital admissions over a 5 year period. *Drug Alcohol Rev* 37(2): 247–56.

[34]　Minhaj FS, Rappaport SH, Foster J et al (2020) Predictors of serious opioid-related adverse drug events in hospitalized patients. *J Patient Saf.* PMID: 32502115. DOI: 10. 1097/ PTS.0000000000000735

[35]　Murphy GS & Szokol JW (2019) Intraoperative methadone in surgical patients: a review of clinical investigations. *Anesthesiology* 131(3): 678–92.

[36]　Ogura T & Egan TD (2019) Intravenous opioid agonists and antagonist. In: *Pharmacology and Physiology for Anesthesia: Foundations and Clinical Application* 2nd ed. Hemmings HC and Egan TD (eds). Philadelphia, PA, Elsevier.

[37]　Overdyk F, Dahan A, Roozekrans M et al (2014) Opioid-induced respiratory depression in the acute care setting: a compendium of case reports. *Pain Manag* 4(4): 317–25.

[38]　Owusu Obeng A, Hamadeh I & Smith M (2017) Review of opioid pharmacogenetics and considerations for pain management. *Pharmacotherapy* 37(9): 1105–21.

[39]　Pergolizzi JV Jr., LeQuang JA, Taylor R Jr. et al (2018) Designing safer analgesics: a focus on mu-opioid receptor pathways. *Expert Opin Drug Discov* 13(10): 965–72.

[40]　Safavynia SA, Arora S, Pryor KO et al (2018) An update on postoperative delirium: clinical features, neuropathogenesis, and perioperative management. *Curr Anesthesiol Rep* 8(3): 252–62.

[41]　Schug SA (2018) The atypical opioids buprenorphine, tramadol and tapentadol. *Med Today* 20(1): 31–36.

[42]　Schug SA, Palmer GM, Scott DA et al (2020) *Acute Pain Management Scientific Evidence 5e.* Melbourne, Australian and New Zealand College of Anaesthetists and Faculty of

Pain Medicine. https://www.anzca.edu.au/safety-advocacy/advocacy/collegepublications. Accessed December 2020.

[43] Schug SA & Ting S (2017) Fentanyl formulations in the management of pain: an update. *Drugs* 77(7): 747–63.

[44] Schumacher M & Fukuda K (2020) Opioids. In: *Miller's Anesthesia* 9th ed. Gropper MA, Cohen NH, Eriksson LI, Fleisher LA, Leslie K and Wiener-Kronish JP (eds). Philadelphia, Elsevier.

[45] Schwenk ES, Grant AE, Torjman MC et al (2017) The efficacy of peripheral opioid antagonists in opioid-induced constipation and postoperative ileus: a systematic review of the literature. *Reg Anesth Pain Med* 42(6): 767–77.

[46] Shafi S, Collinsworth AW, Copeland LA et al (2018) Association of opioid-related adverse drug events with clinical and cost outcomes among surgical patients in a large integrated health care delivery system. *JAMA Surg* 153(8): 757–63.

[47] Sindt JE & Jenkinson RH (2019) Nonintravenous opioids. In: *Pharmacology and Physiology for Anesthesia: Foundations and Clinical Application* 2nd ed. Hemming HC and Egan TD (eds). Philadelphia, PA, Elsevier.

[48] Stein C (2016) Opioid receptors. *Annu Rev Med* 67: 433–51.

[49] van der Schrier R, Jonkman K, van Velzen M et al (2017) An experimental study comparing the respiratory effects of tapentadol and oxycodone in healthy volunteers. *Br J Anaesth* 119(6): 1169–77.

[50] Wiese AD, Griffin MR, Schaffner W et al (2018) Opioid analgesic use and risk for invasive pneumococcal diseases: a nested case-control study. *Ann Intern Med* 168(6): 396–404.

[51] Yue Q, Ma Y, Teng Y et al (2020) An updated analysis of opioids increasing the risk of fractures. *PLOS ONE* 15(4): e0220216.

[52] Zabirowicz ES & Gan TJ (2019) Pharmacology of postoperative nausea and vomiting. In: *Pharmacology and Physiology for Anesthesia: Foundations and Clinical Application* 2nd ed. Hemming HC and Egan TD (eds). Philadelphia, Elsevier.

第 5 章　局麻药药理学
Pharmacology of Local Anesthetics

可卡因是 1884 年由眼科医生 Koller 引入医疗实践的第一个局麻药，他描述了其用于角膜表面麻醉的用法（Brown & Fink，2009）。随后，它被用于局部浸润麻醉、神经传导阻滞，并于 1898 年被 Bier 用于脊髓麻醉。可卡因成为一系列酯类局部麻醉药的前身，如 1905 年由艾因霍恩合成的普鲁卡因。

利多卡因（Lignocaine），由 Löfgren 和 Lundqvist 于 1943 年合成，预示酰胺类化合物发展的开始，这是如今常用的局部麻醉药（Columb 等，2017）。随后局麻药的发展导向了更具安全性的对映体特异性酰胺类麻醉药，以及最近引入的长效脂质体布比卡因。

一、作用机制

局麻药阻断细胞膜上的电压门控钠通道（Becker & Reed，2012）。它们阻止钠离子流入细胞，从而阻止动作电位的产生和神经冲动的传导（图 5-1）。局部麻醉药还可能改变许多其他神经元膜通道甚至受体，从而发挥作用（Lirk 等，2018）。钙、钾、超极化门控离子通道和配体门控通道（如 NMDA 受体）的相互作用已经被确定。因此，局麻药以多种方式干扰神经元功能，主要是通过细胞膜作用。最后，其对 G 蛋白耦联受体的作用可以解释局麻药的一些抗炎作用。

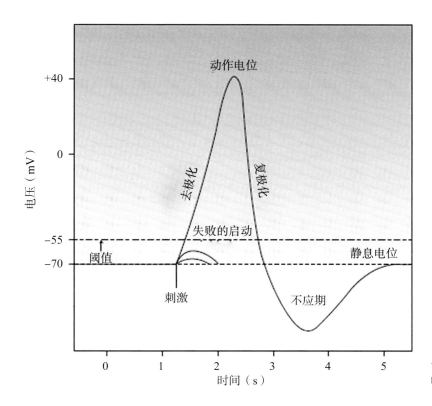

◀ 图 5-1　局部麻醉作用导致动作电位和启动失败时膜电位的变化

但钠通道阻断是其主要作用机制。动作电位的启动和随后的传播涉及神经细胞膜钠通道的打开。这一过程导致大量钠离子从细胞膜外部流向细胞膜内部，从而使细胞膜去极化。在去极化后，膜立即通过离子泵主动再极化而回到其静息膜电位。然后它可以用于另一次去极化。

局麻药不具有特定的镇痛作用，但可以阻断所有感觉纤维和运动纤维的所有神经传导（Lirk 等，2018；Becker & Reed，2012）。交感神经纤维也会被阻断，这对外周血管或整形手术后可能是有益的，因为它会导致血流量增加。然而，在硬膜外镇痛时，体位性（直立性）低血压仍然是一个潜在的风险。

封锁的程度取决于若干因素。因此有必要看一下不同类型的神经纤维，它们的大小和功能是有用的（表 5–1）。人们普遍认为，直径较小的神经纤维比直径较大的神经纤维更容易被阻断，但直径并不是唯一的因素（Salinas & Auyong，2011）。神经纤维被局部麻醉药物阻断的难易程度还取决于为了阻断传导而必须暴露在药物下的神经纤维。无髓纤维的长度比有髓纤维短。神经阻断也是频率依赖的，活跃的神经纤维比不活跃的神经纤维更容易被阻断。

神经阻滞的发生和消退通常有一定的顺序，但不同的患者和不同的药物之间可能会有一些差异（Salinas & Auyong，2011）。总的来说，通常首先发生交感神经阻滞，伴有患者自诉的温暖感和术者观察到的血管舒张，然后是伤害感觉和温度感觉的阻滞。运动神经的阻滞通常是最后完成的。

随着神经阻滞作用逐渐消失，运动功能（较大纤维）的恢复可能先于感觉功能、痛觉或交感神经功能（较小纤维）的恢复。这在硬膜外麻醉或脊髓麻醉后尤其重要，因为患者可能有正常的运动功能，但感觉恢复不完全，残留的交感阻滞可导致体位性低血压。

局麻药溶液浓度越高，各种大小的神经被阻塞的可能性越大。因此，低浓度仅可用于阻断较小的感觉纤维（差异性神经阻滞）（Mather & Tucker，2009）。这种方法通常用于通过硬膜外和周围神经导管进行局麻药输注，目的是让患者在运动患肢的同时，疼痛仍然得到良好缓解。然而，由于个体间的差异和

表 5–1　神经纤维的种类、大小和功能

大　小	种　类	功　能
	有髓纤维	
最大	A-alpha（Aα）	运动，本体感觉（位置感觉）
	A-beta（Aβ）	触摸，压力
	A-gamma（Aγ）	肌梭肌张力
	A-delta（Aδ）	疼痛，温度，触摸
	B	节前自主神经（交感神经）
	无髓纤维	
最小	C	疼痛 / 温度 节后自主神经（交感神经）

导管位置的不同，反应可能存在差异。一些患者即使在低浓度下也可能有一定程度的运动阻滞。

钠通道的阻断不仅解释了局麻药的作用，而且也解释了局麻药的不良反应，其主要是由于干扰了心脏和中枢神经系统（CNS）动作电位的产生和传导。然而，线粒体效应也可能发挥作用（Lirk 等，2018）；钙的释放可能是高浓度局麻药引起神经病变的一种解释。

二、局麻药疗效

因此，局麻药的效力主要随着其脂溶性的增加而增加，而作用的持续时间在一定程度上取决于作用部位的蛋白质结合程度（Becker & Reed，2012）。然而，由于其他因素的影响，如血液供应和血管收缩药的添加，可使情况变得复杂。

正如阿片类药物具有等镇痛剂量一样，等量给药的局麻药具有等有效麻醉浓度（表 5-2）（Mather & Tucker，2009）。然而，总剂量也是影响的一个重要决定因素。当较低的剂量和浓度为分娩或术后患者提供镇痛作用而不是麻醉作用时，相对效力的问题变得更加复杂。为确定最低局麻药浓度（AC）而进行的滴定研究——类似于其他药物 50% 患者的有效剂量（ED50）——反映了药理学差异，这可能与临床无关，因此有很高的误解风险（Graf 等，2005）。

三、局麻药不良反应及其处理

局麻药的不良反应可能是由于某些神经功能阻滞、局部组织毒性或全身毒性引起的生理后果。生理效应最常见的原因是交感神经系统的阻滞，最相关的是硬膜外和脊髓麻醉或镇痛（见第 9 章）。

表 5-2　等效麻醉浓度

局麻药	浓度（%）
利多卡因	1
布比卡因	0.25
罗哌卡因	0.35～0.5[a]
左旋布比卡因	0.25
丙胺卡因	1
氯普鲁卡因	2
普鲁卡因	2
甲哌卡因	1
依替卡因	0.25

引自 multiple sources including Mather and Tucker（2009）

（一）局部组织毒性

所有局麻药均表现出浓度依赖的神经毒性，暴露时间是另一个危险因素（Verlinde 等，2016）。体外实验表明，利多卡因和丁卡因已经被证明是神经毒性的，即使在临床上使用的浓度。然而，在临床实践中，局麻药在神经毒性方面有令人羡慕的安全记录，很少造成局部神经损伤。

一个例外在鞘内局部麻醉后出现马尾综合征的一系列报道。这些病例反映了由于与脑脊液混合不足，通过非常薄的鞘内导管给予局麻药在腰骶神经根附近高浓度积聚的影响（Salinas & Auyong，2011）。

"短暂性神经根刺激"（TRI）是另一种现象，最初被认为是神经毒性的结果，并在 1993 年首次描述。这一术语后来改为"短暂性神经症状"（TNS），不再被视为神经毒性效应（Pollock，2003）。它表现为脊髓麻醉后影响臀区和下肢的暂时疼痛综合征。虽然这也归因于其他局麻药，但利多卡因、氯普鲁卡因和甲哌卡因最容易引起 TNS（Forget 等，2019）。因此，尽管 TNS 的病因尚不清楚，但是否继续使用这些局麻药进行脊髓麻醉仍存在疑问。值得注意的是，手术体位是 TNS 风险的一个因素；讨论的潜在原因是肌肉骨骼劳损和坐骨神经牵拉。

局麻药也会引起骨骼肌毒性（Zink & Graf，2004）。在体外，这些药物的肌内注射可导致可逆的肌坏死，特别是当使用布比卡因。这种并发症的临床病例极为罕见。很少有病例报告描述在周围神经鞘持续灌注，伤口边缘浸润，特别是眼阻塞后的肌病。

更严重的临床问题是软骨毒性，主要描述为关节内局部麻醉（主要是布比卡因）注入肩关节后的软骨溶解（Jayaram 等，2019）。予类固醇共给药会增加软骨毒性；浓度低于 0.5% 的罗哌卡因是软骨毒性最小的局麻药（Gulihar 等，2015）。因此，建议避免关节内局部麻醉输液（Matsen & Papadonikolakis，2013）。

（二）全身毒性

局麻药的高血药浓度可导致局麻药全身毒性的体征和症状（LAST）（Gitman 等，2019；Neal 等，2018）。LAST 是局麻药物对中枢神经系统和心血管系统的影响所致。如果无意中直接将原本安全的剂量注射到血管中，过量的局部麻醉药被注射（通过注射或长期输注），相对大量的局部麻醉药被注射到血管密集的区域（如肋间隙），或者由于严重的肝损害而降低药物的代谢，这种情况很少发生。血药浓度越高，症状和体征越严重（表 5-3）。并非所有患者和每种药物都必然会发生这种情况。

- 药物剂量："推荐"或"安全"剂量可能过量，如果直接注射到血管或组织有丰富

表 5-3 全身局部麻醉毒性的体征和症状

- 心室颤动，心搏骤停
- 心血管抑制和心律失常
- 呼吸停止
- 昏迷
- 抽搐
- 无意识
- 嗜睡
- 肌肉抽搐
- 耳鸣，视觉障碍
- 口周麻木和舌头麻木
- 头晕

随着血药浓度增加 ↑

许多因素可能会影响注射后达到的局麻药的血药浓度（Salinas & Auyong，2011；Mather & Tucker，2009）

的血管供应。

- 注射部位：局麻药的吸收速率在很大程度上取决于注射部位的血管化程度；从吸收最迅速到吸收最少的顺序为胸膜间＞肋间＞尾侧＞硬膜外＞臂丛＞坐骨 / 股神经＞皮下。

- 血管收缩剂：在使用一些局麻药（利多卡因和甲哌卡因）时，加入血管收缩药如肾上腺素（肾上腺素）可降低吸收速率，从而延长作用时间并导致血药浓度降低；在普罗卡因或罗哌卡因中加入血管收缩药，差别不大。

- 注射速度：注射速度越快，血药浓度升高越快；在普通病房，持续输注局麻药溶液可能是最安全的给药方法。

这些考虑表明，目前普遍应用的局麻药最大推荐剂量的概念与临床实践几乎没有关联。有用的建议需要针对阻滞的类型，并考虑到患者的变量，如高龄、体重和药物合并症（包括心血管和肝脏疾病及低血浆蛋白浓度），除了前面列出的因素外，所有这些也可能对注射后达到的局部麻醉药的血液浓度产生影响（Neal

等，2018；Mather & Tucker，2009）。

1. 中枢神经系统毒性

中枢神经系统毒性的体征和症状（表5-3）通常在血液浓度低于导致心血管毒性的血液浓度时出现（Gitman 等，2019；Neal 等，2018）。中枢神经系统中毒的先兆体征最好通过与患者的口述来监测，随着药物血液浓度的升高，患者可抱怨嘴和舌头周围麻木，有头晕感和耳鸣。随后会说话含糊不清，肌肉抽搐，患者可能会昏昏欲睡。如果血药浓度持续升高，由于抑制通路最初被阻断，会发生全身抽搐（通常是短暂的）。在更高的血浓度下，呼吸骤停将随之而来。有时，癫痫发作会在没有其他证据的情况下发生，通常更早出现体征和 CNS 毒性症状（Gitman 等，2019；Neal 等，2018）。

低氧、高碳酸血症和酸中毒可降低该药的惊厥阈值，在低血浓度时增加惊厥的风险。相反，过度换气和供氧将降低 $PaCO_2$ 水平，改善任何缺氧，并有助于提高发作阈值，缩短癫痫发作时间。

2. 心血管毒性

一般而言，产生心血管毒性所需的剂量要高于中枢神经毒性，而心血管毒性通常在中枢神经系统症状的先兆之前（Gitman 等，2019；Neal 等，2018）。然而，使用更强效的局麻药布比卡因和依多卡因时，危及生命的心律失常（可能对治疗具有耐药性）在没有中枢神经系统症状的情况下发生。心脏毒性可能与中枢神经系统机制有关。

局麻药可直接影响心脏肌肉和外周血管，毒性可导致心肌收缩力、电导率和节律性的改变。全身高浓度局麻药引起的心律失常通常包括室性异位，可发展为更恶性的心律失常，如室性心动过速、心尖扭转和室颤，但也可表现

为传导延迟、完全性心脏传导阻滞、窦性骤停或心搏骤停（Gitman 等，2019）。

布比卡因尤其能导致严重的心脏毒性，这通常是难以积极和适当的复苏，包括除颤。这类病例可能需要长期的复苏维持（有时需要暂时的体外循环）以避免死亡。对映体特异性长效局麻药，特别是罗哌卡因和左旋布比卡因，在这方面具有安全优势（Mather，2010）。

动物研究和健康志愿者使用替代毒性结果（如心电图变化）证明布比卡因具有更高的心脏毒性潜能（Schug 等，2020）。动物研究表明，与布哌卡因相比，使用大剂量局麻药后循环衰竭的复苏在使用对映体特异性药物后明显更成功。这些结果被历史上发表的患者意外中毒过量的病例报告所证实，这表明罗哌卡因和左布比卡因后复苏的结果和反应比布比卡因更好（Schug 等，2020）。然而，自从引入脂质乳剂作为抢救治疗以来，LAST 因心脏毒性而导致的致命性后果已变得罕见（见下文）（Gitman & Barrington，2018）。此外，随着超声引导的使用越来越多，LAST 的发生率已经降低，这很可能是由于意外血管内注射的风险降低（Barrington & Kluger，2013）。酸中毒、高碳酸血症和缺氧也会显著增强局麻药的心脏毒性。

（三）全身毒性的管理

LAST 治疗的主要目标是防止脑和心肌缺氧，因此氧合和通气是首要任务（Neal 等，2018）。气道管理可减少缺氧、高碳酸血症和酸中毒等增强 LAST 的因素。然而，脂质乳剂作为局部麻醉药（和其他亲脂毒素）的"水槽"的发现，彻底改变了 LAST 的治疗方法（Fettiplace & Weinberg，2018）。美国区域麻醉学会（ASRA）和英国及爱尔兰麻醉

师协会（AAGBI）目前的指南建议，在出现 LAST 症状的最初迹象时，应给予静脉脂乳剂治疗，但随后进行气道管理，包括通气（Neal 等，2018；AAGBI，2010）。如果患者体重超过 70kg，建议在 2～3min 内给予 100ml 的 20% 脂乳剂，如果患者体重低于 70kg，建议 1.5ml/kg。在达到循环稳定后，应继续输注脂乳剂至少 10min，最大推荐剂量为 12ml/kg。在所有复苏措施都失败的情况下，如果可行，应考虑体外循环。AAGBI 提供了有用的在线检查清单（https://www.asra.com/guidelines-articles/guidelines/guideline-item/guidelines/2020/11/01/checklist-for-treatment-of-local-anesthetic-systemic-toxicity）。

在癫痫发作的情况下，应由训练有素的工作人员静脉注射小剂量的抗惊厥药（最好是苯二氮䓬类药物）；需要避免过度用药的早期毒性迹象。如果面罩通气困难、患者处于呼吸暂停状态或需要保护气道，则可能需要对患者进行插管。

局麻药过量引起的恶性心律失常的治疗应遵循已建立的高级心脏生命支持指南，包括早期除颤和优先使用抗心律失常胺碘酮。但是，肾上腺素的剂量应该减少，因为它可能会增加心律失常的风险。

四、常用局麻药

局麻药是根据分子脂溶性和水溶性部分之间连接的性质进行分类的（Columb 等，2017）。

这两种类型的连接是酰胺和酯（表 5-4）。这两种类型的临床差异涉及其代谢机制和产生过敏反应的可能性。

（一）酰胺类

酰胺类局部麻醉药物在肝脏中代谢，其消除半衰期为 1.5～3.5h。尽管患者可能对某些局麻药溶液（亚硫酸盐、乳胶颗粒和苯甲酸盐）中所含的抗氧化剂和防腐剂过敏，但这些药物很少（如果有的话）会引起标准化测试证实的真正过敏反应（Lirk 等，2018）。这是在大多数国家已停止使用的多剂量小瓶的一个特殊问题。一些报告认为对这些药物"过敏"的患者可能由于肾上腺素的全身吸收、先前对酯类局部麻醉药的过敏反应或对注射有血管迷走神经反应而产生了影响（Lirk 等，2018）。

短效酰胺类药物（如利多卡因）和长效酰胺类药物（布比卡因、左旋布比卡因和罗哌卡因）之间的区别在临床上是有用的，最常用于更持久的阻滞和持续的镇痛技术。

表 5-4　局麻药分类

氨基化合物	酯　类
• 利多卡因	• 普鲁卡因
• 布比卡因	• 氯普鲁卡因
• 罗哌卡因	• 可卡因
• 左旋布比卡因	• 丁卡因
• 甲哌卡因	• 苯佐卡因
• 依替卡因	
• 丙胺卡因	
• 辛可卡因（地布卡因）	
• 阿替卡因	

1. 利多卡因

利多卡因是世界上使用最广泛的短效局麻药。通过在溶液中加入血管收缩药，可以减少吸收，从而延长作用时间，降低毒性风险。尽管常用于建立手术过程的区域和局部麻醉块，但不常用于急性疼痛的持续管理。造成这种情况的原因包括，与长效局麻药相比，在一定程度的感觉阻滞下，它们倾向于造成更大程度的运动阻滞，从而在一定浓度下提供更少的预期镇痛效果（Schug 等，2020）。此前有关快速过敏反应快速发展的担忧已被反驳，可能与任何局麻药无关（Kongsgaard & Werner，2016）。

利多卡因有多种剂型：软膏、果冻、外用液体（包括喷剂）和注射用配方。它也被用雾化器进行上呼吸道表面麻醉和静脉注射，并改善术后胃肠功能的恢复（van der Wal 等，2016）（见第 12 章）。

利多卡因和丙洛卡因的混合物（各占 2.5%）称为 EmlA™ 乳膏（局麻药共溶混合物），可作为皮肤局部麻醉药（Gajraj 等，1994）。在封闭敷料或贴片下使用，需要 30～60min 才能达到完全效果。它已被用于静脉插管或其他针的插入（特别是在儿童）和局部手术，如浅表皮肤手术和皮肤移植。

一些国家也可使用局部利多卡因贴片，并推荐作为局部神经性疼痛（如疱疹后神经痛）的一线治疗方法（Mick & Correa-Illanes，2012）。

2. 布比卡因

布比卡因作为长效局麻药的原型，通常用于手术室外的急性疼痛处理。许多不同的输液可提供持续硬膜外和区域镇痛。

最新的进展是脂质体布比卡因的配方，其目的是增加其作用的持续时间。它主要用于局部伤口浸润，但也越来越多地用于周围神经阻滞。虽然这种药物在急性疼痛的治疗中看起来很有前景，但目前的研究表明，与普通布比卡因相比，没有一致的益处（Kendall 等，2018）。

如前所述，布比卡因比其他局麻药对心脏的毒性更大，而且发生的任何心血管衰竭可能更难以治疗。此外，与其他局麻药的毒性发展相比，布比卡因可导致心脏毒性，而无中枢神经系统症状的先兆。

布比卡因是两种对映体 S-（-）和 R-（+）

的外消旋混合物。这些对映异构体有相同的结构公式，但原子的三维构型不同，导致两个互为镜像（Cizmarikova 等，2020）。这导致了不同的生物活性，布比卡因的 R-（+）- 对映体对心脏和中枢神经系统毒性更大。

针对这些发现，人们开发出了对映体特异性局麻药罗哌卡因和左旋布比卡因，它们对中枢神经系统和心脏的毒性较低（Mather，2010）。

3. 罗哌卡因

罗哌卡因是布比卡因的丙基类似物的 S-（-）- 对映体（George & Liu，2020）。据说，它与布比卡因的效力相当，在给予相同剂量时，具有相似的起效、持续时间和感觉阻滞程度，尽管在一些研究中，它似乎没有布比卡因那么有效。与布比卡因相比，另一个优势据说是更大的差别性阻滞（在相同程度的感觉阻滞中，较少的运动阻滞）；然而，在急性疼痛管理中，当低浓度布比卡因通常输注时，两种药物之间的运动阻滞程度的差异并不总是明显的。

4. 左旋布比卡因

左旋布比卡因是布比卡因的 S-（-）- 对映体（Heppolette 等，2020）。与外消旋布比卡因相比，它具有类似的麻醉特性，但与罗哌卡因一样，它具有较低的心脏毒性，因此具有类似的优势。

5. 甲哌卡因

甲哌卡因具有与利多卡因相似的麻醉特性，起效相对较快，作用时间适中。与利多卡因不同，甲哌卡因仅在大剂量时作为外用药物有效，不应用于该指征。

6. 丙胺卡因

丙胺卡因的临床表现与利多卡因相似，但是毒性最小的酰胺类局部麻醉药物。这使得它成为静脉区域麻醉（比尔氏阻滞）最合适的选择。

丙胺卡因代谢的第一步是形成邻甲苯胺。大剂量丙胺卡因的使用可能导致这种代谢物的积累，进而导致血红蛋白氧化为高铁血红蛋白的增加（Becker & Reed，2012）。如果高铁血红蛋白水平过高，患者可能出现发绀。这种代谢性毒性限制了丙胺卡因在贫血患者中的使用，并导致建议避免重复注射或输液，从而限制了其在急性疼痛治疗中的使用。

7. 辛可卡因（地布卡因）

辛可卡因（地布卡因）被广泛用于局部镇痛，如在乳膏和软膏中。注射制剂主要用于脊髓镇痛。

8. 依替卡因

依替卡因的作用时间与布比卡因一样长，并与心脏毒性有关的类似问题有关。它以其深刻的运动阻滞而闻名，因此不用于提供镇痛。

（二）酯

酯类局部麻醉药物在血浆中（在较小程度上在肝脏中）由假性胆碱酯酶代谢；因此，它们在循环中的半衰期比酰胺类局部麻醉药物短（Becker & Reed，2012；Mather & Tucker，2009）。这些药物被认为有更大的可能引起过敏反应，因为它们代谢成对氨基苯甲酸，这是一种半抗原；然而，这一点尚未得到证实（Lirk 等，2018）。它们在溶液中也比酰胺局麻药更不稳定。由于这些原因，它们不再被广泛使用，而更具历史意义。特别是它们在急性疼痛的治疗中

没有发挥作用，因此将只是简单地进行讨论。

1. 可卡因

除了局部麻醉作用外，可卡因还能引起中枢神经系统的全身刺激，并阻止肾上腺素能神经末梢对儿茶酚胺的再摄取，从而增强交感神经系统的刺激作用。由于其潜在的毒性，可卡因的使用仅限于局部给药，通常是在鼻黏膜，其局部血管收缩作用有助于减少术中出血。剂量应保持在建议的限度内，以避免发生不良反应的风险。

2. 氯普鲁卡因

由于其起效快、代谢快、作用时间短，氯普鲁卡因主要用于产科硬膜外镇痛或日间手术的区域麻醉技术（Tonder 等，2020）。意外的蛛网膜下腔注射可导致神经毒性，并伴有运动和感觉缺陷；其病因考虑是麻醉药溶液中的抗氧化剂亚硫酸氢钠。在最近的配方中，它已被乙二胺四乙酸（通常简称为 EDTA）所取代。

要点

1. 局麻药没有特定的镇痛作用，但阻断感觉、运动和自主神经纤维的所有神经传导。
2. 局麻药的主要作用机制是钠通道阻滞，这也解释了局麻药对心血管和中枢神经系统的不良反应。
3. 局麻药的全身毒性是罕见的，但它是使用这些化合物的严重并发症，治疗应遵循既定的指导方针，包括使用脂质乳剂。
4. 在最常用于镇痛的长效局麻药中，布比卡因比对异构体特异性药物罗哌卡因和布比卡因具有更高的心脏毒性。

参考文献

[1] AAGBI (2010) *AAGBI Safety Guideline: management of severe local anaesthetic toxicity.* http://www.aagbi.org/sites/default/files/la_toxicity_2010_0.pdf Accessed 11 September 2015.

[2] Barrington MJ & Kluger R (2013) Ultrasound guidance reduces the risk of local anesthetic systemic toxicity following peripheral nerve blockade. *Reg Anesth Pain Med* 38(4):289–97.

[3] Becker DE & Reed KL (2012) Local anesthetics: review of pharmacological considerations. *Anesth Prog* 59(2): 90–101.

[4] Brown DL & Fink R (2009) The history of regional anesthesia. In: *Neural Blockade in Clinical Anesthesia and Pain Medicine* 4th ed. Cousins MJ, Carr DB, Horlocker TT and Bridenbaugh PO (eds). Philadelphia, Wolters Kluwer, Lippincott, Williams and Wilkins. 1–23.

[5] Cizmarikova R, Cizmarik J, Valentova J et al (2020) Chiral aspects of local anesthetics. *Molecules* 25(12): 2738. PMID: 32545678; PMCID: PMC7355888. DOI: 10.3390/molecules25122738

[6] Columb MO, Cegielski D & Haley D (2017) Local anaesthetic agents. *Anaesth Intens Care Med* 18(3): 150–54.

[7] Fettiplace MR & Weinberg G (2018) The mechanisms underlying lipid resuscitation therapy. *Reg Anesth Pain Med* 43(2): 138–49.

[8] Forget P, Borovac JA, Thackeray EM et al (2019) Transient neurological symptoms (TNS) following spinal anaesthesia with lidocaine versus other local anaesthetics in adult surgical patients: a network meta-analysis. *Cochrane Database Syst Rev* 12: CD003006.

[9] Gajraj NM, Pennant JH & Watcha MF (1994) Eutectic mixture of local anesthetics (EMLA) cream. *Anesth Analg* 78(3): 574–83.

[10] George AM & Liu M (2020) Ropivacaine. In: *StatPearls* (ed). Treasure Island (FL), StatPearls Publishing.

[11] Gitman M & Barrington MJ (2018) Local anesthetic systemic toxicity: a review of recent case reports and registries. *Reg Anesth Pain Med* 43(2): 124–30.

[12] Gitman M, Fettiplace MR, Weinberg GL et al (2019) Local anesthetic systemic toxicity: a narrative literature review and clinical update on prevention, diagnosis, and management. *Plast Reconstr Surg* 144(3): 783–95.

[13] Graf BM, Zausig Y & Zink W (2005) Current status and clinical relevance of studies of minimum local-anaesthetic concentration (MLAC). *Curr Opin Anaesthesiol* 18(3):241–45.

[14] Gulihar A, Robati S, Twaij H et al (2015) Articular cartilage and local anaesthetic: a systematic review of the current literature. *J Orthop* 12(Suppl 2): S200–S210.

[15] Heppolette CAA, Brunnen D, Bampoe S et al (2020) Clinical pharmacokinetics and pharmacodynamics of levobupivacaine. *Clin Pharmacokinet* 59(6): 715–45.

[16] Jayaram P, Kennedy DJ, Yeh P et al (2019) Chondrotoxic effects of local anesthetics on human knee articular cartilage: a systematic review. *PM R* 11(4): 379–400.

[17] Kendall MC, Castro Alves LJ & De Oliveira G Jr. (2018) Liposome bupivacaine compared to plain local anesthetics to reduce postsurgical pain: an updated meta-analysis of randomized controlled trials. *Pain Res Treat* 2018: 5710169.

[18] Kongsgaard UE & Werner MU (2016) Tachyphylaxis to local anaesthetics. What is the clinical evidence? A systematic review. *Acta Anaesthesiol Scand* 60(1): 6–14.

[19] Lirk P, Hollmann MW & Strichartz G (2018) The science of local anesthesia: basic research, clinical application, and future directions. *Anesth Analg* 126(4): 1381–92.

[20] Mather LE (2010) The acute toxicity of local anesthetics. *Expert Opin Drug Metab Toxicol* 6(11): 1313–32.

[21] Mather LE & Tucker GT (2009) Properties, absorption and disposition of local anesthetic agents. In: *Neural Blockade in Clinical Anesthesia and Pain Medicine* 4th ed.

[22] Cousins MJ, Carr DB, Horlocker TT and Bridenbaugh PO (eds). Philadelphia, Wolters Kluwer, Lippincott, Williams and Wilkins. 48–95.

[23] Matsen FA, 3rd & Papadonikolakis A (2013) Published evidence demonstrating the causation of glenohumeral chondrolysis by postoperative infusion of local anesthetic via a pain pump. *J Bone Joint Surg Am* 95(12): 1126–34.

[24] Mick G & Correa-Illanes G (2012) Topical pain management with the 5% lidocaine medicated plaster--a review. *Curr Med Res Opin* 28(6): 937–51.

[25] Neal JM, Barrington MJ, Fettiplace MR et al (2018) The Third American Society of Regional Anesthesia and Pain Medicine Practice Advisory on Local Anesthetic Systemic Toxicity: Executive Summary 2017. *Reg Anesth Pain Med* 43(2): 113–23.

[26] Pollock JE (2003). Neurotoxicity of intrathecal local anaesthetics and transient neurological symptoms. *Best Pract Res Clin Anaesthesiol* 17(3): 471–84.

[27] Salinas FV & Auyong DB (2011) Local anesthetics. In: *Anesthetic Pharmacology* 2nd ed. Evers AS, Maze M and Kharasch E (eds). New York, Cambridge University Press. 574–88.

[28] Schug SA, Palmer GM, Scott DA et al (2020) *Acute Pain Management Scientific Evidence*. Melbourne, Australian and New Zealand College of Anaesthetists and Faculty of Pain Medicine. https://www.anzca.edu.au/safety-advocacy/advocacy/collegepublications Accessed December 2020.

[29] Tonder S, Togioka BM, Maani CV (2020) Chloroprocaine. In: *StatPearls* Treasure Island (FL), StatPearls Publishing. PMID: 30422496.

[30] van der Wal SE, van den Heuvel SA, Radema SA et al (2016) The in vitro mechanisms and in vivo efficacy of intravenous lidocaine on the neuroinflammatory response in acute and chronic pain. *Eur J Pain* 20(5): 655–74.

[31] Verlinde M, Hollmann MW, Stevens MF et al (2016) Local anesthetic-induced neurotoxicity. *Int J Mol Sci* 17(3): 339.

[32] Zink W & Graf BM (2004) Local anesthetic myotoxicity. *Reg Anesth Pain Med* 29(4):333–40.

第 6 章　非阿片类和辅助镇痛药
Nonopioid and Adjuvant Analgesic Agents

除了阿片类药物和局部麻醉药，其他药物在急性疼痛的治疗中也扮演着重要的角色。虽然它们可单独用于缓解轻度或中度疼痛，但更常与阿片类药物联合使用，作为多模式或平衡镇痛的重要组成部分（Gritsenko 等，2014）。将有不同机制或作用部位的药物组合使用，旨在改善急性疼痛缓解，并且通常可以节约阿片类药物的使用，从而减少阿片类药物相关不良反应的发生率和降低其严重程度。这可能会加快康复，减少恶心和呕吐的发生，促进口服药物的早期使用，更快地恢复肠功能，以及更有效的功能康复。此外，这类药物在急性神经病理性疼痛、阿片类药物耐受患者的急性疼痛以及操作性疼痛中起着重要作用，并且可能提高运动时疼痛的缓解效果。

本章将介绍传统的非阿片类镇痛药，即对乙酰氨基酚和非甾体抗炎药（NSAID）、吸入剂笑气和甲氧氟烷，以及一大类被称为辅助镇痛药或联合镇痛药的药物。这些药物通常是为其他适应证（如抗抑郁药、抗癫痫药、麻醉药物）而开发的，但在镇痛管理中非常有用，包括神经病理性疼痛和中枢敏化（见第 12 章）。

本章的信息与非阿片类药物和辅助药物的全身应用有关。但是有些药物也与用于神经轴和其他局部镇痛的药物联合使用（见第 9 章和第 10 章）。

一、对乙酰氨基酚

对乙酰氨基酚的研制始于发现乙酰苯胺具有降温作用，这促使拜耳公司着眼开发苯乙酸酯。1893 年，冯·梅林（von Mehring）首次在临床上使用其活性代谢物对乙酰氨基酚。

尽管有时将对乙酰氨基酚归类为非甾体抗炎药，但这是不准确的，因为它的抗炎活性较为局限。它主要作为一种解热镇痛药物。

（一）作用机制

尽管对乙酰氨基酚被广泛使用并历史悠久，但其镇痛效应的作用机制仍不确定（Graham 等，2013）。

目前，有多种理论解释其作用机制。其对周围环氧化酶的抑制作用很弱，对 COX-2 有一定的选择性，这很可能不是其效应的相关组成部分。然而，它还在独立于 COX-2 活性的前列腺素合成中显示了中枢作用。

此外，对乙酰氨基酚与内源性大麻素系统和 TRPV$_1$ 受体有相互作用，以及对中枢 5- 羟色胺（5-HT）通路有影响，这是镇痛控制的下降抑制系统的组成部分（Graham 等，2013）。还存在争议的是其在抑制一氧化氮合酶方面的潜在作用，并对 N- 甲基 -D- 天门冬氨酸（NMDA）受体产生影响。目前还没有证实这些假设，对乙酰氨基酚镇痛作用的明确机制仍然未知。其退热作用可能是由于其对下丘脑的前列腺素合成的抑制作用导致的。

（二）临床疗效与使用

对乙酰氨基酚应被视为轻度到中度疼痛的一线镇痛药，并作为治疗中度和重度疼痛的多模式镇痛的组成部分。

临床上，其镇痛疗效与低剂量萘普生（200mg）相当，但在治疗剂量下，其疗效低于非甾体抗炎药（Graham 等，2013）。它已成为全球范围内缓解疼痛的一线选择，适用于各种适应证和各种患者及患者年龄，它之所以广泛使用是由于其对于许多疼痛情况的有效性、较高的耐受性（即使对于其他非阿片类药物禁忌的患者）及发生严重不良反应的风险。

对乙酰氨基酚通常以口服或直肠途径给药。口服后，生物利用度高，1h 内可达到血浆峰值浓度。当使用直肠给药时，血浆峰值浓度和生物利用度的可靠性要低得多（Schug 等，2020）。

通过引入静脉制剂，许多国家现在可以更容易地使用对乙酰氨基酚。与口服和尤其是直肠途径相比，静脉给药可使中枢神经系统（CNS）浓度更高，镇痛起效更快。与术后静脉给予对乙酰氨基酚相比，术前使用可以降低术后恶心和呕吐的发生率，并改善术后镇痛作用（Doleman 等，2015）。

对乙酰氨基酚与非甾体抗炎药的联合使用具有协同作用，这种联合治疗的镇痛效果比任意一种药物单独使用要更好（Martinez 等，2017）。这种疗法还适用于与吗啡、氧化罂粟、羟考酮以及曲马多等各种阿片类药物的联合治疗（Schug 等，2020）。将对乙酰氨基酚添加到阿片类治疗方案中可"节约阿片类药物"，但在镇痛（Martinez 等，2017）或阿片类药物相关不良反应发生率方面的额外获益有限，除了关节置换手术外，在该手术中也改善了镇痛作用（Yang 等，2017）。关于合理的治疗剂量的仍在讨论进行中。虽然建议成年人的剂量上限为每天 4g，但较高的剂量可能在急性疼痛时更有效（Schug 等，2020）。至少在短期内，如果

没有禁忌证，大多数正常体重的成年人可能会从每 4 小时 1g 的治疗中受益，最大剂量为每天 6g。对乙酰氨基酚的长期使用应在每天最多给予 4 次、每次 1g 的剂量下继续。

（三）不良反应

许多人对对乙酰氨基酚的应用有误解，大多都源于其严重甚至致命的肝损伤的报道，然而，这些情况通常是有意或无意的过量服用所致。实际上，只要按照建议的治疗剂量服用，对乙酰氨基酚对大多数患者非常耐受，不良反应最小，肝毒性极为罕见（Graham 等，2013）。

过量摄入后引起肝毒性是由对乙酰氨基酚的代谢产物 -N-乙酰-p-苯醌亚胺（NAPQI）引起的，它是一种高度反应性的自由基，会导致肝细胞坏死。对乙酰氨基酚摄入后产生的少量 NAPQI 通常与谷胱甘肽结合，形成无害化合物，而后经肾脏排泄。然而，过量摄入对乙酰氨基酚可能会耗尽肝脏的谷胱甘肽储备，此时 NAPQI 可能会引起与剂量相关的肝损伤。有人提出，谷胱甘肽水平低的患者（例如，与饥饿、营养不良、HIV、慢性肝病和定期高酒精摄入有关）或肝功能受损的患者可能更容易发生对乙酰氨基酚相关肝毒性。然而，只要使用对乙酰氨基酚的建议剂量（Caparrotta 等，2018），这些因素似乎都不会增加患者的风险。只有过量服用对乙酰氨基酚才可能导致肝损伤的风险增加和加重。

尽管对乙酰氨基酚具有明显的 COX-2 抑制作用，但历史上与苯乙酸有关的肾毒性很少发生（Graham 等，2013）。建议可以在肾功能损害患者中使用。对乙酰氨基酚很少出现过敏反应，也可以在阿司匹林加重的呼吸道疾病（AERD）患者中使用。与非甾体抗炎药物

相比，对乙酰氨基酚几乎不会引起胃肠毒性，对血小板功能没有明显影响，尽管它可以增强华法林的作用（Graham 等，2013）。如果应用于极为罕见的葡萄糖 –6- 磷酸脱氢酶（G6PD）缺乏症患者，则可能导致溶血。

二、非选择性非甾体抗炎药

柳树和其他植物的树皮几世纪以来已知具有镇痛和抗炎功效。柳树皮的活性成分是水杨苷，该物质于 19 世纪被首次报道（Wick，2012）。后来，化学家霍夫曼（Hoffmann）试图提高水杨酸的胃耐受性，并成功地合成了乙酰水杨酸，即著名的阿司匹林。阿司匹林成为非甾体抗炎药（NSAID）原型，并促进了全球范围内许多其他不同类型的 NSAID 的发展。

对环氧合酶的两个同工酶 COX-1 和 COX-2 的发现，促进了一系列 COX-2 选择性抑制药（Coxibs）的快速开发。这些抑制药因不良反应风险低而备受市场青睐，通常不良反应低于非选择性 NSAID（nsNSAID），详见下文（Botting，2006）。由于不良反应的差异，单独比较 nsNSAID 和 Coxibs 非常有用。

（一）作用机制

nsNSAID 表现出一系列镇痛、抗炎、抗血小板和解热作用，尽管这些作用的程度可能因不同药物而异。1971 年，范恩（Vane）因此发现而获得诺贝尔奖，并确定了阿司匹林的作用机制，即抑制负责前列腺素合成的酶（Vane，1971）。此酶后来被称为环氧合酶（Vane & Botting，1998），它将花生四烯酸代谢为前列腺素、前列环素和血栓素 A_2 等类脂质素。这种作用机制也解释了 nsNSAID 的广泛不良反应，因为这些类脂质素在肠黏膜和肾脏中具有保护性稳态功能，并与血小板功能有关。

抗炎作用与减少作为炎症介质的前列腺素如 PGE_2 和前列环素等有关。镇痛作用是外周前列腺素合成减少的结果，导致伤害感受器的敏感性降低。此外，中枢神经系统的环氧合酶抑制药减少了脊髓和大脑中前列腺素的形成，从而减少中枢敏化。解热作用是由于下丘脑中前列腺素浓度降低的结果产生的。

（二）临床疗效与使用

非甾体抗炎药（NSAID）是治疗轻度到中度疼痛的主要药物之一（Moore 等，2015a）。与所谓的弱型阿片类药物（如可待因、曲马多和右丙氧酚）相比，NSAID 的镇痛效果更佳，且使用它们可以显著减少不良反应。

然而，在大多数患者中，它们作为大手术或损伤后的唯一药物，需要与其他药物（如阿片类药物）结合使用，作为多模式镇痛的重要组成部分。当与阿片类药物结合使用时，NSAID 可以带来更好的疼痛控制，显著降低阿片类药物的需求（即它们具有"节约阿片类药物"的作用），并减少阿片类药物的不良反应发生率（如恶心和呕吐）（Martinez 等，2017）。

NSAID 的镇痛效果存在"拐点效应"，即剂量进一步增加并不会导致额外的镇痛效果增加，但可能会导致不良反应增加。在各自的最大有效剂量下，不同 NSAID 的镇痛效力似乎差异不大，但它们的抗炎活性和不良反应发生率可能有所不同（Moore 等，2015a）。虽然不推荐同时使用两种 NSAID，但使用对乙酰氨基酚与 NSAID 的组合可以改善止痛效果（Martinez 等，2017）。

大多数 NSAID 是口服或直肠给药。口服给药后，它们会在胃和肠道中被迅速吸收，约 2h 内达到峰值血浆浓度。部分 NSAID（如酮妥珂酸、替诺考昔、双氯芬酸和布洛芬）也可以通过注射途径使用。除了在治疗急性肾结石方面口服给药途径不适用之外，其他给药途径在镇痛效果或不良反应方面似乎没有显著优势的证据。然而胃肠外给药可适用于不能口服的患者不能口服药物的患者。

NSAID 通常在肝脏代谢，其代谢产物则由肾脏排出。老年患者和患有肾功能受损的患者的药物代谢速度会降低。大多数 NSAID 的半衰期为 2～3h，但吡洛昔康和替诺考昔等某些 NSAID 的半衰期则要长得多（50～60h）。这些半衰期较长的 NSAID 似乎与更高的不良反应风险相关。

（三）不良反应

非选择性 NSAID（nsNSAID）可能会产生多种不良反应，因此在决定使用这些药物时应该考虑其潜在风险与可能的益处。本节的评论讨论了常用的 nsNSAID，它们同时显示 COX-1 和 COX-2 抑制作用，尽管不同药物对各同工酶的抑制程度可能存在差异。在老年患者中，这些不良反应的风险和严重程度可能会增加。

1. 对胃肠道的影响

由于非选择性 NSAID 抑制 COX-1 导致前列腺素水平降低，可能会引起胃肠道黏膜的侵蚀，尤其是胃和小肠、结肠憩室出血（Shin 等，2017）。这是由于减少前列腺素介导的黏液产生、黏膜血流维持和抑制胃酸分泌的保护功能所致。因此，与一般认知不同，这种侵蚀不是一个局部问题，即使通过肠道给药或直肠给药也无法避免。一定程度的胃溃疡预防是可能的，但小肠溃疡并没有得到有效的预防（Yuan 等，2016）。类似前列腺素的物质（如米索前列醇）和质子泵抑制药（如奥美拉唑）

比 H$_2$ 受体拮抗药（如西米替丁、雷尼替丁）更有效。

胃刺激、消化不良和溃疡（约 50% 的患者中在出血或穿孔发生前可能是无症状的）可能随时发生。虽然长期治疗增加了胃肠道不良反应的风险，但在围术期短期治疗中也存在形成溃疡的显著风险（Schug 等，2020）。其他风险因素包括年龄增长、饮酒、消化性溃疡病和（或）胃出血病史、高剂量以及同时使用抗凝药（包括用于防血栓的肝素）、类固醇或选择性 5- 羟色胺再摄取抑制药（SSRI）抗抑郁药。在非选择性 NSAID 中，布洛芬和双氯芬酸似乎胃肠道不良反应发生率最低，而吡洛昔康和氯托雅则发生率最高（Lanas 等，2003）。

其他胃肠道并发症包括食管炎和弥漫性肠道炎症，称为非甾体抗炎药肠病和结肠炎（Shin 等，2017）。

2. 对肾脏的影响

与非选择性非甾体抗炎药（nsNSAID）使用相关的肾毒性是由于 COX-1 和 COX-2 抑制作用。因为这两种酶都能产生使血管扩张的前列腺素，以维持肾脏血液流量和肾小球滤过率（McDowell & Clements，2014）。因此，需要前列腺素维持肾灌注的患者，nsNSAID 使用会对肾脏产生有害影响。这包括那些有效循环血容量降低的患者（如由于低血容量、脱水、低血压、败血症或过度使用利尿药所致）或患有充血性心力衰竭或肝硬化的患者（Schug 等，2020）。已有报道称，即使在健康的年轻患者中，当存在低血容量等危险因素时，非甾体抗炎药可能引起急性术后肾功能衰竭。

由于许多因素可能会对肾脏血流产生不良影响，因此推迟 nsNSAID 的使用直至患者在术后期间恢复到正常血容量和正常血压是明智的选择。

预先存在的肾功能损害将增加 nsNSAID 导致肾脏并发症风险，同时与某些其他药物的同时使用也会导致风险增加，这些药物包括血管紧张素转换酶（ACE）抑制药、保钾利尿药、氨基糖苷类抗生素（如庆大霉素）、甲氨蝶呤和环孢素。

对肾毒性的担忧不应导致在围术期完全避免 NSAID 的使用。在围术期内，成年人如果术前肾功能正常，使用这些药物只会表现为一过性肌酐清除率降低（Bell & Kalso，2018）。然而，任何相关的血浆尿素或肌酐水平的增加或尿量减少都应停止使用。

长期使用 NSAID 也可能引起钠、钾和水的潴留，这可能导致某些患者出现水肿，并降低降压治疗的有效性。间质性肾炎和肾病综合征也已报告。

3. 对血小板功能的影响

血小板聚集需要 COX-1 产生血栓素 A_2 的存在。因此，非选择性非甾体抗炎药（nsNSAID）抑制 COX-1 会导致出血时间延长（Schug 等，2020）。这会增加某些围术期失血的风险，并可能增加扁桃体切除术后出血并需再次手术的风险，尽管证据存在冲突。

阿司匹林是唯一一个不可逆地抑制 COX-1 的 nsNSAID，因此可以有效延长血小板的寿命（4～8 天）和出血时间。恢复仅取决于产生新血小板。这就是为什么低剂量阿司匹林用于心肌梗死和脑卒中的二级预防的原因。所有其他 nsNSAID 可逆地抑制血小板 COX-1，它们的抗血小板作用受药物持续时间的限制。

4. 对呼吸道的影响

AERD 指的是在某些哮喘患者中，使用阿司匹林和其他非选择性非甾体抗炎药后会发生支气管痉挛（Schug 等，2020）。高达 10%～15% 的成年患者出现 AERD，因此在哮喘患者中应该谨慎使用这些药物。值得注意的是，需询问哮喘患者是否曾经使用过非选择性非甾体抗炎药，因为许多人使用过并未使症状加重。

5. 其他影响

使用非选择性非甾体抗炎药后，有报告称出现头痛、焦虑、抑郁、混乱、头晕、嗜睡、高血压和心力衰竭，还有多种皮肤反应和血液失调。长期使用非选择性非甾体抗炎药也会导致心脏并发症（参见本章"对心血管的影响"部分）。

肝功能异常可能出现异常（最常见的是双氯芬酸），但通常是暂时的，真正的肝毒性极为罕见（Sriuttha 等，2018）。一种称为 Reye 综合征的特定肝毒性形式与儿童在出现病毒性感染（如上呼吸道感染或水痘）期间服用阿司匹林有关联。尽管病因仍不明确，这些儿童可能会发生肝衰竭、脑部炎症和水肿，后果可能是致命的。

因此，美国食品药品管理局（FDA）和澳大利亚药品管理局建议，在 12 岁以下的儿童和青少年中应避免使用阿司匹林。

实验性证据表明，非甾体抗炎药通过抑制前列腺素合成，损害成骨细胞的活性。然而，并没有证据表明短期使用非甾体抗炎药会对骨折愈合产生任何临床相关的影响（Wheatley 等，2019）。

存在低水平的证据表明，非选择性非甾体抗炎药（与昔布类药物相比）会增加结直肠手术吻合口瘘的风险（Huang 等，2018）。

非甾体抗炎药也可能影响依赖肾脏排泄的其他药物的作用，如氨基糖苷类抗生素（如庆大霉素）和地高辛。

（四）注意事项和禁忌

英国皇家麻醉师学院发布的一份基于证据的报告考虑了术后期间使用非甾体抗炎药，并建议采取某些预防措施和禁忌证（Royal College of Anaesthetists，1998）。这些内容在表6-1中进行了总结。

三、COX-2 选择性抑制药

在发现了环氧合酶的两种同工酶 COX-1 和 COX-2 后，很快就出现了一类新型的镇痛和抗炎药物——所谓的选择性 COX-2 抑制药或 Coxibs（Conaghan，2012）。COX-2 存在于炎症细胞、炎症和组织损伤部位、关节滑液、内皮和中枢神经系统中，因此可以避免经典非选择性非甾体抗炎药相关不良反应。

（一）作用机制

COX-1 同工酶是一种常在胃肠道、肾脏和血小板中表达的环氧合酶同工酶，它维持着胃黏膜细胞的保护、肾脏的钠和水平衡以及正常的血小板聚集。COX-2 同工酶最初被认为是一种只能被白细胞介素等炎症细胞因子诱导的酶。然而，它也是存在于脑、肾、卵巢、子宫和内皮组织中的一种基础酶（Simmons 等，2004）。

而且，在 COX-2 同工酶的一侧发现了一个亲水基，这使人们可以开发更大的分子，其中包含适合 COX-2 及其侧基的侧链，但不适合更窄的 COX-1 同工酶。

（二）临床疗效与使用

在发现了两种环氧合酶同工酶后不久，罗非昔布和塞来昔布被研制出来并被应用于患有骨关节炎和类风湿关节炎的患者。随后，其他 COX-2 选择性抑制药，如伐地昔布及其

表 6-1 非甾体抗炎药（NSAID）在急性疼痛处理中可能出现的注意事项和禁忌证*

- 在以下临床情况下应避免使用 NSAID
  - 既往肾功能受损（血浆肌酐水平升高）
  - 高钾血症
  - 脱水、低血容量或低血压（任何原因引起）
  - 心衰
  - 严重肝功能障碍
  - 高血压未控制
  - 阿司匹林诱发的呼吸道疾病（阿司匹林诱发的哮喘）
  - 胃肠道出血或溃疡病史
  - 已知对阿司匹林或其他 NSAID 过敏

- 在以下临床情况下应谨慎使用 NSAID
  - 肝功能受损、糖尿病、出血或凝血障碍、血管性疾病
  - 有术中出血高风险的手术（如心脏、大血管和肝胆胰手术）
  - 有切勿出血的手术（如眼科手术、神经外科和整容手术）
  - 其他类型的哮喘
  - 同时使用其他药物，如 ACE 抑制药、保钾利尿药、抗凝血药、甲氨蝶呤、环孢素及庆大霉素等抗生素
  - 16 岁以下儿童
  - 孕妇和哺乳期妇女
  - 高龄者（即使肌酐水平正常，65 岁以上的患者肾功能受损的可能性较大）

*. 许多围术期因素可能对肾脏血流产生不利影响，因此最好将 NSAID 的使用延迟到术后期，并等待患者处于正常容量和正常血压状态。如果患者已经接受 NSAID 治疗，应在血尿素或肌酐水平升高或尿量过低时停止使用。

改编自 the Royal College of Anaesthetists. 1998. Guidelines for the Use of Nonsteroidal Antiinflammatory Drugs in the Perioperative Period. London：Royal College of Anaesthetists.

静脉给药前体帕瑞昔布，以及依托昔布和氯美昔布等也得到了研制和应用（Conaghan，2012）。

据 Moore 等（2015a）的研究，COX-2 选择性抑制药对于治疗关节疼痛和中等到严重的术后疼痛的效果与 NSAID 相当。当与阿片类

联合使用时作为多模式镇痛治疗的一部分，可以改善镇痛效果并减少阿片类药物的使用，但可能不会减少阿片类相关的不良反应的发生率（Maund 等，2011）。术前使用 COX-2 选择性抑制药可以增加其功效并改善疼痛控制、减少阿片类的使用，同时减少术后恶心和呕吐（Khan 等，2016）。

帕瑞昔布是唯一用于注射的 COX-2 选择性抑制药，特别适用于急性疼痛管理，因为它可以作为静脉或肌内注射使用。它提供快速有效的镇痛作用，在 10~15min 内起效，持续12~24h。短期使用时其不良反应与安慰剂无异（Schug 等，2017）。

（三）不良反应

在急性疼痛治疗中，与非选择性 NSAID相比，COX-2 选择性抑制药在不良反应方面具有显著优势（Schug 等，2020）。

表 6-2 提供了短期使用非选择性 NSAID和 COX-2 选择性抑制药所关联的不良反应的比较。

1. 对胃肠道、血小板功能、呼吸和肾脏的影响

虽然短期使用某些非选择性非甾体抗炎药（如萘普生和酮咯酸）会导致胃肠溃疡的高发生率，但相较于安慰剂，使用帕瑞昔布不会增

加相关的风险。COX-2 抑制药不会影响血小板功能，因此不会增加术后出血的风险。在患有AERD 的患者中也不会诱发支气管痉挛。尽管一项大规模的流行病学研究表明，与非选择性非甾体抗炎药相比，COX-2 抑制药可能肾毒性风险较小。虽然认为它们对肾功能的不良影响与非选择性非甾体抗炎药相似，但应采取同样的预防措施（Lafrance 和 Miller，2009）。另外，在一项大型随机对照试验中，塞来昔布与布洛芬的肾毒性风险差异得到了证实（Nissen 等，2016）。

2. 对心血管的影响

2004 年 9 月，由于长期使用导致相关的血栓栓塞性并发症（即心肌梗死、脑卒中）发病率升高的报告，罗非昔布被撤下市场。这一事件引发了有关选择性 COX-2 抑制药潜在"亚类效应"的争论（Conaghan，2012）。这种假设基于选择性抑制 COX-2 同工酶会导致内皮素前列环素产生不平衡和血小板缺乏血栓素A_2 的形成，进而导致血栓形成。然而，现在明显增加的血栓栓塞性并发症是所有 NSAID的亚类效应，而非仅限于选择性 COX-2 抑制药，并且其相关性可能被高估了。不同的药物具有不同的风险特征，与其 COX-2 选择性无关。例如，萘普生和塞来昔布似乎是心血管事

表 6-2　非选择性非甾体抗炎药和选择性 COX-2 抑制药短期使用潜在不良反应的比较

不良反应	非甾体抗炎药	选择性 COX-2 抑制药
上消化道	++	−
下消化道	+	−
出血	+	−
对阿司匹林敏感的哮喘	+	−
肾毒性	+	±

+. 与安慰剂相比增加；−. 与安慰剂相同

件风险最低的（以前是罗非昔布最高）（Moore，2020；Nissen 等，2016）。

任何 NSAID 的短期使用（如围术期）在非心脏手术后不会增加严重心血管不良事件的风险（Schug 等，2020）。然而，在冠脉搭桥手术后使用任何 NSAID 已被证明会增加心血管和脑血管事件的发生率，因此在这类手术后禁止使用。这个风险很可能是由于在心肺转流过程中使用的辊式泵在血小板上产生的剪切应力引起的。

非阿片类镇痛药的要点

1. 对于轻度到中度急性疼痛，在使用推荐剂量时，可选用对乙酰氨基酚作为有效药物，其不良反应较小。
2. 非选择性非甾体抗炎药和选择性 COX-2 抑制剂是急性疼痛的非阿片类镇痛剂，具有相似的疗效。
3. 对乙酰氨基酚和非甾体抗炎药是多模式镇痛的有用组分。
4. 建议联合使用对乙酰氨基酚和非甾体抗炎药，以达到更好的镇痛效果。
5. 虽然所有非甾体抗炎药在高危患者身上（如低血容量、现有肾脏疾病、使用其他肾脏毒性药物等）可能导致肾功能受损，但在适当的选择患者（无风险因素）中使用时，罕见导致围术期肾衰竭。
6. COX-2 抑制药相比非选择性 NSAID 的不良反应风险较低。
7. 在非心脏手术后，短期使用选择性 COX-2 抑制药治疗术后疼痛不会增加心血管并发症的风险。所有非甾体抗炎药在心脏手术后均不应使用。

四、NMDA 受体拮抗药

手术或创伤会导致组织损伤和炎症反应，进而使伤害性刺激沿外周感觉神经传递到脊髓。中枢神经系统会通过神经可塑性的适应过程对来自外围的持续输入做出反应，从而导致脊髓超兴奋性的发展，称为中枢敏化（Woolf，2011）。中枢敏化的特点是灵敏度增加和过度反应（痛觉过敏），灵敏度的增加也可能扩展到通常不被视为疼痛的刺激（如触摸），导致触痛性。因此，中枢敏化导致了感知的疼痛的性质、强度和持续时间的变化，并可以进一步增强通过脊髓下降性抑制传递的减少。

中枢敏化的潜在现象有点类似于记忆的产生，在兴奋过程中，风琴现象会出现，即脊髓神经元对重复刺激显示逐渐增强的反应。随后涉及的过程包括长期增强、招募导致这些神经元的接收场扩大、释放后持续时间的延长和自发神经活动的增加。增强性的提高主要是由于兴奋性氨基酸（EAA）的释放增加的效果，特别是谷氨酸的作用，并通过谷氨酸激活脊髓背角神经元中的 NMDA 受体介导。

这些变化发生在急性损伤后的所有患者身上，因此中枢敏化对创伤或手术后的疼痛体验产生了重要贡献。在大多数患者中，中枢敏化随着伤口愈合和急性疼痛消失而减少。然而，在某些患者中，中枢敏化持续存在，可能导致持续的疼痛状态（见第 13 章）。注意到，耐受阿片类药物和阿片类药物诱导的痛觉过敏发展机制与中枢敏化相似（见第 4 章）。

这些过程说明了 EAA 及其结合位点 NMDA 受体在感觉性和神经性疼痛中的关键作用。不论减少 EAA 释放（如加巴喷丁和盐酸普拉克索；见本章"抗惊厥药物"部分）还是在它们的受体上作为拮抗药，都可以降低风琴现象和中枢敏化的发生风险，并在敏化发生后下调超兴奋性（Kreutzwiser & Tawfic，2019）。因此，NMDA 受体拮抗药的作用最好描述为"抗触痛""抗痛觉过敏""耐受性保护"，而不是简单地作为镇痛药物。

NMDA 受体拮抗药，主要是氯胺酮，已在急性和慢性疼痛状态的管理中得到广泛使用。

（一）氯胺酮

氯胺酮是临床上应用最广泛的 NMDA 受体拮抗药之一。最初该化合物被开发作为一种解离性镇静药。

氯胺酮通常以 R-（−）- 和 S-（+）- 异构体的混合物形式供应。在一些国家，只有 S-（+）- 异构体作为对映体专用产品，因为其镇痛作用更强（两倍），持续时间更短，并且据称产生的不良反应更少。尽管氯胺酮作用于许多受体，包括 NMDA 和阿片类受体，但与 NMDA 受体以外的受体的相互作用在临床意义上较为有限（Mion & Villevieille，2013）。

氯胺酮的终端半衰期为 2～3h，由肝脏代谢，其代谢产物由肾脏排泄。主要代谢物去甲氯胺酮也是一种 NMDA 受体拮抗药，并有助于其镇痛作用，但效力比氯胺酮本身要低。

1. 临床疗效与使用

氯胺酮被广泛应用于院外环境，一些低收入和中等收入国家中提供的麻醉和镇痛及疼痛管理，使用的剂量取决于药物的适应证。

虽然氯胺酮是唯一一种不会对通气或气道产生明显影响的麻醉药，但使用麻醉剂量需要适当的培训和熟悉药物及其不良反应。

在急性疼痛管理中，通常使用较低剂量的氯胺酮作为其他镇痛干预的辅助治疗以改善疼痛缓解质量，减少阿片类药物的剂量，并降低阿片类药物相关的不良反应，如恶心和呕吐（Brinck 等，2018）。

氯胺酮特别适用于治疗对阿片类药物反应不良的疼痛，包括阿片类耐受的患者的疼痛、急性神经病理性疼痛和缺血性疼痛（Schug 等，2020）。氯胺酮还具有预防作用，并可以限制从急性疼痛到持续性疼痛的转化（Chaparro 等，2013），见第 12 章。

氯胺酮常常通过静脉注射给药，也有一些较少的皮下途径使用。非经口途径的使用，比如鼻内、经黏膜和经皮，越来越受到关注，并且已经证明非常有效。在亚麻醉（镇痛）剂量甚至低于镇痛剂量下使用氯胺酮可以通过抑制中枢敏化作用来提高镇痛效果。平均成人每天输注速率低至 100～200mg/d（以 4～8mg/h 的运行）的情况已被描述。对于一些中心，根据患者的体重进行剂量更改，并使用 0.1mg/（kg·h）（平均成人 7mg/h）的初始输注速率。输注速率的调整应该根据效果和不良反应进行。在老年患者中，启始剂量可能应更低（如 50mg/d 或 2mg/h），并根据需要增加。在输注开始之前，应该给小负荷剂量（如在平均成人每次递增 5mg 的情况下，总共达到 15～25mg）。在老年患者中，使用较低的剂量会很有帮助。

在这个剂量范围内，单次推注剂量也可以用于治疗对大剂量阿片类药物反应不佳的疼痛，即使不需要输注也可以。

在一些中心，氯胺酮被添加到患者自控镇痛（PCA）中使用的阿片类药物中，以便患者每次需求都能同时获得阿片类药物和氯胺酮。然而，阿片类药物需求的个体差异很大，这意味着患者可能会获得不同的氯胺酮剂量。这可能导致一些患者感觉治疗不足，而其他患者则面临不良反应增加的风险。因此，建议单独输注氯胺酮。

最后，在更高剂量（但仍处于亚麻醉剂量）下，氯胺酮广泛用于急诊疼痛的治疗，在医院之外（如灾难场景中），运输和转移时也有应用（Jennings 等，2011）。它还用于手术过程中的疼痛缓解，包括换药（如在烧伤、整容手术或静脉溃疡中）和骨折复位等。在这些情况下，剂量可以用 10～20mg 滴定（或老年患者可以用更少的剂量）进行调整。对于可能发生幻觉反应的患者，可能需要苯二氮䓬类药物（如咪达唑仑）。作为替代方案，使用 10mg 氯胺酮加 0.5mg 咪达唑仑作为 5min 锁定 PCA 泵的方案已被证明非常有效且患者接受度高。使用这种较高剂量的主要优点在于可以维持呼吸道保护和呼吸功能。表 6-3 总结了氯胺酮在急性疼痛管理中的可能用途，并已经发表了适当的指南（Schwenk 等，2018）。

表 6-3　NMDA 受体拮抗药氯胺酮的可能用途

"低剂量"疼痛控制使用
- 预防中枢敏化，同时减轻已经发生的中枢敏化
- 缓解耐受性症状和痛觉过敏反应（如阿片类药物引发的过敏反应）
- 适应证
  - 对阿片类药物不敏感的疼痛
  - 缺血性疼痛
  - 阿片类药物耐受患者的疼痛
- 阿片类药物耐受患者中的耐受性减弱
- 预防性镇痛，特别是对于患有慢性疼痛风险增加的患者
  - 神经系统损伤后疼痛管理（如手术、创伤或其他原因）
  - 先前有慢性疼痛（如先前的 CRPS）

"高剂量"镇痛药的使用
- 急性疼痛处理
  - 手术过程中的疼痛（如更换敷料、急诊科操作）
  - 入院前的疼痛处理

2. 不良反应

氯胺酮使用的主要问题之一是可能与拟精神病不良反应相关。这些不良反应是剂量依赖性的效应，包括愉快或不愉快的梦和噩梦、幻觉和烦躁不安。其他已经描述的不良反应包括眼球震颤、视物模糊和复视（Brinck 等，2018）。这些不良反应可以通过同时使用苯二氮䓬类药物来减轻。

在降低中枢敏化所需的低剂量下，氯胺酮相关的不良反应可能是可以忽略的，例如在成年患者平均每天不到 200mg 的剂量下（Brinck 等，2018）。不良反应很少罕见的出现不良事件的罕见病例时，如果发生烦躁或者幻觉，应减少剂量和（或）在考虑到不适感或幻觉时加入低剂量苯二氮䓬类药物（如咪达唑仑）。

虽然在麻醉剂量下使用氯胺酮会引起高血压和心动过速，但在用于镇痛的低剂量下，尚未报告与临床相关的心血管影响。

单独使用氯胺酮不会增加同时接受阿片类药物引起的呼吸抑制的风险的患者，但如果同时使用苯二氮䓬类药物，风险将会增加。

氯胺酮是一种滥用药物，被广泛用作娱乐药物，尤其在东南亚和中国（Liu 等，2016）。滥用会影响认知和情绪功能以及肝脏和膀胱功能（膀胱炎），并与交通事故增加有关。因此，在许多国家，它是一种受控制的药物。因此，需要采取适当的预防措施来防止滥用或转移，包括对所有输注使用可锁定输液泵。

（二）右美沙芬

右美沙芬是一种广泛可得的非处方镇咳药。围术期使用可以减轻疼痛强度并节约阿片类药物（King 等，2016）。它也可能对神经性疼痛有效。

（三）镁

由于 NMDA 受体被镁离子"插入"，因此人们对镁在治疗疼痛方面的作用很感兴趣。虽然在临床实践中不常用，但围术期使用静脉注射镁可能会导致阿片类药物消耗减少和镇痛改善，但阿片类药物相关的不良反应没有减少（Albrecht 等，2013；Murphy 等，2013）。

（四）金刚烷胺和美金刚

这些化合物的围术期使用结果是相互矛盾的。

NMDA 受体拮抗药的要点

1. NMDA 受体在中枢敏化的过程中扮演着重要作用，这会导致外伤和手术后的高兴奋性和疼痛感增加。
2. 临床上最相关的 NMDA 受体拮抗药是氯胺酮。在围术期应用低剂量可以减轻疼痛强度、减少阿片类药物的使用量以及降低某些阿片类药物的不良反应的发生率。
3. 在阿片类药物治疗效果不佳的情况下，例如，神经病性疼痛、缺血性疼痛和耐受阿片类药物的患者中，低剂量氯胺酮特别有效。
4. 低剂量氯胺酮具有预防慢性手术后疼痛的效果，能够降低其发生的风险。
5. 更高剂量的氯胺酮具有镇痛作用，在院前和急诊护理以及手术疼痛缓解方面非常有用。
6. 氯胺酮有滥用可能，因此应采取适当的防止滥用和转移的措施。

五、α_2 肾上腺素受体激动药

α_2 肾上腺素受体（或 α_2 受体）位于外周感觉神经末梢、脊髓和脑干。尽管外周和上行影响的机制和相关性仍存在争议，但脊髓影响已经得到充分阐述。而外周和中枢的 α_2 受体激动作用对疼痛传递具有抑制作用。这些受体的内源性激活是由去甲肾上腺素完成的，这解释了去肾上腺素再摄取抑制药（如曲马多和抗抑郁药）的一些镇痛作用。据认为，脊髓内的这些受体主要负责 α_2 受体激动药（如可乐定和右美托咪定）的镇痛作用（Giovannitti 等，2015）。因此，α_2 受体激动药通常与其他镇痛药物如局部麻醉药或阿片类药物联合使用。

（一）可乐定

可乐定是临床实践中使用最广泛的 α_2 受体激动药之一。它可以通过口服、静脉、经皮、神经周围、硬膜外和蛛网膜下多种途径给药。该药物的半衰期为 5～13h，大部分通过肾脏排泄。

虽然可乐定最初作为鼻塞通用药，多年来被用作降压药，也应用在多模式镇痛方案中。在急性疼痛管理中，可乐定与阿片类镇痛联合使用并无法改善镇痛效果，但可能会减轻恶心和呕吐症状，并有可能减少阿片类药物的使用，尽管结果是矛盾的（Sanchez Munoz 等，2017；Turan 等，2016）。

另外，可乐定在戒断综合征管理方面被证明有一定疗效。它可以减轻戒断症状，如防治阿片类、苯二氮䓬类药物和酒精的戒断综合征。可乐定在神经性疼痛的治疗中也有效。需要注意的是，长期服用可乐定并突然停用可能会导致戒断综合征，表现为焦虑、头痛、恶心、失眠、反跳性高血压和心律失常。目前尚不清楚急性疼痛环境中常用的低剂量（通常每天仅分次口服或静脉注射 75～150μg）会导致什么程度的问题。

然而，可乐定在急性疼痛管理中的常规使用受到矛盾的疗效和不良反应数据的限制，尤其是低血压和嗜睡症。其他可能的不良反应包括心动过缓、头晕、口干和肠胃蠕动减少。因此，在使用可乐定时应仔细权衡疗效和不良反应。

（二）右美托咪定

右美托咪定是一种比可乐定更具有特异性的 α_2 受体激动药，作用时间更短。术中使用右美托咪定可以显著降低术后 24h 的疼痛，并具有阿片类药物保留效应（Wang 等，2018）。全身给药还可延长脊髓麻醉和外周神经阻滞后感觉和运动阻滞的持续时间。

尽管右美托咪定具有良好的药理特性和目前的临床结果，但它目前只被注册用于镇静，特别是在重症监护病房。在这种情况下，

使用右美托咪定可以显著降低对阿片类药物的需求。

α₂ 受体激动药的要点

1. α₂ 受体激动药（右美托咪定和可乐定）可改善术后镇痛并导致阿片类药物需求、恶心和呕吐的减少；关于可乐定效果的数据是相互矛盾的。
2. 这些药物的不良反应，包括镇静和低血压，限制了它们的临床应用。

六、抗抑郁药

选择性抗抑郁药通常作为治疗神经性疼痛的一线药物。已证明其在各种神经性和中枢介导的疼痛状态下有效。这些药物的镇痛作用不同于它们对情绪的影响，因为在没有抑郁的情况下也可以获得疼痛缓解。

对疼痛的影响是加强疼痛控制的抑制途径的加强，通过抑制脊髓中的神经末梢对单胺再摄取来实现。抗抑郁药（5- 羟色胺，5-HT），如三环类抗抑郁药（TCA）和 5- 羟色胺去甲肾上腺素再摄取抑制药（SNRI），同时抑制去甲肾上腺素和 5- 羟色胺再摄取，已被证明在治疗神经性疼痛方面比仅抑制 5- 羟色胺再摄取的抗抑郁药更有效（Finnerup 等，2015）。

使用抗抑郁药可能有助于缓解疼痛的其他途径，包括阻断 NMDA 和 α 肾上腺素受体，以及各种离子通道。

（一）三环类抗抑郁药

1. 临床使用

TCA（如阿米替林），已被证明可以有效治疗许多慢性神经性疼痛，尽管支持这一观点的数据结果令人失望（Moore 等，2015b）。其他 TCA 包括去甲替林（阿米替林的主要代谢物）、多塞平、地昔帕明和丙米嗪也被使用，

但没有更好的证据支持。然而，在大多数指南中，它们是治疗急性神经性疼痛的一线药物之一（Finnerup 等，2015）。

在急性神经性疼痛中使用 TCA 的证据仅限于急性带状疱疹（Schug 等，2020），在急性期给予阿米替林可能会降低带状疱疹后神经痛的风险。在急性痛觉性疼痛治疗中的作用尚未得到证实。

TCA 的不良反应很常见，但具有剂量依赖性（Pryor & Stocer，2019）。随着对 TCA 抗胆碱能和镇静作用的耐受性的发展（见后文），最好从低剂量开始，每日单次剂量可根据耐受和需要，隔几天逐渐增加。阿米替林的推荐起始剂量为 5～25mg（对于老年患者最好从较低剂量开始使用），如果需要并且没有出现不可接受的不良反应，可每 3～7 天增加一次（Bates 等，2019）。通常使用 25～150mg 可达到满意疗效。几天内就可以看到益处，但 TCA 应以最大耐受剂量继续服用 6～8 周后，才能对其有效性做出明确决定。由于 TCA 在治疗的早期阶段可能引起嗜睡，最好在夜间给药。这也可能使睡眠模式"正常化"，因为疼痛患者的睡眠模式经常受到干扰。

替代 TCA 包括去甲替林和去西帕明，它们的不良反应更小，而且比阿米替林的镇静效果更差。

2. 不良反应

TCA 的不良反应主要来自其抗胆碱能作用，包括口干、心率加快、视物模糊、便秘和尿潴留（Pryor & Storer，2019）。由于 α 肾上腺素受体的影响，闭角型青光眼可能会加重，体位性低血压和头晕也可能发生。据报道，钠通道效应可能导致 QT 间期延长，从而导致心脏传导障碍，原本有心脏传导异常和心血管疾病的患者可能禁忌使用 TCA。

嗜睡作用是相当常见的，主要是由组胺能效应引起的。其他更严重的不良反应包括骨髓抑制、皮疹和肝功能障碍，更为罕见。

老年患者可能更容易出现 TCA 相关不良反应，特别是体位性低血压、焦虑、躁动、精神错乱、尿潴留以及嗜睡。因此，老年人应尽可能避免使用 TCA，可能由于抗胆碱能作用而导致认知障碍，并增加死亡率（Fox 等，2011）。

TCA 与 SSRI、SNRI 和曲马多联合使用，特别是高剂量时，可能会增加 5- 羟色胺综合征的风险。

（二）5- 羟色胺去甲肾上腺素再摄取抑制药（SNRI）

1. 临床使用

SNRI 类药物，特别是度洛西汀和文拉法辛，但不包括米那西普兰，也可有效治疗各种慢性神经性疼痛状态，通常与 TCA 和加巴喷丁类药物一起被列入循证指南，作为慢性神经性疼痛的一线治疗方案（Finnerup 等，2015）。它们也通常被推荐作为治疗急性神经性疼痛的一线药物。

根据有限的数据，围术期使用度洛西汀和文拉法辛可能对术后疼痛控制和阿片类药物的使用有益处（Schug 等，2020）。

2. 不良反应

SNRI 在不良事件方面比 TCA 表现得更好，但也应缓慢增加剂量。由于它们不会引起嗜睡，通常在早晨服用。度洛西汀的起始日剂量为 30mg（如果需要，可以增加到 60mg 甚至 120mg），文拉法辛的起始日剂量为 75mg（建议最大每日剂量为 225mg）（Bates 等，2019）。一种常见的不良反应是恶心，通常几天后就会消退。

> **抗抑郁药的要点**
>
> 1. TCA 和 SNRI 是慢性神经性疼痛的一线治疗方法，比 SSRI 更有效。而 SSRI 在治疗该疾病方面的疗效非常有限。
> 2. 考虑到缺乏其他更具体的证据，使用这些药物治疗急性神经性疼痛也是合理的。
> 3. 由于 TCA 的不良反应发生率较高，治疗应从低剂量开始，并缓慢逐步增加。对于某些患者（如老年人），SNRI 可能更适合。

七、抗惊厥药物

抗惊厥药物已被证明对各种神经性疼痛状态通常是慢性有效。在现有的抗惊厥药物中，只有加巴喷丁类药物（加巴喷丁和普瑞巴林）一般对神经性疼痛的治疗有效（Wiffen 等，2013），它们被广泛推荐用于神经性疼痛的一线治疗（Finnerup 等，2015）。其他抗惊厥药物适应证有限（如卡马西平用于三叉神经痛患者），只是三四线治疗，或根本无效。目前的临床数据不支持丙戊酸钠（丙戊酸）、托吡酯、拉科酰胺、拉莫三嗪、苯妥英和左乙拉西坦治疗神经性疼痛的有效性。因此，本章只讨论加巴喷丁类、卡马西平和氯硝西泮。

抗惊厥药物通常单独用于慢性神经性疼痛的治疗，但它们也可与其他一线治疗（如 TCA 或 SNRI）或二线治疗（如阿片类药物和曲马多）联合使用（见第 12 章）。

（一）加巴喷丁类药物

加巴喷丁和普瑞巴林是两种抗惊厥药物，通常作为神经性疼痛管理的一线治疗药物（Finnerup 等，2015）。这是因为它们的疗效经过充分证明，同时其不良反应的发生率和严重程度明显低于其他抗惊厥药物。这些药物已成功地用于各种神经性疼痛症状，并且也已被用于急性疼痛管理。普瑞巴林也被推荐作为广泛性焦虑障碍的一线治疗药物（Generoso 等，2017）。

1. 作用机制

加巴喷丁和普瑞巴林的主要作用机制是与神经元电压门控钙通道的 α2δ 亚基结合，但这些药物还可能通过其他途径发挥作用，如 NMDA 受体等（Taylor & Harris，2020）。这些药物调节而非阻断这些通道，从而减少钙离子在超兴奋神经元状态下的流入。细胞内钙浓度对谷氨酸等兴奋性氨基酸的释放有影响，这些药物通过降低突触谷氨酸浓度和随后的 NMDA 受体激活，降低中枢敏化的程度，从而发挥其降低疼痛的作用。

2. 临床使用

加巴喷丁和普瑞巴林虽然作用机制相同，但在效力和药代动力学方面存在一定差异（Bockbrader 等，2010）。

加巴喷丁是较老的一种药物，其主动运输机制依赖于通过肠道摄取。因此，它表现出的是饱和动力学，即非线性剂量 – 反应关系。这也是为什么在大剂量范围内（每天 300～3600mg）必须逐渐增加药量以达到治疗效果的原因之一。加巴喷丁由于是较短的半衰期，通常需要每 8 小时一次的给药才能发挥作用。

普瑞巴林是后来专门用于治疗神经性疼痛的药物。它具有线性剂量 – 反应关系，半衰期较长，口服生物利用度和效价较高。通常推荐的每日剂量为 150～600mg，分两次给药，从剂量范围的下限开始，根据需要逐步增加。对于年老体弱的患者，建议起始剂量为 25mg。由于加巴喷丁和普瑞巴林由肾脏排出，因此如有肾损害的患者需适当调整药物剂量。普瑞巴林能够通过透析被广泛清除，而加巴喷丁的清除程度较低，因此患者在透析后需要"加强"剂量（Schug 等，2020）。

（1）神经性疼痛的治疗：加巴喷丁类药物已被证明对许多慢性外周和中枢神经性疼痛状态有效，包括带状疱疹后神经痛、糖尿病多发性神经病、混合性神经性疼痛和脊髓损伤疼痛（Finnerup 等，2015）。它们起效快，严重不良事件发生率低，是治疗急性神经性疼痛的合理首选。

（2）围术期设置：多项 Meta 分析研究表明，围术期使用加巴喷丁类药物（包括加巴喷丁和普瑞巴林）可以降低术后疼痛、减少对阿片类药物的需求以及防止阿片类药物相关的不良反应，如恶心和呕吐的发生（Schug 等，2020）。因此，它们已被纳入到许多加速术后康复（ERAS）方案中。

然而，由于药物不良反应的报道，围术期使用这些药物的热情有所减弱。最近的文献表明，这些药物的益处被高估了，这可能是因为偏倚风险较高的试验被纳入其中（Kumar & Habib，2019）。同时，不良反应的风险也被低估了。

最新的数据显示，在改善镇痛、减少恶心和呕吐（Verret 等，2020），以及减少阿片类药物的使用（Fabritius 等，2017）方面，这些药物仍然有益处，但效应量比以前报道的要小。此外，Meta 分析显示，不良反应的发生率也有所增加，如嗜睡、镇静和视觉障碍等，这可能影响患者的生活质量和功能（Eipe 等，2015）。此外，当加巴喷丁类药物与阿片类药物联合使用时，人们越来越担心发生 OIVI 的风险，这和其他具有镇静作用的药物一样（Levy 等，2020；Minhaj 等，2020），导致 FDA 等监管机构对这种组合发出了警告（FDA，2019）。

总的来说，不再推荐常规使用加巴喷丁类药物作为多模式镇痛的组成部分（Fabritius 等，

2017；Kumar & Habib，2019；Levy 等，2020；Verret 等，2020）。它们的使用应该是有选择性的，可能是根据导致急性痛觉过敏的手术（如脊柱手术、关节成形术）后的益处比"促觉性"手术（如腹腔镜手术）后更明显的研究结果（Eipe 等，2015）。

关于加巴喷丁类药物在术后持续使用的数据尚不确定。值得注意的是，多次给药所获得的效果与术前单一剂量所获得的效果没有区别（Mishriky 等，2015）。这对某些患者来说可能是合适的。例如，一项最新的 ERAS 方案，针对选择性结直肠手术，建议将加巴喷丁类药物的剂量限制在术前给予的单次低剂量，并根据患者年龄和肾功能进行调整（Gustafsson 等，2019）。

先前假定普瑞巴林对术后慢性疼痛的预防作用无法得到证实（Martinez，Pichard 等，2017）。然而，它对于慢性术后神经性疼痛有预防作用，这可能指导选择患者进行使用。

（二）不良反应

前面已经讨论过住院患者围术期可能出现的不良反应。为了最大限度地降低门诊环境中发生这些情况的风险，应该缓慢、谨慎地增加剂量以对这些不良反应产生耐受性。其他不良反应包括不明原因的外周水肿（主要出现在小腿），以及体重增加。

虽然加巴喷丁和普瑞巴林本身过量服用很少致命，但当与其他镇静药特别是阿片类药物联合使用时，严重毒性的风险将增加；大多数因过量服用加巴喷丁类药物而死亡的患者也使用了阿片类药物（Gomes 等，2018）。

加巴喷丁和普瑞巴林也有被误用和滥用的可能，相关危险因素包括既往的药物滥用障碍

和精神共病（Evoy 等，2017）。在引入加巴喷丁类药物或术后继续使用这些药物时，特别是在出院时，应考虑到这些问题。

（三）卡马西平

卡马西平（以及其耐受性更好的衍生物奥卡西平）最适用于三叉神经痛，有特定的疗效（Di Stefano & Truini，2017）。然而，在其他神经性疼痛状态中，其使用并没有得到文献的很好支持。鉴于其存在显著和潜在的严重不良反应，不建议将其作为其他神经性疼痛状态的一线治疗（Finnerup 等，2015）。

它通常从低剂量开始使用（如每 12 小时口服 50～100mg），在几天后，如果没有不良反应，可以逐步加大剂量，增加 200mg，最高可达每天 1200mg。

与许多较老的抗惊厥药一样，不良反应十分常见，且可能很严重。最常见的不良反应包括视物模糊、嗜睡、共济失调、眩晕、恶心以及白细胞增多和血小板减少（Fricke-Galindo 等，2018）。需要通过酶诱导与其他药物联合使用。其他潜在的不良反应包括血液病（粒细胞缺乏症或再生障碍性贫血）、肝功能障碍和皮肤反应，包括危及生命的 Steven-Johnson 综合征。

（四）氯硝西泮

氯硝西泮是一种苯二氮䓬类抗惊厥药。虽然支持它的使用数据并不是特别充分，但在神经病理性疼痛的治疗中可能有所作用（Corrigan 等，2012）。每晚 0.5～2mg 的剂量，具有一定的疗效，不良反应仅限于镇静作用。然而，作为苯二氮䓬类药物，它存在耐受性、依赖性和滥用的风险，并且在给需要阿片类药物的患者时，可能会出现呼吸抑制。

抗惊厥药的要点

1. 加巴喷丁类药物是治疗慢性神经性疼痛的有效药物，且不良反应较小。
2. 由于其疗效和起效速度，在急性神经性疼痛的治疗中也可能有作用。
3. 在围术期的多模式镇痛中，加巴喷丁类药物不应成为常规成分，而应仅针对特定的适应证使用。
4. 与阿片类药物（及其他镇静药）联合使用加巴喷丁类药物会增加呼吸抑制的风险。
5. 加巴喷丁类药物存在误用和滥用的风险。
6. 除加巴喷丁类药物之外，其他抗惊厥药物在急性疼痛管理中没有起效作用。

八、膜稳定药物

膜稳定药物通常被用作抗心律失常药或局部麻醉药，其作用机制被认为是通过阻断钠通道来稳定细胞膜，减少异位放电（见第 5 章）。异位放电被认为是神经性疼痛状态的主要原因，并可能解释这些药物在这一适应证中的作用。此外，膜稳定药物还有其他特性，可能减弱神经炎症反应，使得全身性利多卡因在围术期具有疗效（van der Wal 等，2016）。

（一）利多卡因

1. 临床应用

（1）神经性疼痛：已经证明全身使用利多卡因可有效治疗慢性神经性疼痛，特别是由周围神经创伤引起的疼痛和中枢性疼痛，包括由脊髓损伤引起的疼痛（Schug 等，2020）。至于用于治疗急性神经性疼痛，只能从这些信息中推测。由于它起效快，它可能在这种情况下特别有用（见第 12 章）。然而，在比较试验中，氯胺酮在早期治疗时比单独静脉注射利多卡因具有更高的反应率和更好的效果（Kvarnstrom 等，2003）。

单剂量静脉注射利多卡因（1～2mg/kg）可以紧急治疗急性神经性疼痛或检测该药物的有效性。单次剂量的镇痛效果可能超过药物的已知药理作用时间数天或数周。在疼痛复发时，可以通过静脉注射或皮下注射进行单次给药。似乎可以在局部麻醉的浓度低于通常用于阻断神经冲动所需浓度时抑制受损神经产生的异位冲动。因此，对于是否需要持续 ECG 监测存在分歧，需要考虑达到的血浆浓度。

（2）作为多模式镇痛药的组成部分：围术期输注利多卡因已被证明可以改善术后镇痛，减少阿片类药物的使用并减少恶心和呕吐的发生率，同时促进肠道功能的快速恢复和缩短住院时间（Weibel 等，2018）。然而，这些好处仅在腹部手术后表现得较为显著，安全有效的注射剂量和持续时间尚未确定。

此外，还有数据支持利多卡因在围术期的预防效果，其有益作用超出预期持续时间（Barreveld 等，2013），围术期静脉注射利多卡因可以预防持续性术后疼痛的发生，尤其是乳房手术后（Bailey 等，2018）。

2. 不良反应

不良反应包括头晕、口周麻木，较少出现金属味、震颤、口干、失眠、过敏反应和心动过速。严重的不良事件较罕见，如局麻药全身毒性包括心律失常和血流动力学不稳定，但可能发生在大剂量应用时。

（二）美西律

美西律是一种抗心律失常药，结构上类似利多卡因，但可以口服。虽然曾被认为是利多卡因的口服类似物，但其对神经病性疼痛的疗效非常差，而且与利多卡因的反应并不相关。然而，在由 $NaV_{1.7}$ 钠通道引起的红斑性肢痛性神经病痛中，它可能非常有用，该疾病是一种罕见的遗传性疾病，其表现为急性神经性疼痛发作。在任何其他神经病性疼痛状态下，治疗指南都建议不要使用美西律（Finnerup 等，2015）。

其不良反应包括恶心、嗜睡和震颤，在存在缺血性心脏病或心律失常的患者中，应当谨慎使用，因为有报道称易感患者可能会发生突发性猝死。使用该药物可能需要监测心电图（QT 间期测量）和血浆浓度。

> **膜稳定药物的要点**
>
> 1. 静脉注射利多卡因在治疗急性神经性疼痛状态中的作用有限。
> 2. 静脉注射利多卡因是一种多模式镇痛成分，但对于缓解疼痛、减少阿片类药物使用、减少不良反应和其他结果的作用有限，对于术后持续疼痛具有预防效果。
> 3. 美西律除了用于特定情况的红斑性肢痛症表现外，不应作为神经病理性疼痛治疗的药物。

九、吸入剂

吸入剂最初是为麻醉而开发的。然而，两种较低浓度的吸入剂，一氧化二氮和甲氧基氟醚，被广泛用于救护车服务、急诊科和包括烧伤病房在内的医院病房提供院前镇痛和手术镇痛。

（一）氧化亚氮

氧化亚氮（N_2O）是一种最古老的吸入性麻醉药。它不是一种非常有效的麻醉药，但在亚麻醉浓度下具有镇痛特性，因此已成为一种广泛使用的吸入镇痛药。

1. 临床疗效与使用

由于其特殊的物理化学特性，N_2O 起效快、作用时间短。在进行 4～5 次深呼吸后就能看到一些效果，效果的消退也很快。因此，只有不断地进行重复的吸入才能维持其镇痛效果。因此，它适用于分娩期间和疼痛手术期间（如牙科手术、内镜检查、敷料更换、活检和静脉插管），以及院前环境的镇痛（Schug 等，2020）。通常情况下，它会与阿片类药物或其他镇痛疗法联合使用。在一些机构中，对环境 N_2O 水平的担忧限制了其普通病房中使用。

在某些国家，N_2O 通常是预混合在气瓶中，并作为 50% N_2O 和 50% O_2 的组合使用（Entonox®）。而在其他国家，使用混合阀可以提供各种氧气和 N_2O 的混合比例。

一种单向需氧阀允许在患者吸气时输送气体，前提是面部和面罩或口罩之间有密封的贴合。这种技术本质上是安全的，因为它是患者自行使用的，如果患者变得过于昏昏欲睡，面罩会从患者的脸上滑落。由于它对呼吸的抑制最小，只要避免导致昏迷，它就可在没有接受医学训练的工作人员在场的情况下使用。

2. 不良反应

(1) 含气空间：气体会在渗透膜上达到平衡，使得膜两侧的浓度相等。其中，N_2O 迅速达到平衡，而氮则要慢得多。如果患者吸入了含有氧气和 N_2O 的混合气体，其中任何空气空间中的 N_2O 浓度都会迅速上升，而氮气的浓度会缓慢下降。如果这个空间不能扩张，其压力可能显著增加。因此，禁止在患有气胸、脑气肿、肠梗阻或中耳或鼻窦阻塞的患者使用 N_2O。同样，近期接受过含气体的玻璃体视网膜手术或近期发生过气体栓塞的患者（如潜水员）也不应使用 N_2O（Schug 等，2020）。

(2) 毒性：N_2O 氧化维生素 B_{12}，从而使甲硫氨酸合成酶失活，甲硫氨酸合成酶是合成 DNA 和 RNA 所必需的（Sanders 等，2008）。这可能导致骨髓抑制（导致巨幼细胞性贫血）和髓磷脂合成减少（导致快速进行性脊髓神经病）。临床特征类似于维生素 B_{12} 缺乏症。然而，维生素 B_{12} 水平可能是正常的，因为问题是由于活性维生素 B_{12} 水平降低，而不一定是全身水平下降。

骨髓毒性是进行性的，但是也是可逆的。通过给予亚叶酸，可以几乎完全预防（Oussalah 等，2019）。使用 N_2O 引起的神经毒性很罕见，但可能会迅速发展且不可逆。这种并发症的风险在患有维生素 B_{12} 缺乏症的患者（如素食者或老年人）中显著增加，并且缺乏症可能是亚临床的，方法是只能通过测量维生素 B_{12} 血液水平检测。

人们普遍认为，这些并发症可能只会在长期或重复使用 N_2O 出现。然而，易感患者单次短期暴露也报告了严重的不可逆神经毒性。

由于大多数信息来自病例报告或实验室研究，无法提供预防或治疗 N_2O 相关维生素 B_{12} 失活所致并发症的循证方法。只能从这些信息中推断出建议（Schug 等，2020）。

- 避免在已知或怀疑维生素 B_{12} 缺乏的患者（包括大红细胞性贫血患者）或妊娠早期使用氧化亚氮，并在重复使用前进行维生素 B_{12} 缺乏筛查。
- 将限制在尽可能短的时间内使用（由于报告了滥用情况，因此在监督下使用天然气供应）。
- 如果 N_2O 暴露可能重复，预防性给予蛋氨酸、维生素 B_{12} 和亚叶酸或叶酸。
- 监测神经病变的早期体征和症状。

（二）甲氧氟烷

甲氧氟烷最初是作为吸入麻醉药开发的，但后来由于担心肾毒性和肝毒性而被撤回。鉴于其镇痛特性，目前在澳大利亚和新西兰及越来越多的其他国家使用，为疼痛手术和院前环境提供短期镇痛（Porter 等，2018）。通过分配 0.2%～0.4% 甲氧氟烷的专用一次性吸入器给药。

有限的疗效数据表明，如前所述，甲氧氟烷单次给药可提供有效的镇痛作用，患者满意度高，无毒性证据（Porter 等，2018）。

允许的最大剂量为每天 6ml 或每周 15ml，以避免肝毒性，特别是肾毒性。

吸入剂的要点

1. N_2O 和甲氧氟烷是疼痛手术和院前环境中短期使用的有效镇痛药。N_2O 也用于分娩镇痛。
2. N_2O 禁用于含有含气空间（如气胸、脑积气、肠梗阻）或近期有气体栓塞的患者。
3. N_2O 可引起与脊髓神经病和骨髓抑制相关的罕见但严重的并发症。这些并发症在维生素 B_{12} 缺乏的患者中增加，并且可以通过限制暴露于 N_2O 的时间和预防性施用甲硫氨酸、维生素 B_{12} 和亚叶酸或叶酸来减少。
4. 甲氧氟烷的使用应限制在每天 6ml 或每周 15ml，以避免肝毒性，特别是肾毒性。

十、降钙素和双膦酸盐

（一）降钙素

降钙素是一种调节钙稳态的肽激素，具有镇痛性质。这种作用很可能是由 5- 羟色胺能机制调节介导的，因此它可以被 $5-HT_3$ 拮抗性止吐药部分拮抗（Schug 等，2020）。此外，降钙素也可以在中枢神经系统中作为一种神经递质。

在临床上使用的是比人降钙素更高效的鲑鱼降钙素。最初的适应证包括治疗高钙血症（如患有恶性肿瘤和骨转移的患者）以及提高佩吉特病和骨质疏松症患者的骨钙含量。但当用于这些原因时，也可以观察到其镇痛效果。

已证明，降钙素对于治疗急性幻肢痛（而

非慢性）和急性椎体骨折引起的疼痛（而非慢性）是有效的（Schug 等，2020；Knopp-Sihota 等，2012）。基于有限的证据，降钙素也可能对脊髓损伤引起的急性疼痛和慢性局部疼痛综合征（CRPS）有效（Schug 等，2020）。

降钙素最常通过静脉输注或皮下注射给药，虽然在某些国家已经可用于鼻内给药。大多数报告使用鲑鱼降钙素进行一系列治疗的每日剂量为 100~200IU。

最常见的不良反应是恶心和呕吐，术前使用止吐药(除了昂丹司琼和其他 5–HT$_3$ 抑制药，最好是甲氧氯普胺) 可以在很大程度上预防这种情况。其他不良反应包括潮红和嗜睡，这些不良反应都支持存在 5–HT 效应的假设。另外，过敏反应和低钙血症并不常见，但仍需要注意。

（二）磷酸盐

双膦酸盐在治疗骨质疏松性挤压骨折引起的急性疼痛方面与降钙素具有相似的作用；静脉注射帕米膦酸二钠已用于该适应证。其他适应证为骨转移(特别是乳腺癌和多发性骨髓瘤) 引起的癌症疼痛和 CRPS 早期阶段（Schug 等，2020）。

降钙素和双膦酸盐的要点

1. 鲑鱼降钙素在治疗急性幻肢痛（而非慢性）和急性椎体骨折引起的疼痛（而非骨质疏松性椎体挤压骨折引起的急性疼痛）中已被证明是有效的，可以用于治疗这些情况。

---

2. 双膦酸盐（即静脉注射帕米膦酸盐）在骨质疏松者发生的椎体骨折急性疼痛中与鲑鱼降钙素具有相似的疼痛缓解效果。
3. 双膦酸盐在癌症相关疼痛（如乳腺癌和多发性骨髓瘤引起的骨转移）和早期 CRPS 中也已被证明具有疼痛缓解效果。

十一、糖皮质激素

围术期使用皮质类固醇主要以单剂地塞米松为主，已经充分记录了其减轻恶心和呕吐的作用，因此在相应的适应证下广泛应用。除此之外，皮质类固醇可能还有一些额外的益处，如减少肿胀和疲劳，快速恢复并缩短住院时间（Schug 等，2020）。

此外，据观察到，皮质类固醇的使用可能还对镇痛和减少对阿片类药物的需求产生额外益处。一项 Meta 分析的结论表明，地塞米松的使用导致术后疼痛和阿片类药物需求量略有减少，这种减少在统计学上具有显著性（Waldron 等，2013）。

尽管围术期皮质类固醇给药的疗效已经在一些系统性综述中得以证实，但在专门评估其安全性的研究中，仍未确立其安全性。目前正在开展一项评估皮质类固醇安全性的大型随机对照试验（Polderman 等，2018）。

皮质类固醇的要点

围术期地塞米松不仅降低了术后恶心和呕吐、术后疲劳和住院时间的风险，还可能有助于疼痛评分和阿片类药物消耗量减低。

译者注：本章部分内容与我国用药情况不符，翻译过程中将此部分做了删减。

参考文献

[1] Albrecht E, Kirkham KR, Liu SS et al (2013) Peri-operative intravenous administration of magnesium sulphate and postoperative pain: a meta-analysis. *Anaesthesia* 68(1): 79–90.

[2] Bailey M, Corcoran T, Schug S et al (2018) Perioperative lidocaine infusions for the prevention of chronic postsurgical pain: a systematic review and meta-analysis of efficacy and safety. *Pain* 159(9): 1696–704.

[3] Barreveld A, Witte J, Chahal H et al (2013) Preventive analgesia by local anesthetics: the reduction of postoperative pain by peripheral nerve blocks and intravenous drugs. *Anesth Analg* 116(5): 1141–61.

[4] Bates D, Schultheis BC, Hanes MC et al (2019) A comprehensive algorithm for management of neuropathic pain. *Pain Med* 20(Suppl 1): S2–S12.

[5] Bell RF & Kalso EA (2018) Ketamine for pain management. *Pain Rep* 3(5): e674.

[6] Bockbrader HN, Wesche D, Miller R et al (2010) A comparison of the pharmacokinetics and pharmacodynamics of pregabalin and gabapentin. *Clin Pharmacokinet* 49(10):661–69.

[7] Botting RM (2006) Inhibitors of cyclooxygenases: mechanisms, selectivity and uses. *J Physiol Pharmacol* 57(Suppl 5): 113–24.

[8] Brinck EC, Tiippana E, Heesen M et al (2018) Perioperative intravenous ketamine for acute postoperative pain in adults. *Cochrane Database Syst Rev* 12: CD012033.

[9] Caparrotta TM, Antoine DJ & Dear JW (2018) Are some people at increased risk of paracetamol-induced liver injury? A critical review of the literature. *Eur J Clin Pharmacol* 74(2): 147–60.

[10] Chaparro LE, Smith SA, Moore RA et al (2013). Pharmacotherapy for the prevention of chronic pain after surgery in adults. *Cochrane Database Syst Rev* 7: CD008307.

[11] Conaghan PG (2012) A turbulent decade for NSAIDs: update on current concepts of classification, epidemiology, comparative efficacy, and toxicity. *Rheumatol Int* 32(6):1491–502.

[12] Corrigan R, Derry S, Wiffen PJ et al (2012) Clonazepam for neuropathic pain and fibromyalgia in adults. *Cochrane Database Syst Rev* 5: CD009486. PMID: 22592742; PMCID: PMC6485609. DOI: 10.1002/14651858.

[13] Di Stefano G & Truini A (2017) Pharmacological treatment of trigeminal neuralgia. *Expert Rev Neurother* 17(10): 1003–11.

[14] Doleman B, Read D, Lund JN et al (2015) Preventive acetaminophen reduces postoperative opioid consumption, vomiting, and pain scores after surgery: systematic review and meta-analysis. *Reg Anesth Pain Med* 40(6): 706–12.

[15] Eipe N, Penning J, Yazdi F et al (2015) Perioperative use of pregabalin for acute pain-a systematic review and meta-analysis. *Pain* 156(7): 1284–300.

[16] Evoy KE, Morrison MD & Saklad SR (2017) Abuse and misuse of pregabalin and gabapentin. *Drugs* 77(4): 403–26.

[17] Fabritius ML, Strom C, Koyuncu S et al (2017) Benefit and harm of pregabalin in acute pain treatment: a systematic review with meta-analyses and trial sequential analyses. *Br J Anaesth* 119(4): 775–91.

[18] FDA (2019) *FDA warns about serious breathing problems with seizure and nerve pain medicines gabapentin (Neurontin, Gralise, Horizant) and pregabalin (Lyrica, Lyrica CR) when used with CNS depressants or in patients with lung problems.* https://www.fda.gov/drugs/drug-safety-and-availability/fda-warns-about-seriousbreathing-problems-seizure-and-nerve-pain-medicines-gabapentin-neurontin Accessed 26 September 2020.

[19] Finnerup NB, Attal N, Haroutounian S et al (2015) Pharmacotherapy for neuropathic pain in adults: a systematic review and meta-analysis. *Lancet Neurol* 14(2): 162–73.

[20] Fox C, Richardson K, Maidment ID et al (2011) Anticholinergic medication use and cognitive impairment in the older population: the medical research council cognitive function and ageing study. *J Am Geriatr Soc* 59(8): 1477–83.

[21] Fricke-Galindo I, LLerena A, Jung-Cook H et al (2018) Carbamazepine adverse drug reactions. *Expert Rev Clin Pharmacol* 11(7): 705–18.

[22] Generoso MB, Trevizol AP, Kasper S et al (2017) Pregabalin for generalized anxiety disorder: an updated systematic review and meta-analysis. *Int Clin Psychopharmacol* 32(1): 49–55.

[23] Giovannitti JA, Jr., Thoms SM & Crawford JJ (2015) Alpha-2 adrenergic receptor agonists: a review of current clinical applications. *Anesth Prog* 62(1): 31–39.

[24] Gomes T, Greaves S, van den Brink W et al (2018) Pregabalin and the risk for opioidrelated death: a nested case-control study. *Ann Intern Med* 169(10): 732–34.

[25] Gowing L, Farrell MF, Ali R et al (2014) Alpha2–adrenergic agonists for the management of opioid withdrawal. *Cochrane Database Syst Rev* 3: CD002024.

[26] Graham GG, Davies MJ, Day RO et al (2013) The modern pharmacology of paracetamol: therapeutic actions, mechanism of action, metabolism, toxicity and recent pharmacological findings. *Inflammopharmacology* 21(3): 201–32.

[27] Gritsenko K, Khelemsky Y, Kaye AD et al (2014) Multimodal therapy in perioperative analgesia. *Best Pract Res Clin Anaesthesiol* 28(1): 59–79.

[28] Gustafsson UO, Scott MJ, Hubner M et al (2019) Guidelines for perioperative care in elective colorectal surgery: enhanced recovery after surgery (ERAS®)) society recommendations: 2018. *World J Surg* 43(3): 659–95.

[29] Huang Y, Tang SR & Young CJ (2018) Nonsteroidal anti-inflammatory drugs and anastomotic dehiscence after colorectal surgery: a meta-analysis. *ANZ J Surg* 88(10): 959–65.

[30] Jennings PA, Cameron P & Bernard S (2011). Ketamine as an analgesic in the pre-hospital setting: a systematic review. *Acta Anaesthesiol Scand* 55(6): 638–43.

[31] Khan JS, Margarido C, Devereaux PJ et al (2016) Preoperative celecoxib in noncardiac surgery: a systematic review and meta-analysis of randomised controlled trials. *Eur J Anaesthesiol* 33(3): 204–14.

[32] King MR, Ladha KS, Gelineau AM et al (2016)

Perioperative dextromethorphan as an adjunct for postoperative pain: a meta-analysis of randomized controlled trials. *Anesthesiology* 124(3): 696–705.

[33] Knopp-Sihota JA, Newburn-Cook CV, Homik J et al (2012) Calcitonin for treating acute and chronic pain of recent and remote osteoporotic vertebral compression fractures: a systematic review and meta-analysis. *Osteoporos Int* 23(1): 17–38.

[34] Kreutzwiser D & Tawfic QA (2019) Expanding role of NMDA receptor antagonists in the management of pain. *CNS Drugs* 33(4): 347–74.

[35] Kumar AH & Habib AS (2019) The role of gabapentinoids in acute and chronic pain after surgery. *Curr Opin Anaesthesiol* 32(5): 629–34.

[36] Kvarnstrom A, Karlsten R, Quiding H et al (2003) The effectiveness of intravenous ketamine and lidocaine on peripheral neuropathic pain. *Acta Anaesthesiol Scand* 47(7):868–77.

[37] Lafrance JP & Miller DR (2009). Selective and non-selective non-steroidal anti-inflammatory drugs and the risk of acute kidney injury. Pharmacoepidemiol Drug Saf 18: 923–31.

[38] Lanas A, Serrano P, Bajador E et al (2003) Risk of upper gastrointestinal bleeding associated with non-aspirin cardiovascular drugs, analgesics and nonsteroidal antiinflammatory drugs. *Eur J Gastroenterol Hepatol* 15(2): 173–78.

[39] Levy N, Quinlan J, El-Boghdadly K et al (2020) An international multidisciplinary consensus statement on the prevention of opioid-related harm in adult surgical patients. *Anaesthesia*: Epub October 7 2020. PMID: 33027841. doi: 10.1111/anae.15262.

[40] Liu Y, Lin D, Wu B et al (2016) Ketamine abuse potential and use disorder. *Brain Research Bulletin* 126(Pt 1): 68–73.

[41] Martinez V, Beloeil H, Marret E et al (2017) Non-opioid analgesics in adults after major surgery: systematic review with network meta-analysis of randomized trials. *Br J Anaesth* 118(1): 22–31.

[42] Martinez V, Pichard X & Fletcher D (2017) Perioperative pregabalin administration does not prevent chronic postoperative pain: systematic review with a meta-analysis of randomized trials. *Pain* 158(5): 775–83.

[43] Maund E, McDaid C, Rice S et al (2011) Paracetamol and selective and non-selective nonsteroidal anti-inflammatory drugs for the reduction in morphine-related side-effects after major surgery: a systematic review. *Br J Anaesth* 106(3): 292–97.

[44] McDowell K & Clements JN (2014) How can NSAIDs harm cardiovascular and renal function? *JAAPA* 27(4): 12–15.

[45] Minhaj FS, Rappaport SH, Foster J et al (2020) Predictors of serious opioid-related adverse drug events in hospitalized patients. *J Patient Saf*. PMID: 32502115. doi: 10. 1097/ PTS.0000000000000735.

[46] Mion G & Villevieille T (2013) Ketamine pharmacology: an update (pharmacodynamics and molecular aspects, recent findings). *CNS Neurosci Ther* 19(6): 370–80.

[47] Mishriky BM, Waldron NH & Habib AS (2015) Impact of pregabalin on acute and persistent postoperative pain: a systematic review and meta-analysis. *Br J Anaesth* 114(1): 10–31.

[48] Moore N (2020) Coronary risks associated with diclofenac and other NSAIDs: an update. *Drug Saf* 43(4): 301–18.

[49] Moore RA, Derry S, Aldington D et al (2015a) Single dose oral analgesics for acute postoperative pain in adults – an overview of Cochrane reviews. *Cochrane Database Syst Rev* 2015 (9): Cd008659.

[50] Moore RA, Derry S, Aldington D et al (2015b) Amitriptyline for neuropathic pain in adults. *Cochrane Database Syst Rev* 7: CD008242.

[51] Murphy JD, Paskaradevan J, Eisler LL et al (2013) Analgesic efficacy of continuous intravenous magnesium infusion as an adjuvant to morphine for postoperative analgesia: a systematic review and meta-analysis. *Middle East J Anesthesiol* 22(1): 11–20.

[52] Nielsen S, Germanos R, Weier M et al (2018) The use of cannabis and cannabinoids in treating symptoms of multiple sclerosis: a systematic review of reviews. *Curr Neurol Neurosci Rep* 18(2): 8.

[53] Nissen SE, Yeomans ND, Solomon DH et al (2016) Cardiovascular safety of celecoxib, naproxen, or ibuprofen for arthritis. *N Engl J Med* 375(26): 2519–29.

[54] Oussalah A, Julien M, Levy J et al (2019) Global burden related to nitrous oxide exposure in medical and recreational settings: a systematic review and individual patient data meta-analysis. *J Clin Med* 8(4): 551.

[55] Polderman JA, Farhang-Razi V, Van Dieren S et al (2018) Adverse side effects of dexamethasone in surgical patients. *Cochrane Database Syst Rev* 8: CD011940.

[56] Porter KM, Dayan AD, Dickerson S et al (2018) The role of inhaled methoxyflurane in acute pain management. *Open Access Emerg Med* 10: 149–64.

[57] Pryor KO & Storer KP (2019) 12 – Drugs for neuropsychiatric disorders. In: *Pharmacology and Physiology for Anesthesia* (second edition). Hemmings HC and Egan TD (eds). Philadelphia, Elsevier. 241–69.

[58] Royal College of Anaesthetists (1998). Guidelines for the Use of Nonsteroidal Antiinflammatory Drugs in the Perioperative Period. London, Royal College of Anaesthetists.

[59] Sanchez Munoz MC, De Kock M & Forget P (2017) What is the place of clonidine in anesthesia? Systematic review and meta-analyses of randomized controlled trials. *J Clin Anesth* 38: 140–53.

[60] Sanders RD, Weimann J & Maze M (2008) Biologic effects of nitrous oxide: a mechanistic and toxicologic review. *Anesthesiology* 109(4): 707–22.

[61] Schug SA, Palmer GM, Scott DA et al (2020) *Acute Pain Management: Scientific Evidence*. Melbourne, Australian and New Zealand College of Anaesthetists and Faculty of Pain Medicine. https://www.anzca.edu.au/safety-advocacy/advocacy/college-publications. Accessed December 2020.

[62] Schug SA, Parsons B, Li C et al (2017) The safety profile of parecoxib for the treatment of postoperative pain: a pooled analysis of 28 randomized, double-blind, placebocontrolled clinical trials and a review of over 10 years of postauthorization data. *J Pain Res* 10: 2451–59.

[63] Schwenk ES, Viscusi ER, Buvanendran A et al (2018)

Consensus guidelines on the use of intravenous ketamine infusions for acute pain management from the American Society of Regional Anesthesia and Pain Medicine, the American Academy of Pain Medicine, and the American Society of Anesthesiologists. *Reg Anesth Pain Med* 43(5): 456–66.

[64] Shin SJ, Noh CK, Lim SG et al (2017) Non-steroidal anti-inflammatory drug-induced enteropathy. *Intest Res* 15(4): 446–55.

[65] Simmons DL, Botting RM & Hla T (2004) Cyclooxygenase isozymes: the biology of prostaglandin synthesis and inhibition. *Pharmacol Rev* 56(3): 387–437.

[66] Sriuttha P, Sirichanchuen B & Permsuwan U (2018) Hepatotoxicity of nonsteroidal antiinflammatory drugs: a systematic review of randomized controlled trials. *Int J Hepatol* 2018: 5253623. PMID: 29568654; PMCID: PMC5820561. doi: 10.1155/2018/5253623.

[67] Stevens AJ & Higgins MD (2017) A systematic review of the analgesic efficacy of cannabinoid medications in the management of acute pain. *Acta Anaesthesiol Scand* 61(3): 268–80.

[68] Stockings E, Campbell G, Hall WD et al (2018) Cannabis and cannabinoids for the treatment of people with chronic noncancer pain conditions: a systematic review and meta-analysis of controlled and observational studies. *Pain* 159(10): 1932–54.

[69] Taylor CP & Harris EW (2020) Analgesia with gabapentin and pregabalin may involve *N*Methyl-D-aspartate receptors, neurexins, and thrombospondins. *J Pharmacol Exp Ther* 374(1): 161–74.

[70] Turan A, Babazade R, Kurz A et al (2016) Clonidine does not reduce pain or opioid consumption after noncardiac surgery. *Anesth Analg* 123(3): 749–57.

[71] van der Wal SE, van den Heuvel SA, Radema SA et al (2016) The in vitro mechanisms and in vivo efficacy of intravenous lidocaine on the neuroinflammatory response in acute and chronic pain. *Eur J Pain* 20(5): 655–74.

[72] Vane JR (1971) Inhibition of prostaglandin synthesis as a mechanism of action for aspirinlike drugs. *Nat New Biol* 231(25): 232–35.

[73] Vane JR & Botting RM (1998) Mechanism of action of nonsteroidal anti-inflammatory drugs. *American J Med* 104(3A): 2S–8S; discussion 21S-22S.

[74] Verret M, Lauzier F, Zarychanski R et al (2020) Perioperative use of gabapentinoids for the management of postoperative acute pain: a systematic review and meta-analysis. *Anesthesiology* 133(2): 265–79.

[75] Waldron NH, Jones CA, Gan TJ et al (2013) Impact of perioperative dexamethasone on postoperative analgesia and side-effects: systematic review and meta-analysis. *Br J Anaesth* 110(2): 191–200.

[76] Wang X, Liu N, Chen J et al (2018) Effect of intravenous dexmedetomidine during general anesthesia on acute postoperative pain in adults: a systematic review and metaanalysis of randomized controlled trials. *Clin J Pain* 34(12): 1180–91.

[77] Weibel S, Jelting Y, Pace NL et al (2018) Continuous intravenous perioperative lidocaine infusion for postoperative pain and recovery in adults. *Cochrane Database Syst Rev* 6: CD009642.

[78] Wheatley BM, Nappo KE, Christensen DL et al (2019) Effect of NSAIDs on bone healing rates: a meta-analysis. *J Am Acad Orthop Surg* 27(7): e330–36.

[79] Wick JY (2012) Aspirin: a history, a love story. *Consult Pharm* 27(5): 322–29.

[80] Wiffen PJ, Derry S & Moore RA et al (2013). Antiepileptic drugs for neuropathic pain and fibromyalgia - an overview of Cochrane reviews. *Cochrane Database Syst Rev* 11: CD010567.

[81] Woolf CJ (2011) Central sensitization: implications for the diagnosis and treatment of pain. *Pain* 152(3 Suppl): S2–15.

[82] Yang L, Du S & Sun Y (2017) Intravenous acetaminophen as an adjunct to multimodal analgesia after total knee and hip arthroplasty: a systematic review and metaanalysis. *Int J Surg* 47: 135–46.

[83] Yuan JQ, Tsoi KK, Yang M et al (2016) Systematic review with network meta-analysis: comparative effectiveness and safety of strategies for preventing NSAID-associated gastrointestinal toxicity. *Aliment Pharmacol Ther* 43(12): 1262–75.

第7章　阿片类药物的全身给药途径
Systemic Routes of Opioid Administration

阿片类药物可以通过多种全身途径给药。给药途径的选择取决于多种因素，包括疼痛的部位、严重程度、患者因素（如年龄、认知能力和对某种给药途径接受的意愿），以及组织因素，如成本、组织人员的受教育水平和现有的监测和监管水平。

使用更为复杂的阿片类药物给药方法，如患者自控镇痛（PCA）、硬膜外和其他局部镇痛，已经改善了许多患者急性疼痛的管理。然而，在许多机构中，一些患者仍然使用更为传统的全身用药给予阿片类药物——通常是口服或皮下注射或肌内注射的间歇性 PRN（必要时用药）剂量。调查显示，许多手术后（Meissner & Zaslansky，2019）和在医疗病房中（Chang 等，2010），仍有大量的患者报告中度到严重的疼痛。然而，当使用间断性的"PRN"阿片类药物技术时，无效的镇痛可能是其应用不足和缺乏灵活的剂量方案的后果，而不是与给药途径有关的限制。

通常情况下，这些更传统的阿片类药物治疗方案没有充分考虑到阿片类药物需求量的巨大患者间差异（8～10 倍），这是由于药物效应学因素（个体对药物的反应如何）和药代动力学因素（个体患者如何处理药物，即如何吸收、分布、代谢和排泄）的不可预测差异造成的。此外，医疗和护理人员普遍缺乏适当的教育，这导致无法正确评估不良反应的风险，以及缺乏对疼痛和患者对治疗的反应（包括镇痛效果和不良反应）的评估。因此，传统的阿片类药物

止痛方案可能并不十分成功，这一点也不奇怪。

无论选择哪种途径，使阿片类镇痛更有效的关键是为每位患者滴定阿片类药物的剂量。这需要制订适当的初始剂量（在阿片类药物初治成人患者中应基于年龄）和给药间隔，然后监测镇痛的有效性和指示过量剂量的体征，以便随后改变剂量和给药频率。表 7-1 总结了滴定的要求，疼痛评分、功能活动评分（FAS）和镇静评分的评估详情见第 3 章。

表 7-1　阿片类药物滴定基本要求

- 针对每一种阿片类药物的给药方式，安全有效的调节需要
  - 对于未使用过阿片类药物的患者，需对患者的年龄相关剂量范围进行合适的处方（根据年龄相关剂量范围进行）
  - 用于所选给药途径的合适剂量间隔（即应在此区间内等待下一次用药），以确保安全和有效
  - 定期监测镇痛效果（疼痛评分，快速问诊调查）
  - 监测有无通气功能障碍（镇静评分，呼吸频率）以及其他不良反应
  - 根据患者的反应（疼痛缓解和不良反应）相应地调整后续剂量
  - 在上一次剂量的峰值效果可能已经体现之前，应避免再次注射药物
- 调节应以以下为目标
  - 确保患者舒适（不一定达到完全无痛），同时具有良好的功能活动
  - 镇静评分<2
  - 呼吸频率≥每分钟 8 次（在大多数情况下）

本章列出的阿片类药物剂量，是建议用于阿片类药物初治重度急性疼痛患者的剂量。疼痛程度较轻的患者对阿片类药物的需求量较

低，而对阿片类药物耐受的患者的需求量可能较高，变化更大（见第 15 章）。

剂量间隔的目的是规定阿片类药物的间歇剂量之间的时间间隔，以便在给予另一个剂量之前看到前一个剂量的全部效果。这主要取决于药物起效的速度。虽然阿片类药物达到最大血药浓度所需的时间主要取决于给药途径，但达到最佳疗效所需的时间，则取决于药物随后通过中枢神经系统（CNS）的速率和阿片类药物受体的速率。

决定药物穿过 CNS 的速率的因素包括药物的脂溶性、药物分子的电离度、未结合（即未与蛋白质结合）的药物比例以及穿过血脑屏障的浓度梯度。当给予不同静脉注射的阿片类药物推注剂量时，脂溶性和电离度对起效时间和峰值效应的影响最明显，具有最大的临床相关性（见本章 "阿片类药物间歇静脉注射的滴定" 部分）。

一些人不适当地使用给药间隔来决定药物的预期作用持续时间，通常基于其消除半衰期。然而，基于该参数选择给药间隔将不允许有效滴定，因为药物的半衰期仅仅是血液浓度改变 50% 所花费的时间。它仅仅给出了身体代谢和排泄药物的速率指标。除了消除半衰期，任何给定剂量的阿片类药物的作用持续时间都将取决于许多其他因素，包括给药量、给药途径和药物的药代动力学特征，如吸收、分布至不同组织（包括阿片类药物受体）的速率、与受体解离的速率和脂溶性。

许多年前，对医护人员实施持续教育计划以及使用包括治疗和监测算法在内的简单指南，无论给药途径如何，都导致阿片类药物滴定的显著改善（Gould 等，1992）。

一、口服

口服是阿片类药物的首选给药途径，除非患者有严重的急性疼痛或禁忌证。它简单有效，而且大多数患者耐受性良好。

口服给药的局限性包括手术和损伤后常见的胃排空延迟，以及恶心和呕吐。如果排空延迟，阿片类药物将无法通过小肠吸收。如果在恢复正常胃动力之前给予几次剂量，则累积剂量可能在恢复正常排空的同时进入小肠（"倾倒" 效应）。这可能导致患者接受意外的大剂量，不良反应风险增加。

需要区分胃排空延迟且不能口服药物的患者和需要 "空腹"（如在择期手术或其他程序之前）的禁食患者。在后一种情况下，胃排空不会延迟，通常可以正常给予口服阿片类药物和其他口服药物。

与胃肠外给药相比，口服阿片类药物通常需要更大的剂量。它们的口服生物利用度受到首过效应的影响，在从胃肠道吸收后的一部分药物会被肝脏和（或）肠壁代谢。这会影响到达体循环的原型药物量。这些差异反映在每种阿片类药物口服和胃肠外给药形式的等效剂量上（表 4-2）。

（一）速释制剂和缓释制剂

这部分的重点是使用常规阿片类药物，而不是非典型阿片类药物曲马多和他喷他多，因为如果不根据个体患者的需要仔细滴定，前者更可能导致过度镇静 / 阿片类药物诱发通气功能障碍（OIVI）。

口服给予的阿片类药物的吸收速率将主要取决于药物的制剂：速释（IR）片剂、胶囊或液体或缓释（SR）片剂、胶囊或悬浮液。

1. 速释阿片类药物

在可能的情况下，急性疼痛的管理应优先选择口服即刻释放（IR）阿片类药物制剂。如果按等效剂量给予，口服 IR 阿片类药物可以像通过其他更侵入性途径给予的阿片类药物一样有效。其峰值效应通常在 45～60min 内观察到（Schug 等，2020）。由于开始时无法预测患者对阿片类药物的需要程度，并且所需剂量可能会因所体验的疼痛而变化，并且通常每天至少减少一些，因此应基于按需原则开具 IR 阿片类药物处方。

在不能服用片剂或胶囊或需要非口服肠内给药的患者中，一些 IR 阿片类药物也可以液体制剂形式获得。

当应用 IR 阿片类药物用于治疗急性疼痛时，应考虑治疗持续时间。如果可能，应在医院开始剂量递减（减量），并在出院后继续应用。在大多数情况下，仅短期使用是必要的。

2. 缓释阿片类药物

阿片类药物，如吗啡、羟考酮、氢吗啡酮、他喷他多及曲马多等，通常以缓释剂型（也称为控释、持续释放、改良或延长释放剂型）给药，用于治疗慢性疼痛和癌痛，通常只要以固定时间间隔，每日 1～3 次进行给药。这些药物不应按需要（PRN）进行订购。

缓释型阿片类药物达最大镇痛效果缓慢，可能需要 4h 或更长时间才能达到峰值效应，其持续时间比速释型阿片类药物长，这使得药物的短期调整和快速滴定变得不可能。将新的缓释型阿片类药物加入到 PCA 或 PRN 速释型阿片类药物方案中，基本上与添加 PCA "背景" 输注相同，这已被证实会增加 OIVI（George 等，2010）。临床报告已确认缓释型阿片类药物增加 OIVI 的风险（Weingarten 等，2015；Brant 等，2018）。与速释型阿片类药物相比，术后几天使用缓释型阿片类药物可能导致更高的阿片类药物需求量及休息和运动期间更高的中位数疼痛评分（Tan 等，2020）。

非慢性疼痛或癌痛患者在入院前已使用缓释型阿片类药物，通常应继续使用（见第 15 章）。因此，专业机构不建议使用缓释型阿片类药物治疗急性疼痛（FDA，2012；Webster，2013；Chou 等，2016；Dowell 等，2016；澳大利亚和新西兰麻醉师学院和疼痛医学学院，2018）。要注意的是，与 PRN 用法相比，常规使用速释型阿片类药物可能会导致与使用缓释型阿片类药物治疗急性疼痛相同的风险（Schug 等，2020）。

随着急性疼痛的缓解和阿片类药物需求的降低，需要逐渐减少缓释型阿片类药物的剂量，由于快速 "下调" 缓释型阿片类药物更加困难使得这个情况变得更加复杂。在某些情况下，缓释型阿片类药物可用于短期内治疗持续的急性疼痛状态，如严重灼伤，但在这种情况下，应寻求专家意见。

虽然美沙酮具有相对较快的起效时间，但其长而且变化很大的半衰期使其更难快速调节，类似于缓释型阿片类药物。因此，美沙酮不适用于常规治疗急性疼痛。在开始美沙酮治疗前，应咨询专家意见。

缓释型阿片类药物防滥用或防篡改制剂的推出是减少这些药物滥用和篡改风险的一种方式（Litman 等，2018）。不同的制剂使用化学或物理方法来阻止不正确的管理方式，如咀嚼、静脉注射、吸入或鼻部吸入。如果阿片类药物如预期般口服，则无法防止非医疗用途的使用。

（二）口服速释阿片类药物的滴定

1. 剂量范围

对于常规口服 IR 阿片类药物的初始剂量，应基于患者的年龄和疼痛的严重程度。对于住院患者，建议初始管理的重度急性阿片类药物有效的疼痛的初始剂量范围如图 7-1 所示（基于图 4-1），请注意，这些值来自于使用吗啡

PCA 的阿片类药物初治患者。如果疼痛程度较轻，则剂量需求较低，或者对于过去使用过阿片类药物的患者，剂量需求可能较高。不同的患者群体也可能发生变化。

了解患者以前对阿片类药物的需求（如果患者从 PCA 转换到口服镇痛药）有助于计算后续口服阿片类药物剂量，因为它为患者 24h 内可能的口服需求提供了良好的指导。

处方的范围需要考虑以下事实：大多数患者的急性疼痛强度和阿片类药物需求可能在最初几天内迅速下降。

如果使用组合制剂，其中 IR 阿片类药物与对乙酰氨基酚或非甾体抗炎药（NSAID）组合，则对这些非阿片类药物的剂量的限制将限制可给予的阿片样物质的总量。因此，与使用复方制剂相比，使用常规口服对乙酰氨基酚和（或）NSAID 提供背景镇痛并添加 PRN 剂量的 IR 阿片类药物通常更合适。

口服 IR 曲马多的推荐每日总剂量通常限于 400mg，而 600mg 是胃肠外曲马多的推荐每日限制（对于老年患者推荐较低剂量）。这一建议与已知的药物口服生物利用度相冲突，并且在实践中，至少在非老年患者和肾功能正常的患者中，每日口服 600mg 或更高的剂量通常耐受良好。IR 他喷他多的推荐最大每日维持剂量限度也是每天 600mg。

2. 剂量间隔

如前所述，口服 IR 类阿片药物通常在需要时以 PRN 为基础进行处方，然而 PRN 系统有其优点和缺点。对于患者而言，阿片类药物应该在疼痛加重的时候给药，但是在不适感缓解和实际给药另一剂之间通常会出现很长的延迟。由于某些原因，患者可能不想要求另一剂量，至少直到疼痛严重为止。此外，在许多医院，由于阿片类药物保存在上锁的橱柜中，患者提出加药请求之后，仍需要一位额外的护士

阿德莱德中央地方卫生网络（CALHN）急性疼痛服务

建议初始剂量仅适用于具有严重阿片类药物反应性急性疼痛的阿片类药物初治住院患者

注意：缓释（SR）阿片类药物和芬太尼或丁丙诺啡贴片不适合或安全用于治疗急性疼痛

年龄（岁）	皮下注射吗啡或羟考酮（mg）	皮下注射芬太尼（μg）	口服羟考酮（mg）
15—39	7.5～12.5	100～200	10～25
40—59	5～10	75～150	10～20
60—69	2.5～7.5	40～100	5～15
70—85	2.5～5	40～75	5～10
>85	2～3	30～50	2.5～5
推荐给药间隔：1h 必要时用药			疼痛不严重时的剂量

- 较低的阿片类药物剂量适用于疼痛较少和（或）非初始治疗的患者；阿片类药物耐受患者可能需要更高的剂量
- 建议从剂量范围的中间量开始，如果需要，可以每小时给药一次，但后续剂量将取决于对前一剂量的反应；只要镇静评分<2，可以增加给药剂量，以尝试将镇痛持续时间延长至 2～3h 或更长时间
- 如果镇痛不足，镇静评分<2 且呼吸频率>每分钟 8 次，可以增加剂量范围的上限（首先检查剂量是否正确或已给予）

▲ 图 7-1　显示了非定期 PRN 内服和皮下注射阿片类药物的剂量图，用于院内急性严重阿片类药物敏感性疼痛的初始管理。该图被折叠并覆盖防水膜，制成小卡片，方便住院医生将其附在链环上以方便随时查看

经 the Central Adelaide Local Health Network 许可转载

来核查药物和剂量，这种要求也不可避免地会出现一些延迟。另外，阿片类药物也需要一定的时间才能生效。除非经常给患者提供止痛药（尽管这是理想的情况），或者直到疼痛变得难以忍受才要求另一剂量，那么 PRN 制度就会失败。

PRN 制度的主要优点在于，适当地滴定，它可以提供所需的灵活性，以覆盖每个急性疼痛患者疼痛强度的变化。如前所述，给药间隔只需要确保在下一剂量的阿片类药物给予前，药物在前一剂量达到最大效果后给予，并且在多数患者中，这需要在口服 IR 阿片样物质后的 60min 内进行。因此，在患者感到疼痛时，并不需要等待 4～6h 才能给予下一剂量。在人员配置和监测允许的医院中，IR 类阿片药物有时会被订购为每小时或每 2 小时 PRN（必要时用药），以快速调整患者所需的总量（附录 7-1）。在其他机构中，更长的给药间隔可能更加安全，虽然可能不太有效。然而，一旦患者离开医院，较长的给药间隔（如每 4 小时 PRN）会更安全。

对于选定的患者（如需要更高剂量的常规阿片类药物），速释曲马多和他喷他多可以在 PRN 或固定间隔（如每 4 或 6 小时）的基础上给予，因为过度镇静的风险较小，所以 PRN 和固定间隔给药与常规阿片类药物相比更安全。

3. 监测

如第 3 章所述，监测疼痛评分、FAS、镇静评分（用作 OIVI 更好的早期临床指标）和呼吸频率可以作为镇痛是否充分以及剂量是否过量的指标。这些应该定期监测，包括在给予常规 IR 阿片类药物时进行评估，大约 1h 后再次进行评估，也就是说，大约在药物的峰值效应可能发生的时间。可根据这些评估调整后续剂量。

与所有阿片类药物一样，目的是在镇静评分＜2 时保持患者舒适和良好的功能活动（表 7-1）。

4. 后续剂量的选择

尽管药物剂量范围和初始剂量应根据患者的年龄而定，但后续的剂量应逐渐调整以适应每个患者的需要。然而，在实际应用中，剂量选择往往是因为"之前那个剂量是这样给的"，而不是基于对患者情况的评估。

对于像 PCA 这样更复杂的急性疼痛管理技术，建议使用包括阿片类药物处方、监测和护理人员或医生可能需要进行的任何干预的指南是必要的（如对于恶心和呕吐或 OIVI 的应对）的标准订单（Frederickson 和 Lambrecht，2018）。同样，类似的管理方案可用于常规阿片类药物的 PRN 给药。附录 7-1 中可以找到 PRN 速释口服阿片类镇痛药的"标准订单"表格示例，该表格类似于 PCA 以及硬膜外和区域镇痛药的使用。该表格包括阿片类药物处方、不良反应识别和处理的指令、其他一般指令（如关于联合使用镇静药的注意事项）以及监测要求和文档管理。由于许多医院都使用电子处方，希望阿片类药物的订单也可以成为"订单集"的一部分，并包含类似的信息。

二、皮下和肌内注射

尽管吗啡最早是在 19 世纪 50 年代通过皮下注射给药的，并于 1863 年由伦敦外科医生 James Paget 用于手术后的疼痛缓解（Hamilton 和 Baskett，2000），但肌内注射逐渐成为更常见的给药途径，可能是因为人们错误地认为皮下部位吸收速度较慢。然而，皮下注射在针对癌症疼痛的阿片类药物治疗中仍然经常使用，并且在急性疼痛管理中越来越受欢迎。

为了给药方便，使用塑料导管或细口径的

"蝴蝶针"插入皮下组织，常常位于锁骨下方，并覆盖一层透明敷料。为了确保针正确放置而不是太浅，应该用一只手握住皮肤和皮下组织的一大块，另一只手将套管或针插入这一块组织的底部（与患者成 30°～45°）。注射可以通过留置套管上的帽或单向阀来施用。与肌内注射相比，使用这种途径的优势包括改善患者的舒适度和患者偏好，并减少针头刺伤的风险，因为一旦留置的针或导管放置好，就可以避免使用其他针头。

如果通过留置针进行注射感到疼痛，可能是药物注射速率过快（每个剂量需要在 1～2min 内逐渐输注）或针头插入过浅。如果注射时感到疼痛持续不断，或注射部位出现任何红肿，应更换注射部位。一般情况下，留置针每 3～4 天更换一次即可，但有些机构可能会要求更频繁地更换所有留置套管。

皮下阿片类药物应在浓度足够高的溶液中给药，以避免需要大量注射，因为这可能会导致组织刺激和疼痛。

注射进皮下组织后，阿片样物质的吸收速率与肌内注射后相似。吗啡（Semple 等，1997）、羟考酮（Krishnamurthy 等，2012）、芬太尼（Capper 等，2010）和曲马多（Dooney 等，2014）皮下给药后达到血药浓度峰值的平均时间均约为 20min，尽管在一些受试者中观察到延迟超过 30min。请注意，血药浓度达峰时间与达峰效应时间不同。

传统上，肌内注射阿片类药物被规定为每 4 小时 PRN（必要时用药）。肌内注射方案缺乏有效性是不太频繁给药的主要原因。即使在 4h 结束前疼痛复发（这并不罕见），患者也时常被迫等待至少 4h 才能再次注射。

图 7-2 假设以每 4 小时为间隔，重复固定的肌内注射剂量，血半衰期约为 3h 的典型阿片类药物（如吗啡），会如何影响血药浓度的变化。第一次注射后，由于该剂量仅刚好进入患者具有治疗效果的血药范围浓度内，因此疼痛减轻效果很小（如果有的话）。而接下来的两次注射可能会导致更高的血药浓度和更长时间的疼痛减轻效果。而第 4 次及其后的注射可能会导致血药浓度水平过高，产生不良反应。

根据图 7-2 可以做出如下结论。

- 在第一次注射时，使患者舒适所需的阿片

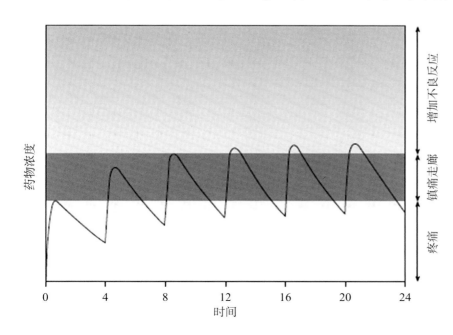

◀ 图 7-2　间歇性肌肉注射阿片类镇痛

类药物的用量可能与维持舒适所需的用量不同。

- 尽管阿片类药物血浓度的峰值和谷值是这种方案的必然结果，但治疗的目标应该是减少这种变异程度，使峰值和谷值主要出现在"镇痛通道"内。例如，经常给予较少的阿片类药物剂量可以达到同样的日总剂量，但在剂量之间的血药浓度变异性较小。

间歇性皮下或肌内注射阿片类药物的调节

皮下和肌内注射阿片类药物的调节原则与口服阿片类药物的调节原则非常相似。一个同时适用于缓释类口服阿片类药物和皮下阿片类药物的"标准医嘱单"范例见附录 7-1。

1. 剂量范围

无论采用何种途径，初始剂量应根据患者的年龄确定给药范围。图 7-1 显示了建议的初始剂量范围（基于图 4-1），数据来源于大型手术后首次接受阿片类药物 PCA 治疗的严重急性疼痛患者，如大型手术后。对于疼痛程度较轻的患者，剂量需求可能较低，而对于有过阿片类药物使用史的患者，剂量需求可能较高。此外，不同的患者群体也可能有所不同。

尽管工作人员往往倾向于从任何给定范围的下限开始，但这些范围应允许他们根据需要适量调整后续剂量。除非存在禁忌证（如患者在接受治疗期间感到非常疼痛或感到困倦），并且所规定的剂量范围是合适的，否则在大多数情况下，从剂量范围的中间开始是比较合理的。

2. 剂量间隔

与口服阿片类药物一样，皮下和肌内注射的阿片类药物最好按需用药。按需用药方案通常用于急性疼痛治疗，因为急性疼痛

变化迅速，但镇痛效果取决于患者是否获得适当剂量。皮下或肌内注射的阿片类药物在 45～60min 内产生大部分效果，因此，适当的监测和评估患者情况后，每小时一次剂量可能可行。在血液灌注不良情况下，如低血容量或低体温，可能会导致吸收延迟。这会导致镇痛效果和药物吸收的延迟，这时更适合静脉给药。

3. 后续剂量的监测和选择

应定期监测疼痛评分、面部表情评分、镇静评分和呼吸频率。与口服阿片类药物一样，对于间歇性的皮下和肌内注射方案，这些评估应在注射时进行，大约 1h 后再次进行评估。一个间歇性皮下 / 肌内注射阿片类药物的"标准医嘱"表格的示例见附录 7-1。

三、静脉注射

某些书籍和指南目前仍然建议在相似剂量间隔下，静脉给药的阿片类药物剂量与肌内注射相似。图 7-3 假设地展示了，如果将通过肌内注射给予的同样剂量的阿片类药物（图 7-2）改为每 4 小时静脉注射，会发生的阿片类药物血液水平变化情况。这种方法会导致药物浓度在血液中大幅波动，血药峰值更高，并增加不良反应的风险。因此，这种给药方案效果可能不佳，更重要的是较不安全。为了获得持久的疼痛缓解效果且不产生不良反应，需要给予更小的剂量并更频繁地进行静脉注射。

剂量越小，且越频繁给药，阿片类药物在血液中的浓度变化就越少且更易于调整剂量以适应不同患者和疼痛刺激。这是 PCA 背后的基本原理，也是 PCA 成功的基础之一。然而，如果需要护理人员对大量患者进行间歇性静脉给予罂粟类药物剂量，这将是一个巨大的后勤和人员问题，因此一般不建议在普通病房中采

用该镇痛方法作为常规疼痛缓解治疗。然而，这种技术是获得快速缓解疼痛并避免药物通过其他途径吸收的最佳方法，它应该用于以下情况。

- 如果疼痛严重（如手术后），需获得初始的疼痛缓解，即"负载"患者，使药物在患者体内能迅速达到有效浓度。

- 为低血容量或低血压的患者提供镇痛药物，因为从肌肉或皮下组织中吸收药物的效果较差。

为了避免间歇给药所带来的血液中药物浓度的波动，有时会采用阿片类药物的持续静脉输注。尽管这种技术可以维持相对稳定的药物浓度，但很难预测特定患者所需的药物浓度水平及其所需的剂量。此外，急性疼痛并不是恒定的，患者需要的药物剂量会因对不同疼痛刺激的反应而变化。因此，仅仅改变输注速率就需要相当长时间才能将输注的阿片类药物量与实际所需量匹配。此外，药物的血液浓度在获得镇痛效果后仍可能继续上升，存在一些可能的风险。

如果一个药物的输注速率是固定的，需

要五个半衰期的时间才能达到最终稳态浓度的95%（Schug 等，2020）。图 7-4 中假设使用半衰期为 3h（如吗啡）的药物进行阿片类药物持续输注。开始输注后 3h 可获得镇痛效果。如果输注速率继续相同，药物浓度将继续上升数小时，可能导致不良反应（包括呼吸抑制）的发生。每次调整输注速率的影响需要几个小时才能完全生效，即达到新的稳态浓度。

在使用仅 PCA 模式时，处于镇静状态的患者不会按下需求按钮，因此不会自行追加阿片类药物剂量。然而，在用于阿片类药物的连续静脉输注设备中，药物会持续输送，无论患者是否处于镇静状态。正因如此，连续静脉输注阿片类药物是普通病房中最不安全的给药方式之一。

（一）阿片类药物间歇静脉注射的滴定

当阿片类药物通过静脉注射给予时，其血液中的峰值浓度会迅速达到。然而，药物产生效应的时间取决于它进入中枢神经系统和与阿片类受体的结合速度。药物脂溶性和分子离子化程度是影响阿片类药物穿过中枢神经系统速

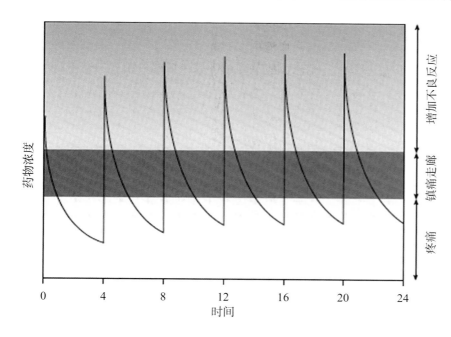

◀ 图 7-3　阿片类药物间歇性静脉镇痛

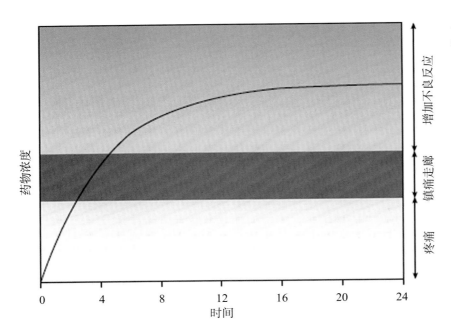

▲ 图 7-4　连续间断阿片类药物输注

度的因素。因此，不同阿片类药物的起效时间可能存在显著差异。

从静脉注射后到达峰值效应的潜伏时间（latency-to-peak effect）对于阿芬太尼和瑞芬太尼较短（不到 2min），它们都具有高度的脂溶性，而且与其他阿片类药物相比，以非离子形式存在的比例更高。因此，它们的起效速度更快，但镇痛效果较短暂，适用于需要短时间但剧烈镇痛的情况。

吗啡、羟考酮、芬太尼和氢吗啡酮在急性疼痛治疗中会更常用。芬太尼和舒芬太尼也具有高度脂溶性，静脉推注后 4～5min 后达到峰值效应。

吗啡的脂溶性最低，潜伏时间到达峰值效应最长。尽管在给定剂量后大约 5min 可以达到全效果的 2/3，但经过静脉推注给药后，最大效果可能需要超过 20min 才能达到。

手术中使用单次静脉注射美沙酮可改善术后疼痛控制并减少术后阿片类药物需求（Murphy & Szokol，2019）。然而，美沙酮的半衰期较长且变化很大，这意味着它可能像连续输注一样起作用。因此，如果剂量过大，有可

能延长 OIVI。虽然随机试验 OIVI 风险不会增加，但大多数试验未能评估 OIVI 发生率的差异（Murphy & Szokol，2019）。在一项大型脊柱手术患者回顾性综述中报告了术后 OIVI 的发生率增高（Dunn 等，2018）。

任何重复剂量或可能给予的任何其他阿片类药物的剂量的效果将更难以预测，也更不安全，不推荐在阿片类药物初治患者中使用这种方案。

快速静脉推注大剂量曲马多可导致呕吐症状的高发生率。缓慢给药，使用较小但更频繁的剂量，或在手术环境中，在患者从全身麻醉中苏醒之前给予药物，通常会降低这种不良反应的风险（Schug 等，2020）。

1. 剂量范围

如前所述，剂量范围应基于患者的年龄，吗啡、羟考酮和芬太尼的推荐剂量见图 7-5。

2. 剂量间隔

虽然芬太尼的一次推注剂量会在静脉注射后 5min 内发挥最大作用，但对于像吗啡这样脂溶性较低的药物可能需要 20min 或更长时间才能对 CNS 产生最大的作用。然而，如果需

阿德莱德中央地方卫生网络（CALHN）指南

间歇性静脉注射阿片类药物治疗急性疼痛

这些指南的使用仅限于麻醉后恢复病房

- 仅供接受过此技术指导的工作人员使用
- 注意静脉注射吗啡的峰值效应可能不会超过 15min，因此在此期间应密切观察所有患者
- 所有接受重复剂量静脉注射阿片类药物的患者，均应给予氧气吸入

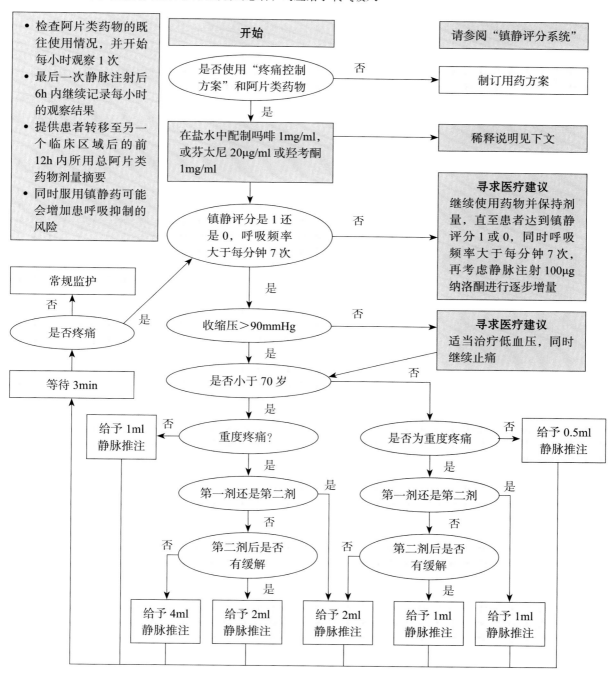

▲ 图 7-5　间歇性静脉注射阿片类药物给药指南举例

经 the Central Adelaide Local Health Network 许可转载

要快速获得镇痛效果，后者的时间间隔过长。为了在绝对安全（确保一次剂量的高峰效应已经发挥完毕才给予另一次剂量）和有效性之间取得合理的平衡，建议使用 3～5min 的剂量间隔来给所有常用的阿片类药物。这被证明是安全和有效的，前提是医务人员密切监测患者并且知道这个时间间隔可能不代表真正的高峰效应时间，特别是在给予吗啡后。

3. 监护和后续剂量选择

自 1988 年以来，广泛用于吗啡和芬太尼（后来增加了羟考酮）的间歇性静脉给药的管理指南如图 7-5。这通常由护理人员管理，在术后恢复单元或其他专业领域，例如重症监护、急诊医学和烧伤治疗。只要患者的镇静评分低于 2，总阿片类药物给予量就没有限制。

4. 后续镇痛方案

静脉输注阿片类药物的调节目的是在短时间内实现良好的镇痛效果。一旦患者舒适，就可以开始使用其他的阿片类镇痛方案。

（二）静脉连续阿片类药物的滴定

1. 剂量范围

鉴于从连续输注开始到镇痛效果产生的时间不确定，在最初阶段如果先给予静脉剂量（图 7-5），可以更快地获得镇痛效果，一旦患者感觉舒适，便开始输注。

2. 监测

疼痛评分、FAS、镇静评分和呼吸频率应频繁监测，建议每小时进行一次监测。

3. 输注速率的调整

由于任何输注速率的改变需要一定的时间才能发挥作用，如果镇痛效果不够，应该再次追加静脉推注剂量以使患者更加舒适，然后再增加输注速率。如果输注被停止，药物血浓度回到零需要 5 个半衰期的时间。因此，如果患者出现过度镇静（即发生 OIVI），输注应该停止，直到患者更加清醒（镇静评分<2），而不仅仅是减少输注速率。

四、直肠给药

直肠黏膜下静脉丛将直肠下半部分吸收的药物引流至上、中、下直肠静脉。这样吸收的药物将进入后两者静脉并进入下腔静脉，从而绕过肝脏门静脉并通过肝脏进行首次代谢，这是这种给药途径的优点之一。直肠上部分经直肠黏膜吸收的药物则进入上直肠静脉并进入门脉系统。

直肠吸收常常具有变异性，因为药物的放置位置、直肠内容物和有肠血供情况可能不同。此外，并不总是有广泛的患者或工作人员接受这种给药途径。在进行直肠给药之前，无论是清醒给药还是麻醉下给药，都应该先获得患者的同意。在有直肠前病变或免疫抑制状况以及某些结直肠手术后应避免直肠给药。

在大多数情况下，尽管由于前面提到的原因，其生物利用度和吸收速率可能有所不同，口服和直肠给药仍使用类似的剂量，故药物可能无法均匀分布在栓剂中，因此，"半栓剂"的剂量可能无法提供该栓剂中的一半阿片类药物。

五、经皮给药

表皮的角质层是药物进入体内的主要屏障。然而，脂溶性阿片类药物可通过皮肤吸收。皮肤渗透性受许多因素影响，如年龄、皮肤温度、身体部位和种族。这些因素的变化可能导致药物通过皮肤的转移速率不可预测。为了最小化药物通过皮肤速率不同的影响，早期的芬太尼透皮给药系统包括药物储库和膜。

膜的渗透率比皮肤低得多，因此是限速步骤，这确保了更可预测的药物转移速率（Schug & Ting，2017）。速率控制膜贴剂已在很大程度上被具有相同生物等效性的基质中药物系统所取代，其中芬太尼或丁丙诺啡溶解在惰性黏合剂基质中。这控制了经皮药物转移的速率，并且递送的量与贴剂的表面积成比例（Schug & Ting，2017）。递送也可以根据皮肤温度（如果患者发热）或贴片暴露于外部热源而变化。

所有这些系统（新的和旧的）使皮肤成为药物的储存库，在药物被吸收到血液中之前起到重要作用。这种储库的效果显著，并且在贴片被移除后很长时间内，从该部位吸收阿片类药物的效果可能会持续很长时间。

（一）芬太尼

自 20 世纪 90 年代以来，透皮芬太尼贴片在临床应用中得到广泛使用。它们的尺寸分别为 12（或 12.5）$\mu g/h$、$25\mu g/h$、$50\mu g/h$、$75\mu g/h$ 和 $100\mu g/h$，并被设计为 72h 内恒速释放药物，尽管释放速率可能存在个体差异。一旦贴上，芬太尼便会被快速吸收到皮肤内部，因为两者浓度存在较大的梯度。

随着时间的推移，药物会从皮肤中缓慢释放，可能需要 24h 或更长时间达到峰值血浓度（Lotsch 等，2013）。相似地，如果移除贴片，皮肤储备中的芬太尼依然会缓慢释放，导致血药浓度缓慢下降。贴片拆除后的消除半衰期约为 17h（Lotsch 等，2013）。

通常情况下，芬太尼贴剂每 72 小时更换 1 次。值得注意的是，大量药物仍留在贴剂中，并且在移除贴剂后需要小心处理。例如，某品牌的芬太尼贴剂递送 $100\mu g/h$（72h 给予 $7200\mu g$），含有 16 800μg 芬太尼。因此，在患者使用贴剂后，贴剂仍可能含有约 $9600\mu g$ 的芬太尼，相当于约 500mg 的吗啡静脉注射。因此，小心处置芬太尼贴剂对于防止伤害或误用非常重要。

透皮芬太尼贴片常用于治疗癌痛和慢性疼痛。由于作用缓慢，起效和消退都比较缓慢，因此不适用于急性疼痛的管理。此外，由于多次报告称使用芬太尼贴片可能导致死亡，目前许多国家禁止使用芬太尼贴片来管理急性或术后疼痛以及阿片类药物初次使用者（Schug 等，2020）。此外，有报道称，婴儿和儿童意外接触到芬太尼贴片可能会导致严重伤害，包括死亡（Stoecker 等，2016；Grissinger，2016）。

一种称为离子导入法的新型透皮递药方式，通过施加外部电场，可以更快地使药物穿过皮肤。已经开发出一种透皮芬太尼离子导入患者自控系统，可以在 10min 内输送 $40\mu g$ 的剂量，每个系统持续时间为 24h 或 80 次剂量，取决于哪个终点先发生，起效时间在 15min 内（Schug & Ting，2017）。然而，由于存在与腐蚀相关的问题，该系统于 2015 年被召回，并于 2017 年停止生产（Schug 等，2020）。

（二）丁丙诺啡

透皮丁丙诺啡贴片也有多种规格可供选择。常见的低剂量贴片每小时释放 $5\mu g$、$10\mu g$、$20\mu g$ 或 $40\mu g$ 药物，并且每 7 天更换 1 次。有些国家还提供每小时释放高达 $70\mu g$ 药物的高剂量贴片，其更换时间通常为 3.5 天 1 次。贴片施用后的 3 天内达到稳态，而布洛芬浓度从贴片取下后的终止半衰期为 12h（Schug 等，2020）。

透皮丁丙诺啡贴片通常用于管理癌痛和慢性疼痛。如果用于急性疼痛管理，应该考虑它们缓慢的起效和停效时间，因此难以根据不断变化的镇痛需求调节剂量。

六、黏膜给药

经黏膜给药是指通过鼻、舌下、口腔或肺黏膜的药物递送。它特别适用于脂溶性更强的阿片类药物，如芬太尼、舒芬太尼和阿芬太尼，它具有避免首过代谢的优点，因为给药的一部分剂量进入体循环而不首先通过肝脏。

（一）鼻内给药

近年来，经鼻（IN）阿片类药物给药途径越来越受欢迎。由于鼻黏膜高度血管化，阿片类药物能够被全身吸收，而不必经过胃肠道或肝脏首过代谢（Agu，2016）。鼻甲是药物沉积和吸收的主要区域。然而，经鼻途径给药也可能使部分药物通过鼻黏膜直接输送到中枢神经系统，绕过血脑屏障。但目前，经鼻药物输送系统中，通过鼻嗅区输送的药物量临床意义可能是微不足道的（Agu，2016）。

由于鼻腔容量较小，即使鼻黏膜表面积较大，建议每侧鼻孔的药物用量不应超过 150～200μl，以避免过量进入鼻咽部（Dale 等，2002；Grassin-Delyle 等，2012）。因此，经鼻给药的阿片类药物必须以一定浓度提供，使其体积不会超过鼻部容量，并且能够产生需要的镇痛效果。

芬太尼、舒芬太尼、阿芬太尼、瑞芬太尼、布托啡诺、羟考酮、丁丙诺啡、美沙酮、二乙酰吗啡、氢吗啡酮和吗啡是已经作为鼻喷剂给药的阿片类药物之一（Dale 等，2002；Grassin-Delyle 等，2012）。该方法似乎最适合脂溶性更高的阿片类药物，如芬太尼、舒芬太尼和阿芬太尼。

急性疼痛情景中最常用的鼻内给药阿片类药物是芬太尼，无论是在院内还是院外。大多数急性疼痛情景中的研究表明，鼻内给予的芬太尼与静脉给药的芬太尼一样有效，但起效时间稍微慢一些，约为 7min（Hansen 等，2012；Schug & Ting，2017）。鼻内给予的芬太尼的生物利用度将根据浓度的使用而变化。在浓度较低的情况下，体积可能超过 200μl，生物利用度将较低；在较高的浓度下，生物利用度可能在 90% 左右。许多药代动力学研究涉及使用非常浓缩的溶液（高达 4000μg/ml 的芬太尼）（Hansen 等，2012）。

标准的 50μg/ml 芬太尼溶液通常在急性疼痛情景中用于鼻内给药。较不浓缩的溶液要求给药体积远远超过建议的最大值 150～200μl，以便给予足够的剂量，特别是在成年患者中。在成人患者中常用体积的 50μg/ml 溶液的鼻黏膜生物利用度尚不清楚，很可能存在高度变异性。

鼻内给予芬太尼的方法也可以用计量剂量来实现"患者自控"。有关一些使用易于获得但未授权的鼻腔芬太尼给药技术（如鼻内 PCA）的担忧仍在存在。

纳洛酮的鼻内制剂也可供非专业人员用于社区中的阿片类药物过量的急救（Ryan & Dunne，2018）。

（二）口腔黏膜（舌下和颊黏膜下）给药

芬太尼在口腔和舌下给药后同样可以良好地被吸收（Lotsch 等，2013）。其效果和其他阿片类药物通过这些途径给予的效果部分取决于药物吞咽比例。

第一种口腔黏膜下给药的芬太尼制剂于 1998 年发布，是芬太尼棒棒糖（Schug & Ting，2017）。在棒棒糖中，约有 25% 的芬太尼经由颊黏膜被吸收（此部分不经历首过代谢），其余部分被吞咽；总体生物利用度约为 50%，血液浓度峰值出现在约 20min（Schug & Ting，2017）。此后，已开发出一些生物利用度更高的口腔黏膜下制剂，包括颊黏膜下片、口腔崩解片、颊黏膜下薄膜和舌下喷雾剂。在所有国家，这些制剂的唯一注册适应证是用于治疗对其他药物已产生耐受的癌症患者的突发性疼痛，而在大多数国家，由于 OIVI 风险较高，它们明确禁止用于急性或术后疼痛患者或任何阿片类药物的初用患者（Schug 等，2020）。

舌下舒芬太尼的生物利用度约为 52%（Fisher 等，2018）。已开发了两种商业化的给药系统。一种是由医务人员给予的单剂量应用器，其中包含 30μg 舒芬太尼片剂；另一种是患者控制的系统，包括一个手持式计算机设备，该设备通过与患者相关联的射频 ID 标签激活，并以患者控制的方式分配 15μg 的片剂，在 20min 的间隔期锁定（Fisher 等，2018）。在需要高剂量阿片类药物的患者中，可能会出现与其他固定剂量系统类似的情况，即足够的镇痛剂量可能更难以实现。

丁丙诺啡贴片用于急性疼痛管理，并作为甲基多巴胺的替代品，用于治疗阿片类药物成瘾，通常以舌下片剂的方式给药，对急性疼痛管理与传统阿片类药物一样有效（White 等，2018；Vlok 等，2019；Schug 等，2020）。达到峰效应时间可能长达 3h（Macintyre & Huxtable，2017），因此，舌下布洛芬的"按需"用药剂量间隔需要比传统 IR 阿片类药物通常使用的间隔时间长。对于需要使用阿片类药物成瘾治疗计划中使用的丁丙诺啡 – 纳洛酮复合物的患者，舌下黏附性薄膜现在比舌下片更常用。

（三）肺部给药

一些阿片类药物，包括吗啡、海洛因、芬太尼和氢吗啡酮，作为雾化气溶胶通过吸入途径给予，在急性疼痛管理中并不常见。这种给药途径主要用于姑息治疗以供应镇痛和缓解气短的症状控制，而在急性疼痛管理中只有有限的、主要是实验性的经验（Schug & Ting，2017）。

要点

1. 个体化治疗方案是安全有效地管理急性疼痛的关键，以克服患者间阿片类药物需求的巨大差异。因此，初始剂量应基于患者年龄，在适当的间隔使用口服、皮下和肌内注射等途径，然后根据疼痛程度、FAS、镇静评分以及呼吸频率等综合评估调整后续剂量。

2. 给予患者规律的基础镇痛，患者在止痛治疗过程中不应总是要求更多的镇痛药物，定期接受治疗合理有效。

3. 口服途径仍然是阿片类药物的首选给药途径，除非有禁忌证或疼痛非常严重的情况。

4. 对于严重急性疼痛患者，如果受过工作人员的教育并监测，静脉注射剂量的阿片类药物滴定是获得快速疼痛缓解的最佳方式。

5. 在普通病房环境中，连续静脉输注阿片类药物是最不安全的给药方法。

6. IN 芬太尼可用于治疗急性疼痛，作为静脉注射剂量可以快速缓解疼痛，但采用常见的 50μg/ml 溶液存在生物利用度不确定性。每个鼻孔的给药体积不应超过 200μl，以避免过量药物进入咽部。

7. SR 阿片类药物不适用于急性疼痛的管理，应在固定时间间隔内给药。

8. 芬太尼透皮贴剂不适用于急性疼痛的管理，大多数国家的规定禁止急性疼痛患者使用。对于阿片类药物初治患者，也发布了使用警告。

9. 芬太尼口腔黏膜含片、口含片和膜剂只适用于治疗阿片类药物耐受性癌症患者的突破性疼痛，禁止用于急性疼痛患者和阿片类药物初治患者。

参考文献

[1] Agu RU (2016) Challenges in nasal drug absorption: how far have we come? *Ther Deliv* 7(7): 495–510.

[2] Australian and New Zealand College of Anaesthetists and

Faculty of Pain Medicine (2018) *Statement on the use of slow-release opioid preparations in the treatment of acute pain.* https://www.anzca.edu.au/getattachment/d9e2a7c5–

0f17–42d3–bda7–c6dae7e55ced/Position-statement-on-the-use-of-slow-release-opioid-preparationsin-the-treatment-of-acute-pain#page= Accessed July 2020.

[3] Brant JM, Stringer L, Jurkovich LR et al (2018) Predictors of oversedation in hospitalized patients. *Am J Health Syst Pharm* 75(18): 1378–85.

[4] Capper SJ, Loo S, Geue JP et al (2010) Pharmacokinetics of fentanyl after subcutaneous administration in volunteers. *Eur J Anaesthesiol* 27(3): 241–46.

[5] Chang SH, Maney KM, Mehta V et al (2010) Pain assessment and management in medical wards: an area of unmet need. *Postgrad Med J* 86(1015): 279–84.

[6] Chou R, Gordon DB, de Leon-Casasola OA et al (2016) Management of postoperative pain: a clinical practice guideline from the American Pain Society, the American Society of Regional Anesthesia and Pain Medicine, and the American Society of Anesthesiologists' Committee on Regional Anesthesia, Executive Committee, and Administrative Council. *J Pain* 17(2): 131–57.

[7] Dale O, Hjortkjaer R & Kharasch ED (2002) Nasal administration of opioids for pain management in adults. *Acta Anaesthesiol Scand* 46(7): 759–70.

[8] Dooney NM, Sundararajan K, Ramkumar T et al (2014) Pharmacokinetics of tramadol after subcutaneous administration in a critically ill population and in a healthy cohort. *BMC Anesthesiol* 14: 33.

[9] Dowell D, Haegerich TM & Chou R (2016) CDC guideline for prescribing opioids for chronic pain-United States, 2016. *JAMA* 315(15): 1624–45.

[10] Dunn LK, Yerra S, Fang S et al (2018) Safety profile of intraoperative methadone for analgesia after major spine surgery: an observational study of 1,478 patients. *J Opioid Manag* 14(2): 83–87.

[11] FDA (2012) *Extended-release (ER) and long-acting (LA) opioid analgesics risk evaluation and mitigation strategy (REMS)*. https://www.accessdata.fda.gov/drugsatfda_docs/label/2012/OpioidREMJuly2012.pdf Accessed August 2020.

[12] Fisher DM, Chang P, Wada DR et al (2018) Pharmacokinetic properties of a sufentanil sublingual tablet intended to treat acute pain. *Anesthesiology* 128(5): 943–52.

[13] Frederickson TW & Lambrecht JE (2018) *Using the 2018 guidelines from the joint commission to kickstart your hospital's program to reduce opioid-induced ventilatory impairment*. Anesthesia Patient Safety Foundation Newsletter. https://www.apsf. org/wp-content/uploads/newsletters/2018/june/pdf/APSF201806.pdf Accessed November 2018.

[14] George JA, Lin EE, Hanna MN et al (2010) The effect of intravenous opioid patientcontrolled analgesia with and without background infusion on respiratory depression: a meta-analysis. *J Opioid Manag* 6(1): 47–54.

[15] Gould TH, Crosby DL, Harmer M et al (1992) Policy for controlling pain after surgery: effect of sequential changes in management. *BMJ* 305(6863): 1187–93.

[16] Grassin-Delyle S, Buenestado A, Naline E et al (2012) Intranasal drug delivery: an efficient and non-invasive route for systemic administration: focus on opioids. *Pharmacol Therapeut* 134(3): 366–79.

[17] Grissinger M (2016) Fentanyl patch fatalities: We ALL Have a Role in Prevention! *P T* 41(7): 405–6.

[18] Hamilton GR & Baskett TF (2000) In the arms of Morpheus the development of morphine for postoperative pain relief. *Can J Anaesth* 47(4): 367–74.

[19] Hansen MS, Mathiesen O, Trautner S et al (2012) Intranasal fentanyl in the treatment of acute pain--a systematic review. *Acta Anaesthesiol Scand* 56(4): 407–19.

[20] Krishnamurthy RB, Upton RN, Fajumi AO et al (2012) Pharmacokinetics of oxycodone after subcutaneous administration in a critically ill population compared with a healthy cohort. *Anaesth Intens Care* 40(2): 269–74.

[21] Litman RS, Pagan OH & Cicero TJ (2018) Abuse-deterrent opioid formulations. *Anesthesiology* 128(5): 1015–26.

[22] Lotsch J, Walter C, Parnham MJ et al (2013) Pharmacokinetics of non-intravenous formulations of fentanyl. *Clin Pharmacokinet* 52(1): 23–36.

[23] Macintyre PE & Huxtable CA (2017) Buprenorphine for the management of acute pain. *Anaesth Intens Care* 45(2): 143–46.

[24] Meissner W & Zaslansky R (2019) A survey of postoperative pain treatments and unmet needs. *Best Pract Res Clin Anaesthesiol* 33(3): 269–86.

[25] Murphy GS & Szokol JW (2019) Intraoperative methadone in surgical patients: a review of clinical investigations. *Anesthesiology* 131(3): 678–92.

[26] Ryan SA & Dunne RB (2018) Pharmacokinetic properties of intranasal and injectable formulations of naloxone for community use: a systematic review. *Pain Manag* 8(3):231–45.

[27] Schug SA, Palmer GM, Scott DA et al (2020) *Acute Pain Management Scientific Evidence 5e*. Melbourne, Australian and New Zealand College of Anaesthetists and Faculty of Pain Medicine. https://www.anzca.edu.au/safety-advocacy/advocacy/collegepublications December 2020.

[28] Schug SA & Ting S (2017) Fentanyl formulations in the management of pain: an update. *Drugs* 77(7): 747–63.

[29] Semple TJ, Upton RN, Macintyre PE et al (1997) Morphine blood concentrations in elderly postoperative patients following administration via an indwelling subcutaneous cannula. *Anaesthesia* 52(4): 318–23.

[30] Stoecker WV, Madsen DE, Cole JG et al (2016) Boys at risk: fatal accidental fentanyl ingestions in children: analysis of cases reported to the FDA 2004–2013. *Mo Med* 113(6): 476–79.

[31] Tan ACH, Bugeja BA, Begley DA et al (2020) Post-operative use of slow-release opioids: the impact of the Australian and New Zealand College of Anaesthetists/Faculty of Pain Medicine position statement on clinical practice. *Anaesth Intens Care* 48(6):444–53.

[32] Vlok R, An GH, Binks M et al (2019) Sublingual buprenorphine versus intravenous or intramuscular morphine in acute pain: a systematic review and meta-analysis of randomized control trials. *Am J Emerg Med* 37(3): 381–86.

[33] Webster LR (2013) Eight principles for safer opioid prescribing. *Pain Med* 14(7): 959–61.

[34] Weingarten TN, Jacob AK, Njathi CW et al (2015) Multimodal analgesic protocol and postanesthesia respiratory depression during phase I recovery after total joint arthroplasty. *Reg Anesth Pain Med* 40(4): 330–36.

[35] White LD, Hodge A, Vlok R et al (2018) Efficacy and adverse effects of buprenorphine in acute pain management: systematic review and meta-analysis of randomised controlled trials. *Br J Anaesth* 120(4): 668–78.

附录 7-1

以下是"间歇性 PRN 口服和皮下阿片类药物处方"的标准订单表，经 Central Adelaide Local Health Network 许可。

CALHN □ RAH　　□ TQEH 立即释放"PRN"口服和皮下阿片类药物治疗急性疼痛	患者标签 单位记录编号：_____ 姓名：_____ 性别：____ 出生日期：_____
阿片类药物的要求如下 1. 如果患者正在饮酒，通常会给予口服阿片类药物 2. 阿片类药物通常按口服或皮下注射途径订购（请注意每种给药途径的剂量不同） 3. 请参考阿片类药物初治患者基于年龄的剂量指南（详见本表格背面），订购时无须使用尾随零（如 5mg 而不是 5.0mg），剂量应以 mg 或 µg 为单位 4. 无论使用哪种给药途径，每次给药之间必须间隔至少 1h	**一般的要求如下：** 1. 对于一些患者，如在大手术或创伤后，可能需要吸氧（以 2～4L/min 的鼻腔规格计算） 2. 请注意，给予其他全身性阿片类药物或镇静药（包括抗组胺药）会增加呼吸抑制的风险 3. 必须立即准备好纳洛酮 4. 许多患者可能不需要主动要求镇痛，因此应每小时提供一次镇痛，并继续直到患者舒适为止，然后最少每 4 小时提供一次。同时，监测并记录疼痛和镇静评分 5. 监测要求见下页 6. 如果镇痛效果不佳或其他与镇痛有关的问题，请咨询医务人员。对于疼痛评分连续两次达到 7 或 FAS=C 的患者，必须接受医生检查 7. 如果呼吸频率为每分钟 8～10 次，则通常无须采取行动，只需确保镇静评分小于 2。如果镇静评分为 2 或 3，请按以下说明操作

阿片类药物的要求如下（给药栏）

1. 口服阿片类药物（名称）_____
2. 剂量范围　标志和数据　任何变化 _____至_____ / _____至_____
3. 给药间隔 _____每小时，必要时给药（提供镇静评分＜2）　药剂师检查_____

或

1. 皮下应用阿片类药物（名称）_____
2. 剂量范围　标志和数据　任何变化 _____至_____ / _____至_____
3. 给药间隔 _____每小时，必要时给药（提供镇静评分＜2）　药剂师检查_____

在 NIMC MR 90.0 的 PRN 部分贴上标签
关于所有 PRN 阿片类药物订单，请参阅 MR98.9→贴纸

不良反应的治疗
呼吸抑制（过度镇静）
1. 如果镇静评分为 2（提示呼吸抑制）
- 患者需要在 30min 内进行查体
- 在镇静评分小于 2 之前不要再给予任何阿片类药物
- 每小时进行一次镇静评分，直到镇静评分小于 2，至少持续 2h
- 减少后续剂量（如减少到一半的剂量）
2. 如果镇静评分为 3（提示严重呼吸抑制，无论呼吸频率如何）或镇静评分为 2 且呼吸频率不足每分钟 7 次
- 发起医学应急反应（MER）呼叫
- 给予 100µg 纳洛酮静脉注射，重复 2min（必要时用药），总共给予 400µg（如果无法静脉注射，则可皮下注射或肌内注射 400µg 纳洛酮）
- 每小时进行一次镇静评分，直到镇静评分小于 2，并维持至少持续 2h

恶心和呕吐
请参阅医院协议，参见病房术后恶心或呕吐管理指南 OWI 03661

开处方者签字：_____　日期：_____
（姓名：_____）职称：_____联系电话：_____

停处方者签字：_____日期：_____时间：_____
（姓名：_____）职称：_____联系电话：_____

CALHN 即时释放的口服和皮下阿片类药物 药品监督管理观察与记录	**患者标签** 单位记录编号：_____ 姓名：_____ 性别：___ 出生日期：_____

监测要求
记录疼痛评分（静息和运动时）、镇静评分呼吸频率和功能活动评分
- 在使用阿片类药物时
- 给药后 1h
- 对于任何因急性疼痛订购阿片类药物的患者，至少每 4 小时一次，并同时提供 * 疼痛缓解。
* 如果需要，应更频繁地提供缓解疼痛，不必等待患者发出请求

疼痛评分： 0= 无痛 10= 可以想象的最严重疼痛 注意：记录休息和运动时的 疼痛评分，如咳嗽	镇静评分： 0= 完全唤醒 1= 容易唤醒，可以保持清醒 2= 容易唤醒但无法保持清醒 3= 难以唤醒（严重呼吸抑制）	功能活动评分： A= 由于疼痛而没有（相关）活动限制 B= 疼痛引起的轻度活动受限 C= 由于疼痛而无法完成活动

记录给药、给药剂量和途径、疼痛、镇静评分、呼吸频率和 FAS

日期	时间	药物	剂量	途径（口服或皮下注射）	疼痛评分……X 0 2 4 6 8 10	镇静评分	呼吸频率	功能活动评分	评价	签名 RN 或 MO

在这些命令生效期间，请遵循本表格上与镇静状态和疼痛评分（包括观察结果和对镇痛不足和过度镇静的反应）相关的说明，而不是快速检测和反应成人观察图 MR59A 或 EPAS 上的说明，写下所需的任何修改。

日期	时间	药物	剂量	途径	疼痛评分	镇静评分	呼吸频率	功能活动评分	评价	签名
26/3	1100	吗啡	10mg	皮下用	X X (6 8)	0	12	B		J Smith
26/3	1200		1h 后		X X (2 4)	1	13	A		J Smith
			1h 后							
			1h 后							
			1h 后							
			1h 后							
			1h 后							
			1h 后							
			1h 后							
			1h 后							
			1h 后							
			1h 后							

0 2 4 6 8 10

药物不良反应			
药物	日期	详情	签名

记录给药、给药剂量和途径、疼痛、镇静评分、呼吸频率和 FAS

日期	时间	药物	剂量	途径（口服或皮下注射）	疼痛评分⋯⋯⋯⋯X 0　2　4　6　8　10						镇静评分	呼吸频率	功能活动评分	评价	签名 RN 或 MO
		1h 后													
		1h 后													
		1h 后													
		1h 后													
		1h 后													
		1h 后													
		1h 后													
		1h 后													
		1h 后													
		1h 后													

0　2　4　6　8　10

并不是所有患者出院时都需要或应该使用羟考酮（或其他口服阿片类药物），如果处方口服羟考酮被视为必要药物，建议遵循以下指南

口服羟考酮的出院处方

- 如果必须开具羟考酮处方，则应仅使用速释羟考酮（Endone），而不使用缓释（OxyContin）
- 羟考酮的处方剂量应基于患者在最近 24h 内对药物的需求，建议在患者出院前订购每 4 小时按需服用的羟考酮剂量
- 对于大多数患者，建议在出院后逐渐减量，并限制治疗持续时间在 1 周或更短时间，除非对患者进行复查

完成以下操作

- 立即持续 24h 需要羟考酮的总剂量为 ⋯⋯⋯⋯mg
- 将此日剂量除以获得最大 4h 剂量；允许一个范围，以便可以采取较低的剂量
- 因此，羟考酮处方的剂量为每 4 小时 ⋯⋯⋯⋯mg 到 ⋯⋯⋯⋯mg，按需服用

注意：如果计算出的羟考酮剂量为 20mg 或更多，请在处方前寻求医疗人员的建议

- 出院记录中应包括剂量计划和短时间内剂量的逐渐减少计划，并向患者详细说明？是 / 否

顾问医生签名：_____　　　日期：_____

第 8 章　患者自控镇痛
Patient-Controlled Analgesia

"患者自控镇痛（patient-controlled analgesia，PCA）"在广义上指的是一种让患者能够自行决定何时、使用何种药物以及药物的剂量，以缓解疼痛的流程。它更常见的是采用电子或一次性输液设备，允许患者自行拥控阿片类药物使用，以满足个体的控制需求。

静脉注射患者自控镇痛的概念最早可以追溯到 20 世纪 60 年代末，当时 Sechzer（Sechzer 等，1968）对静脉注射吗啡或哌替啶溶液用于术后疼痛的镇痛效果进行了研究。他还设计了第一种患者自我控制的镇痛需求系统，用于管理术后疼痛（Sechzer 等，1971）。随后，更多的 PCA 装置得以商业化，并具有可调参数和更好的安全特性。然而，直到急性疼痛服务（acute pain service，APS）引入，PCA 才被广泛使用（Ready 等，1988）。目前，PCA 被广泛地认可作为急性疼痛管理实践中的常规方法，因此最近的一些研究主要关注药品（阿片类药物和其他药品）或 PCA 使用的新技术，而不是技术本身。

然而，PCA 的成功与否仍取决于所使用的设备或药物。药物治疗的过程需要是有效的，包括教育和培训，并采取适当措施应对镇痛不足或不良反应。

本章主要讨论静脉注射 PCA，也增加讨论了其他系统路线 PCA 的一些内容。患者自控硬膜外和其他区域镇痛分别在第 9 章和第 10 章。总之，无论使用何种方式，PCA 管理的原则都是相似的。

一般而言，使用常规阿片类药物的静脉 PCA，与常规阿片类镇痛方案相比，提供了更好的疼痛缓解和更高的患者满意度。尽管阿片类药物消耗量更高（McNicol 等，2015），但阿片类药物相关不良反应（瘙痒除外）的发生率没有增加。良好的镇痛效果可能是由于静脉 PCA 允许根据需要少量而多次的给予静脉单次剂量的阿片类药物。

这种灵活性意味着 PCA 更有可能允许患者将阿片类药物的血药浓度保持在"镇痛窗口"内，如果有需要的话，还允许快速滴定。疼痛刺激的增加需要更高的阿片类血药浓度来维持镇痛作用（图 8-1），也更容易克服已知的和非常广泛的阿片类药物需求的差异（见第 4 章）。患者还可以根据他们可能经历的任何与剂量相关的不良反应来改变阿片类药物的使用剂量。

一、设备

PCA 设备有两种基本类型——可编程电子泵和一次性镇痛泵。

（一）可编程 PCA 泵

可编程 PCA 泵自 20 世纪 70 年代初就开始上市。多年来，对安全性、智能化、减少错误程序，以及电池和电源等方面进行不断改进。

大多数可编程 PCA 泵可以在三种模式下运行。

- 单纯 PCA 需求模式。
- 单纯连续（背景）注射。

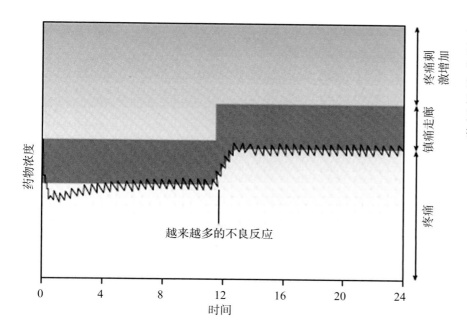

◀ 图 8-1　患者对照组镇痛药 PCA 更有可能将阿片类药物的血药浓度保持在"镇痛走廊"内，如果疼痛刺激增加，则允许快速滴定，需要更高的阿片类血药浓度来维持镇痛

- PCA 需求模式与连续输液的结合。

在预设的范围内，当患者按下连接到泵的自控需求按钮时，PCA 泵输注单次剂量的药物。某些参数 PCA 泵中进行设置（见下文），从而控制患者可以接收多少剂量阿片类药物。

使用 PCA（PCA 模式）的患者被告知在他们感到不舒服时按下自控需求按钮。一些机器还将使用另一种需求机制，如压敏垫或脚踏板。这些方法可能对于那些不能用手按下需求按钮的患者特别有用。例如，那些患有双侧上肢骨折、烧伤或严重类风湿关节炎的患者。

PCA 技术自身的安全性在于，只要机器处于单纯 PCA 模式（即没有背景输注），如果患者出现过度镇静［提示为阿片类药物引起的通气功能障碍（OIVI）—见第 3 章］，因为不会有更多的需求，将不会输注更多的阿片类药物剂量。

这是假设患者是唯一一个按下按钮的人。在某些情况下（如儿科或重症监护），在将定的情况下，可能允许患者以外的人（"代理 PCA"，如护士或父母）使用。然而，这种使用可能会降低 PCA 的自身安全性，并必须伴随有适当的提示和监测。

有些 PCA 泵带有灯光效果，当它对患者自控需要做出反应时就会发光，特别是在夜间。

电子 PCA 系统的主要优点是：①灵活性，因为可以很容易地调整背景输注剂量和速率；②安全性，因为注射器或其他药物储存器和微处理器程序只能使用密钥或访问代码；③对药物的总剂量和药物库中剩余的药物量进行准确评估的能力。

1. "智能泵"

所谓的智能泵可以减少编程错误的风险——这是与 PCA 使用相关的并发症的主要原因（见"操作员相关错误"部分）。预设"标准"给药方案（标准化药物选择、浓度和剂量）的药物"库"和剂量误差减少系统，包括使用"软"和"硬"限制，现在都常规包含在系统中（Schug 等，2020）一些机器还集成了药物浓度和药物库中的药物浓度的条形码验证。

2. 消耗品

所有的电子 PCA 泵都需要使用一次性物品为每位患者服务，包括药物储罐（注射器或输液袋）、输液管路以及防反流和防倒虹吸阀。

抗回流阀应放置在输送静脉液体的主要管路中，除非 PCA 泵通过专用管线连接到患者身上。如果静脉置管或导管闭塞，这些单向阀可防止阿片类药物溶液回流到静脉置管中。这可以限制在管路中积累的阿片类药物的总量，如果限制被清除，药物就会被释放。

反虹吸阀建议与 PCA 泵一起使用，每当使用泵输送其他药物，如氯胺酮、硬膜外局部麻醉或阿片类药物溶液时，放置在药物储袋和患者之间，如果储袋高于患者水平而不是固定在 PCA 机中，它们将防止药物虹吸（重力排空）。

（二）一次性 PCA 设备

一些一次性的 PCA 装置已经被开发出来，用于通过静脉外或其他途径使用阿片类药物。专为肠外设计的 PCA 设备的优点是尺寸和重量都很小，不需要外部电源，可能不需要静脉通路，并且使用简单，从而消除了程序故障的可能性。一次性 PCA 装置也被开发用于口服、舌下和鼻内（IN）给药（见本章"PCA 的备选系统路径"部分）。

缺点包括无法改变单次剂量的大小，这限制了剂量的灵活性（特别是对阿片类药物需求高或对阿片类药物敏感的患者）；无法改变背景输注剂量，也无法准确确定患者接受的药物量（Schug 等，2020）。其他潜在的问题包括可能未经授权进入阿片类药物库和更高的长期成本。

二、与 PCA 一起使用的镇痛药物

（一）阿片类药物

许多阿片类药物，包括吗啡、芬太尼、氢吗啡酮、羟考酮、曲马多、丁丙诺啡、舒芬太尼和哌替啶，已与 PCA 一起使用。超短

效（如阿芬太尼、瑞芬太尼）或超长效（如美沙酮）的阿片类药物通常不推荐用于 PCA，至少不建议在普通病房使用。瑞芬太尼 PCA 已用于分娩镇痛，但可能与呼吸暂停的高风险相关（Schug 等，2020）。最好避免使用哌替啶，因为即使没有肾功能障碍在使用高剂量输注时治疗开始后 24h 内，也有可能会发生哌替啶代谢物中毒的风险（Stone 等，1993；Simopoulos 等，2002）。

以人口学为基础，没有一致的证据表明阿片类药物在疗效或不良反应发生率方面存在任何重大差异（Dinges 等，2019；Schug 等，2020）。然而，如果药物相关的不良反应对特定的治疗没有反应，改用另一种阿片类药物，一些患者可能会受益（Woodhouse 等，1996）。值得注意的是，如果不使用可比的（等镇痛的）单次剂量，通过 PCA 使用的不同阿片类药物的比较结果可能并不总是有效的。

阿片类药物不良反应发生率的差异通常不会改变阿片类药物的选择，但患者群体之间的差异可能会。对于有肾功能损害的患者，首选使用无活性代谢物（芬太尼）或临床上代谢物活性不显著（如羟考酮）的阿片类药物。在老年患者中，与吗啡相比，PCA 输注芬太尼可能减少术后认知功能下降（Herrick 等，1996）。当使用哌替啶和曲马多时，患者出现精神障碍的风险增加（Swart 等，2017）。

（二）其他药物

本章重点讨论仅在 PCA 中使用阿片类药物。一种阿片类药物与另一种药物的联合使用相对较少。例如，可添加氯胺酮、可乐定、右美托咪定、曲马多、酮咯酸和利多卡因，一次改善并缓解疼痛和减少阿片类药物用量和相关不良反应，还可以添加氟哌利多或昂丹司

琼，以减少恶心和呕吐的发生率（Schug 等，2020）。

并不是所有的这些辅助药物都能获得有益的效果，患者间 PCA 阿片类药物需求量的巨大差异意味着患者可能输注的添加药物剂量差异很大。这可能会导致添加的药物在某些患者中的用量不足，而在另一些患者中的效果过度。此外，必须考虑在 PCA 中常规添加其他药物的风险与收益，因为所有患者都使用了辅助药物，但并不是所有人都要它。

三、PCA "处方"

现在有许多不同型号的电子 PCA 泵。尽管可以编程的变量可能在不同设备之间略有不同，但许多特性对大多数设备来说是相同的。静脉注射 PCA 变量的常用设置列在表 8-1。

（一）负荷剂量

PCA 是一种维持疗法，是维持患者舒适度的一种良好方式，但是在刚刚开始使用时无法达到舒适性要求。为了使患者在开始 PCA 前感到舒适，需要一个负荷剂量的阿片类药物。大多数电子 PCA 泵都有一个"负荷剂量"设施，允许在患者开始自我给药之前自动给予一定剂量的阿片类药物。然而，获得良好的初始疼痛缓解所需的阿片类药物数量在患者之间存在巨大的差异。因此，最好在开始 PCA 之前对每个患者进行个性化的负荷剂量设置（如在第 7 章中使用静脉注射阿片类药物方案），而不是通过 PCA 机器规划单次负荷剂量。

（二）单次剂量

单次剂量是当按下需求按钮时 PCA 机器将提供的阿片类药物量。剂量的大小可以影响 PCA 成功与否。如果剂量太小，患者将无法获得足够的镇痛效果，然后他们可能会质疑该

药物或技术的疗效。剂量过大可能会导致不良反应。

一项早期研究旨在确定 PCA 单次剂量的"最佳"剂量，比较了 0.5mg、1mg 和 2mg 剂量的吗啡。7 名使用 0.5mg 剂量的患者中有 6 名无法获得良好的疼痛缓解，而 7 名使用 2mg 剂量的患者中有 4 名出现了 OIVI。由此得出结论：1mg 是 PCA 吗啡的最佳剂量（Owen 等，1989）。

后来的一项研究比较了 20μg、40μg 和 60μg 剂量的芬太尼静脉给药。20μg 剂量的疼痛缓解效果较差，而 60μg 剂量与 OIVI 的风险增高相关，因此，确定芬太尼静脉注射 PCA 的最佳剂量为 40μg（Camu 等，1998）。然而，每一剂量的注入时间超过 10min，这将改变其效果。如果像静脉 PCA 一样，剂量时间短得多，建议 70 岁以下的患者使用 20μg 剂量（表 8-1）。

如果处方剂量不是"最佳的"，疼痛缓解不足，患者应该能够通过增加他们的需求率来进行一定程度的补偿。然而，这可能只有在单次剂量不是太小的情况下才成立。有趣的是在上述研究中（Owen 等，1989），尽管锁定间隔为 5min，但有 8 名疼痛缓解效果较差的患者平均每小时仍然只有 4 次补偿。这在临床实践中很常见，最好的方法可能是针对剂量大小进行调整，使得患者每小时平均只需要 2~3 次静脉注射。有些患者，如那些非常焦虑的患者，可能有很高的需求率，增加静脉注射的剂量大小可能不合适，除非疼痛缓解不足。

表 8-1 给出了常用的初始剂量大小（对阿片类药物使用缺乏经验的患者）。每个患者的最佳单次剂量是一个能良好的缓解疼痛并产生最小的不良反应的剂量。因此，可能需要调整初始剂量的大小，以便 PCA 可以更好地适合

表 8-1　阿片类患者静脉 PCA 的常用初始变量

变　量	剂　量	评　论
负荷剂量	0mg	• 在 PCA 开始之前，因此，最好是滴定阿片类镇痛药每个患者都是单独的启动 PCA
单次剂量	吗啡：1mg 芬太尼：20μg 氢吗啡酮：200μg 羟考酮：1mg 曲马多：10～20mg	• 对于 ≥70 岁的患者，考虑将推注剂量减少 50% • 如果需要，有一个允许增加推注剂量大小的顺序可能会有所帮助 • 如果镇痛不充分可能需要增加推注剂量，如果患者服用镇静药，则应减少推注剂量
浓度		• 最好对每种药物进行标准化
剂量持续时间		• 在某些 PCA 泵中可能无法调整机器
锁定间隔	5～10min	• 不值得改变（没有证据表明显示任何意益处）
背景（连续的）输液	0mg/（μg/h）	• 不常用于阿片类药物初次治疗患者 • 如果必须规定，可以是每小时的输注速度不大于推注剂量
1h 或 4h 剂量限制		• 省略（没有证据显示任何益处）

PCA. 患者自控镇痛

个别患者。这并不是一种"一刀切"的治疗方法（Macintyre，2005）。

与传统的间歇性阿片类药物方案一样，阿片类药物的处方剂量应随着患者年龄的增加而减少，建议对 70 岁以上的患者减少 50%。阿片类药物耐受的患者可能需要更大的单次剂量来达到足够的镇痛效果（见第 15 章）。

（三）剂量持续时间

在某些机器中，PCA 机器注射单次剂量的速率 – 剂量持续时间可以改变，允许剂量作为短时间注射（如超过 5min）。如果使用皮下注射 PCA（参见本章后面），快速输送药物剂量可能会引起一些刺痛，患者可能会觉得更慢的输送速度更舒适。

（四）锁定间隔

锁定间隔是指从输注一剂药物到机器响应下一次需求的时间。这个间隔旨在增加 PCA

的安全性，让患者在下一个剂量之前充分感受一个剂量的效果。没有充分的研究规定一个"最佳"锁定间隔，在实践中，不管使用何种阿片类药物，通常规定（静脉 PCA）间隔 5～10min，尽管它可能需要 20min 或更长时间才能达到峰值效果（见第 7 章）。

告诉患者锁定间隔只是要让他们知道需要时可以再给一次剂量，而不是每 5～10 分钟按压一次。

考虑到单次药物输注的时间，5min 的锁定间隔意味着患者每小时最多可以输注大约 10 剂阿片类药物。在临床应用中，如果患者觉得单次按压特定的增量剂量无效，继续按下需求按钮，PCA 泵就不会再次输注。如前所述，即使疼痛缓解不足，许多患者也无法维持每小时超过 4 剂的需求率。由于这些原因，如果患者每小时已经接受了超过 3～4 次的单次输注，减少锁定间隔（或指示患者更频繁地按下按钮）

不太可能导致镇痛的任何改善。

（五）连续（背景）注入

大多数 PCA 机器可以提供连续的（背景）注入。除 PCA 需求模式外，使用低速率（针对亚镇痛血药浓度）背景输注能够使患者产生更少的需求，睡眠时间更长，醒来时疼痛减轻。

然而，常规添加背景输注并没有对普通阿片类药物初治患者产生预期的有益效果。相反，它并不能减少患者的需求，或达到更好的镇痛效果和改善睡眠模式；然而，它可能会增加阿片类药物的总量，并显著增加 OIVI 的风险（Schug & Torrie，1993；Macintyre & Coldrey，2009；George 等，2010）。

虽然不推荐常规使用背景输注，但在一些阿片类药物不敏感的患者中可能需要使用，在那些阿片类药物耐受的患者中也更为常用（见第 15 章）。

对于阿片类药物需求高或抱怨夜间剧烈疼痛反复醒来但不能服用口服阿片类药物的患者，使用背景输注可能有一些好处。虽然常规的初始使用输注并不安全，但一旦知道患者的 PCA 阿片类药物需求程度，其相对安全性可能会增加。一种方法是按每小时的速度进行背景输注，提供不超过患者已知每小时阿片类药物总需求量的 25%～50%。因此，PCA 仍主要按需求模式运行，同时也建议每小时背景输注的剂量不超过单次剂量。由于每日对阿片类药物的需求往往会迅速下降，因此应经常重新评估对输注的需求以及处方中的输注速率。

对于阿片类药物耐受的患者，有时可以使用背景输液代替患者正常（入院前）维持阿片类药物（见第 15 章）。

值得注意的是，除了 PCA 外，使用缓释阿片类药物或定期使用立即释放阿片类药物基本上与添加背景输注相同，由于存在同样的风险，必须注意同样的情况。

（六）浓度

为了一致性和安全性，每个机构应尽可能标准化 PCA 管理的药物浓度。

（七）剂量限制

能够设定剂量限制（通常是 1h 或 4h）是大多数电子 PCA 泵的一个特点。其目的是防止患者在规定的时间内输注超过指定数量的阿片类药物。然而，阿片类药物的患者间要求差异很大，使得不可能预测每个患者的"安全"极限。一般来说，如果患者表现为过度镇静，就没有接受过量的剂量。

没有证据表明使用这种剂量限制可获得任何好处（Macintyre & Coldrey，2009）。相反，这些限制可能会给工作人员一种错误的安全感，因为他们可能认为患者不会接受过量的药物。与其他旨在提高 PCA 患者安全性的功能一样，剂量限制的设置不能弥补监测中的任何缺陷。

四、PCA 安全管理要求

除了使用适当的 PCA 泵和处方外，使用 PCA 的患者安全还取决于适当的患者选择和教育，对护理和医务人员进行适当和持续的培训，以及适当的标准命令和护理流程。

（一）合适的患者和患者教育

"合适"的患者是那些倾向于控制他们的疼痛，想要使用 PCA，并且能够理解如何使用它的人。大多数患者倾向于 PCA 给他们的自我调控，即快速滴定自己的镇痛药需要量的能力，并在疼痛缓解与可能发生的任何不良反应的严重程度之间达到平衡，而不需要等待镇痛药物起效或打扰护理人员。然而，一些患者可能不想要这种控制权，而更希望其他人来控制他们的疼痛缓解。

PCA 的安全性和有效性要求患者对该技术有充分的了解。虽然幼儿和老人的患者不太可能成功地管理 PCA，但不应该仅仅因为这些理由而拒绝 PCA。同样，如果患者存在轻度认知障碍或语言障碍，也不应自动被排除在应用范围之外。我们可以要求亲属、护理人员或翻译人员提供协助，患者的教育宣传单也可以用多种语言书写。如果采取了这些措施，工作人员认为患者仍然不了解 PCA，就需要替代缓解疼痛的方法。术前有痴呆的患者往往不适合进行 PCA，而那些感到困惑的患者也可能需要停用 PCA。

一些患者和（或）他们的亲属可能担心有服药过量或成瘾的风险，或不信任 PCA 机器。在使用 PCA 之前和使用期间进行适当的教育，通常都有助于克服这些恐惧。这种教育需要包括了对除了患者以外任何可以使用需求按键的人员的警告。

（二）护理和医务人员教育

有效和安全的 PCA 使用需要对医护人员进行适当的培训，因为操作人员的错误使用仍然是并发症的常见原因（见本章"操作员相关错误"部分）。对 PCA 所使用的药物和剂量、监测的了解不足以及对镇痛不足和其他问题的管理，在有些的情况下，会增加并发症的风险。某些情况下完善镇痛的补救措施代价是巨大的。

建议每位护士必须完成护理教育和认证计划，他们才可以负责一个患者的 PCA。有关更多详细信息（见第 2 章）。

（三）标准订单和护理程序协议

为了最大限度地提高 PCA 的有效性，尽量减少并发症的发生，提高对不良反应的识别和治疗，建议采用标准的要求和护理程序。其目的是试图提高临床决策的质量，而不是决定临床实践。

1. 标准规范

建议整个机构的标准规范，如电子病历（EMR）系统中的要求集，或预先打印的表格。在附录 8-1 中给出了一个预印的 PCA 标准规范表格的例子 8-1；然而，理想情况下，同样的元素将被合并到 EMR 要求集中 PCA 标准规范的常见组件列于表 8-2 中，其中包括以下内容。

- 为所有规定的初始 PCA 变量以及要使用

表 8-2　PCA 标准订单的主要组成部分

- 使用的阿片类药物
- 为所有规定的初始 PCA 变量设置的值
  - 有关详细信息，请参阅表 8-1
- 非药物治疗令包括
  - 防止未经授权的医务人员同时订购中枢系统抑制药或其他阿片类药物的声明由未经授权的医务人员
  - 增加吸氧装置
  - 需要单向防回流和防虹吸阀
  - 如果镇痛不充分或有其他相关问题联系指导到 PCA
  - 如果患者变得意识模糊，则需要停止 PCA
- 监控和文件要求包括这些
  - 在适当时间间隔定期评估疼痛评分、FAS 评分、镇静评分和呼吸频率
  - 提供的 PCA 阿片类药物数量记录
  - 用于治疗不良反应的任何药物的剂量
  - 对 PCA 程序所做的任何更改
  - 需要定期检查 PCA 程序（如在换班时以及更换药物容器时）
- 镇痛不充分的管理指南
- 不良反应管理指南
- 处方医生的姓名和签名

的阿片类药物设置的值。

- 非药物治疗令和任何监测和文件要求，这允许定期评估每个患者的进展并进行合理的对 PCA 订单进行更改，以便个性化治疗。
- 在许多机构中，开具 PCA 处方的权限仅限于指定人员。
- 镇痛不充分和不良反应的处理说明。

2. 护理程序协议

PCA 护理程序协议的格式因各机构而异，但关键要素如下。

- 该机构对护理人员的认证（资格认证）的政策。
- 检查和丢弃 PCA 阿片类药物的机制。
- 监控和文件编制要求。
- PCA 机器操作说明。
  - 根据处方检查 PCA 设置（如每次更换储药器和每次换班时）。
  - 检查输送的输送量（从输液泵显示器）。药物库中剩余的量。
  - PCA 泵的设置与编程。
  - 使用防回流阀和防虹吸阀。
  - 设备故障及报警器的管理。

五、镇痛作用不足的处理

镇痛效果不足可能有几个原因，包括负荷剂量不足、患者使用不当、存在阿片类药物相关不良反应和 PCA 处方无效。

然而，疼痛增加、镇痛需求增加或与手术比例的疼痛或损伤后或术后天数不成比例，需要在 PCA 计划进行任何改变之前对患者进行重新评估。疼痛可能还有另一个原因，即并发症的发展（如肢体损伤后的筋膜室综合征或肠手术后的吻合口漏出）。其他镇痛药物可能没有被要求或给予或者疼痛可能对阿片类药物没

有完全反应，如急性神经性疼痛（见第 12 章）。

术前焦虑或抑郁的患者可能有更高的术后疼痛强度，并产生更多的 PCA 要求，包括在停摆期间提出更多的"不成功"的要求（Macintyre & Coldrey，2009；Schug 等，2020）。

对镇痛不足的处理建议总结在表 8-3 中。

表 8-3　镇痛不足的处理

- 重新评估患者
  - 考虑新的或增加疼痛的原因，如术后或损伤后并发症的发展，这可能需要治疗
  - 如果疼痛对阿片类药物反应不佳（例如，神经性疼痛）可能需要其他治疗方案
  - 根据需要治疗与阿片类药物相关的不良反应
  - 确保患者了解 PCA 的原则
- 检查多模式镇痛的其他成分（例如，对乙酰氨基酚、非甾体抗炎药、已按指示给予加巴喷丁类药物或氯胺酮）
- 如果需要，给予额外的阿片类药物以"再负荷"
- 如果患者接受<2~3 次推注剂量 / 小时（平均），则对患者进行再教育并鼓励更频繁地使用需求按钮
- 如果患者正在接受>3 次推注剂量 / 小时（平均），则推注剂量的大小可能需要增加
- 如果患者不能使用手持请求按钮替代请求机制如果可用，可以使用，如压敏垫或脚踏板激活

注：这些策略只是建议，可能不适合所有患者的治疗

（一）负荷剂量不足

在开始 PCA 前，必须给予患者足够的负荷剂量。这是必要的，因为单独使用 PCA 试图镇痛或弥补不充分的镇痛是困难的或往往不可能的。如果患者在 PCA 治疗期间的任何时候都被发现镇痛作用不足，则可能需要"再负荷"。

（二）单次剂量不足

标准镇痛处方是为"平均"患者设计的，在一些患者中，通常的增大单次剂量可能不是

最优的。如果 PCA 不能提供令人满意的镇痛，需要观察患者在过去几小时内接受的剂量。如果每小时少于 2～3 剂（平均），可能需要进一步的指导，并应鼓励患者更频繁地使用 PCA。另外，每小时已经接受 3 次或 3 次以上剂量的患者不能总是期望维持或增加该需求率（Owen 等，1989），而将单次剂量增加 50%～100% 可能是合理的。

1."成功"和"不成功"的要求

许多 PCA 泵可以记录"成功"（当提供剂量时）和"不成功"（当在锁定间隔期间按下按钮时）要求的数量。不幸的是，大量"不成功"的需求并不总是反映出对更多阿片类药物的需求，它不应该被用作调整 PCA 单次剂量大小的信号。

有些患者，比如一些在电梯或红绿灯前等着的人，尽管他们只想要一次按下的结果，但总是会快速连续按几次按钮。焦虑和抑郁也被证明与更多的需求相关，包括更多的"不成功"的需求（Macintyre & Coldrey，2009）。高需求率也可能是由于不适当的患者或非患者（"代理"）使用（见本章"患者相关错误"部分）以及精神意识模糊的出现；其他解释可能是使用的单次剂量太小或疼痛对阿片类药物反应性差。

2. 不良反应

正在出现恶心或呕吐或他们认为是由阿片类药物引起的其他不良反应的患者，可能不愿意继续使用 PCA。工作人员应确保给予适当的不良反应治疗方法。如果不良反应持续存在，应更换另一种阿片类药物。

六、PCA 并发症

PCA 的并发症是对患者造成可预防的伤害的一个重要来源，可能与所使用的药物、所涉及的设备或工作人员或患者管理的不良反应有关。

（一）与阿片类药物相关的不良反应

无论给药途径如何，阿片类药物相关不良反应都可能会发生（见第 2 章），没有良好的证据表明 PCA 常用的阿片类药物之间存在任何重大差异（Dinges 等，2019；Schug 等，2020）。

管理这些不良反应的建议方案与阿片类药物管理方案相同，详见第 4 章，并总结于表 8-4。然而还有一些其他的观点与 PCA 特别相关。

1. 阿片类药物诱导的通气损伤

早期 OIVI 的最佳临床指标是增加镇静作用（见第 3 章）。如果 PCA 患者的镇静评分为 2（容易唤醒但不能保持清醒），一旦患者更加清醒（PCA 应保持到那时），则需要减少 PCA 单次剂量（如 50%）。如果患者的镇静评分为 2 分，呼吸频率低于每分钟 8 次，则单次剂量给药的量也应减少。在这种情况下，是否认为小剂量纳洛酮（40～100μg 静脉注射）有必要，可能取决于人员配备水平等因素。如果有护士继续密切关注患者（如在重症监护室或麻醉后恢复病房），使用纳洛酮可能更安全。监测应该在一段时间内恢复到更频繁的时间间隔，例如，直到至少 2h 的镇静评分小于 2。

如果患者出现严重的 OIVI，镇静评分为 3 分（难以唤醒或无法唤醒），无论患者的呼吸频率如何，都应给予纳洛酮。

2. 意识模糊

阿片类药物通常不是造成精神意识模糊的原因或唯一的原因。其他可能的原因包括低氧血症、败血症、其他药物（特别是那些有抗胆碱能不良反应的药物）、酒精或药物戒断（见第 15 章）。然而，因为患者可能会不适当地按下需求按钮，PCA 需要停止使用，应该备好其

表 8–4　PCA 阿片类药物的不良反应管理*

恶心呕吐	• 使用止吐药，如果无效则额外添加止吐药 • 如果恶心似乎与 PCA 需求有关，尝试减少推注的单次剂量（如果需求较低）或增加"推注剂量持续时间" • 考虑其他可能的原因（如肠梗阻） • 换成另一种阿片类药物
瘙痒症	• 检查瘙痒是否可能与阿片类药物有关；考虑换成另一种阿片类药物 • 虽然纳洛酮可以缓解瘙痒，但它也可能反向镇痛，特别是重复给药时 • 抗组胺药可能无效，因为人们认为会出现瘙痒由于对阿片受体的作用而不是组胺释放（见第 4 章）并可能增加镇静风险；如果认为需要抗组胺药，应选择镇静作用最小的药物
镇静 / 阿片类药物诱发通气功能障碍	• 检查没有其他镇静原因（如服用镇静药） • 镇静评分 =2，推注剂量减半，停止任何背景输液 • 镇静评分 =2，呼吸频率≤每分钟 7 次，减半推注剂量，停止任何背景输注；密切监督患者，考虑纳洛酮 • 镇静评分 =3（不考虑呼吸频率），尝试用语言和（或）身体刺激唤醒患者，密切观察，给予纳洛酮 40～100μg，并每分钟重复 2 次，直到患者更加清醒停止 PCA，以一半的剂量重新开始 • 在所有情况下，恢复更频繁的镇静评分监测
尿潴留	• 导尿
意识模糊	• 可能与 PCA 阿片类药物无关；寻找其他可能的原因（例如，缺氧、败血症、酒精或苯二氮䓬戒断） • 考虑换用另一种阿片类药物 • 可能需要停止 PCA 和替代镇痛有组织的
肠蠕动降低 / 结肠绞痛	• 尽可能提前治疗 • 不鼓励使用 PCA 来掩盖因以下原因引起的不适恢复蠕动；如果疼痛变得严重，考虑肠梗阻
低血压	• 寻找低血容量和其他引起低血压的原因

PCA. 患者自控镇痛

*. 这些策略只是建议可能不需要或不适合所有患者的治疗。请记住，纳洛酮的半衰期比常用的阿片类激动药更短，可能需要重复剂量或输注

他的缓解疼痛的方法。

3. 恶心和呕吐

如果出现恶心或呕吐，应给予适当的止吐药。几分钟后仍抱怨恶心或头晕的患者，可能应该调整较小剂量的单次剂量（特别是如果他们对阿片类药物的需求较小）或较慢的输液单次剂量（即增加"剂量时间"）。如果这些措施不起作用，就可以尝试使用到另一种阿片类药物。

4. 术后或损伤后并发症的掩蔽

担心 PCA 的使用"掩盖"手术后或损伤后并发症的迹象（例如，尿潴留、筋膜室综合征、心肌梗死和肺栓塞），患者只会增加他们的 PCA 使用治疗任何"新"疼痛没有通知护理或医务人员的情况，导致延误诊断（Schug 等，2020）。

如果仔细监测患者，并适当注意疼痛评分和镇痛药消耗量的变化，这种情况发生的风险

应该非常低。任何镇痛药使用或疼痛评分，或疼痛的部位、严重程度或特征，都需要仔细评估和调查，因为它可能预示着新的外科或医学诊断的进展。对 PCA 计划的调整都应考虑到潜在的问题。

（二）与设备或人为因素有关的并发症

与 PCA 相关的并发症也可能源于设备和人员（工作人员 / 操作员或患者）因素（Law 等，2018；Schug 等，2020）。

1. 设备故障

所有类型的 PCA 泵都可能出现故障（Son 等，2019）。然而，现代电子 PCA 泵是非常可靠的，如果有机器故障，它通常会"故障安全"。过去报告的设备故障包括自发触发、药盒和注射器的裂缝，以及设备硬件或软件的故障（Lawal 等，2018；Schug 等，2020）。

2. 操作员相关错误

操作者错误仍然是导致 PCA 相关并发症的主要原因。这些例子如下（Macintyre & Coldrey，2009；Lawal 等，2018；Schug 等，2020）。

- PCA 泵编程的错误（如不正确的单次剂量，浓度或连续背景）注入；"智能泵"技术的实施可以降低 PCA 泵编程错误的风险。
- 装载错误的药物或错误的药物浓度。
- 不正确使用（或不使用）防回流阀或防虹吸单向阀。
- 通过其他途径使用镇静药物或补充阿片类药物。
- PCA 处方中的错误，包括不正确的剂量，不适当的药物选择（如肾功能不全患者使用吗啡、已知患者对吗啡过敏药物），以及背景量输注的使用。

3. 患者相关错误

导致 OIVI 的患者相关错误可能是由于教育不足或未能充分理解 PCA 技术。例如，在每次锁定间隔结束时按下需求按钮，或将该按钮误认为是护士呼叫按钮（Lawaletal 等，2018）。据报道，除了患者以外的人未经授权激活 PCA（"PCA 代理"），包括患者善意的亲属或朋友和医院工作人员，还会出现并发症（Schug 等，2020）。

也有报道称，故意篡改泵（Lawal 等，2018），对于现代设备，尽管患者对修改 PCA 阿片类药物剂量的可能性较小。然而，必须小心使用许多需要访问密码的泵，因为一些患者可能很容易看到正在输入的密码。

七、"阶梯下降式"镇痛

需要承认适当的"阶梯下降式"镇痛（即患者在 PCA 停止后使用的镇痛）的重要性。使用 PCA 期间最大限度地提高患者的舒适度和功能，却在停止 PCA 后让他们感到明显的不适对术后镇痛是没有什么意义的，这是因为没有对随后的镇痛方案给予足够的关注。

PCA 泵使用期间的阿片类药物需求可作为适当的"降压"阿片类药物方案的指导。一般来说，PCA 通常至少持续到口服阿片类药物之前，如果患者可以口服药物，那就可以使用口服阿片类药物。

疼痛治疗应该有一些重叠，以便后续方案在停止 PCA 之前有时间产生效果。如果临床医生对患者疼痛管理的责任发生了变化，那么所有工作人员都需要清楚地记录并理解这一变化。

口服阿片类药物

任何适合治疗急性疼痛的口服阿片类药物均可在 PCA 后使用（见第 4 章）。口服剂量可基于停止 PCA 前 24h 内静脉注射阿片类药物的用量，以及 PCA 和口服阿片类药物的等镇痛剂量。

由于急性疼痛的强度通常每天都在降低，患者需要的阿片类药物可能比预期需要量要少。因此，口服方案需要适应这种预期的剂量需求的减少。

八、PCA 的备选系统路径

虽然不常见，皮下注射 PCA 可以作为静脉注射 PCA 的替代。设备也已开发或调整允许口服、舌下和经皮阿片类 PCA。它们可能与静脉 PCA 一样有效（Schug 等，2020）。

（一）皮下 PCA

许多阿片类药物已由皮下注射 PCA 使用。比较静脉注射和皮下 PCA 缓解疼痛和不良反应的证据是相互矛盾的（Schug 等，2020）。然而，虽然皮下注射 PCA 的镇痛开始速度较慢，但如果另一种与阿片类药物不兼容的药物正在输注或没有静脉通路（即使是暂时的），这可能是一种有用的给药途径。

可以使用与静脉注射 PCA 相同的药物和药物浓度，但建议对 PCA 程序进行以下改变。

- 单次剂量的 2 倍。
- 将锁定时间加倍（如从 5min 到 10min）。
- 如果可能，将剂量持续时间延长至 5min。

（二）经黏膜 PCA

虽然几种不同的阿片类药物被计量（固定）剂量，可以"患者自我控制"，但最常用的药物还是芬太尼。每个剂量的体积应小于 200μg（见第 7 章）。在某些情况下，IN PCA 可能与静脉注射 PCA 一样有效（Schug 等，2020）。

一种舌下舒芬太尼片剂系统也已被开发出来。虽然手持式便携式电子分配器可以重复使用和充电，但分配器和帽子是一次性的。它通过与特定患者相连的射频 ID 标签激活，并根据患者需要分配 15μg 舒芬太尼片，而后锁定 20min（Frampton，2016）。同时口服 PCA 的配药装置也已被开发出来（Schug 等，2020）。

（三）经皮 PCA

一种针对芬太尼的离子渗透性患者自我控制的经皮给药系统被引入临床，该系统根据患者的需求，在 10min 内提供的 40μg 芬太尼。在出现技术问题的报道后，该报告被撤回，重新批准使用后，然后因商业原因再次撤回（Schug 等，2020）。

（四）硬膜外麻醉和其他区域 PCA

硬膜外镇痛途径和其他区域镇痛途径也可用于 PCA 更多细节见第 9 章和第 10 章。

要点

1. 静脉注射 PCA 比传统的血管外阿片类药物方案提供更好的镇痛效果，是患者的首选。
2. PCA 使用的不同阿片类药物在镇痛或不良反应方面的差异不大，但一些患者对一种阿片类药物的耐受性可能优于另一种。
3. PCA 单次剂量应考虑到患者的个别因素，如既往使用阿片类药物的历史和患者年龄，但应根据需要对每个患者进行调整。
4. 在未使用阿片类药物的患者中，常规使用背景剂量静脉注射 PCA 并不能改善疼痛缓解或睡眠，但确实增加了 OIVI 的风险。
5. 在 PCA 开始前，患者应该感到舒适；这可能需要个性化的负荷剂量。
6. PCA 的患者安全取决于适当的患者选择和教育，对护理和医务人员的适当和持续的培训，以及适当的标准规范和护理程序。
7. 与 PCA 相关的并发症可能是由设备和人（操作者或患者）因素以及所使用的药物引起的；操作人员的错误仍然是导致并发症的主要原因。
8. "智能泵"的使用可以减少编程错误，提高安全性。

参 考 文 献

[1] Camu F, Van Aken H & Bovill JG (1998) Postoperative analgesic effects of three demanddose sizes of fentanyl administered by patient-controlled analgesia. *Anesth Analg* 87(4): 890–95.

[2] Dinges HC, Otto S, Stay DK et al (2019) Side effect rates of opioids in equianalgesic doses via intravenous patient-controlled analgesia: a systematic review and network meta-analysis. *Anesth Analg* 129(4): 1153–62.

[3] Frampton JE (2016) Sublingual sufentanil: a review in acute postoperative pain. *Drugs* 76(6): 719–29.

[4] George JA, Lin EE, Hanna MN et al (2010) The effect of intravenous opioid patientcontrolled analgesia with and without background infusion on respiratory depression: a meta-analysis. *J Opioid Manag* 6(1): 47–54.

[5] Herrick IA, Ganapathy S, Komar W et al (1996) Postoperative cognitive impairment in the elderly. Choice of patient-controlled analgesia opioid. *Anaesthesia* 51(4): 356–60.

[6] Lawal OD, Mohanty M, Elder H et al (2018) The nature, magnitude, and reporting compliance of device-related events for intravenous patient-controlled analgesia in the FDA Manufacturer and User Facility Device Experience (MAUDE) database. *Expert Opin Drug Saf* 17(4): 347–57.

[7] Macintyre PE (2005) Intravenous patient-controlled analgesia: one size does not fit all. *Anesthesiol Clin North America* 23(1): 109–23.

[8] Macintyre PE & Coldrey J (2009) Intravenous patient-controlled analgesia. In: *Acute Pain Management* ed. Sinatra RS, de Leon-Casasola OA, Ginsberg B and Viscusi ER (eds). New York, Cambridge University Press. 202–20.

[9] McNicol ED, Ferguson MC & Hudcova J (2015) Patient controlled opioid analgesia versus non-patient controlled opioid analgesia for postoperative pain. *Cochrane Database Syst Rev* 2015 (6): CD003348. doi: 10.1002/14651858. CD003348.pub3. PMID: 26035341; PMCID: PMC7387354.

[10] Owen H, Plummer JL, Armstrong I et al (1989) Variables of patient-controlled analgesia. 1. Bolus size. *Anaesthesia* 44(1): 7–10.

[11] Ready LB, Oden R, Chadwick HS et al (1988) Development of an anesthesiology-based postoperative pain management service. *Anesthesiology* 68(1): 100–6.

[12] Schug SA, Palmer GM, Scott DA et al (2020) *Acute Pain Management Scientific Evidence* 5th ed. Melbourne, Australian and New Zealand College of Anaesthetists and Faculty of Pain Medicine. https://www.anzca.edu.au/ safety-advocacy/advocacy/college-publications Accessed December 2020.

[13] Schug SA & Torrie JJ (1993) Safety assessment of postoperative pain management by an acute pain service. *Pain* 55(3): 387–91.

[14] Sechzer PH (1968) Objective measurement of pain. *Anesthesiology* 29: 209–10.

[15] Sechzer PH (1971) Studies in pain with the analgesic-demand system. *Anesth Analg* 50(1): 1–10.

[16] Simopoulos TT, Smith HS, Peeters-Asdourian C et al (2002) Use of meperidine in patientcontrolled analgesia and the development of a normeperidine toxic reaction. *Arch Surg* 137(1): 84–88.

[17] Son HJ, Kim SH, Ryu JO et al (2019) Device-related error in patient-controlled analgesia: analysis of 82,698 patients in a tertiary hospital. *Anesth Analg* 129(3): 720–25.

[18] Stone PA, Macintyre PE & Jarvis DA (1993) Norpethidine toxicity and patient controlled analgesia. *Br J Anaesth* 71(5): 738–40.

[19] Swart LM, van der Zanden V, Spies PE et al (2017) The comparative risk of delirium with different opioids: a systematic review. *Drugs Aging* 34(6): 437–43.

[20] Woodhouse A, Hobbes AF, Mather LE et al (1996) A comparison of morphine, pethidine and fentanyl in the postsurgical patient-controlled analgesia environment. *Pain* 64(1): 115–21.

附录 8-1

PCA 的"标准订单"表格示例。经 Central Adelaide Local Health Network. 许可转载。

CALHN □ RAH　　□ TQEH 急性疼痛服务 患者自控镇痛（PCA）	**患者标签** 备案号：＿＿＿＿＿＿＿＿＿＿＿ 姓名：＿＿＿＿＿＿＿ 性别：＿＿＿＿＿＿＿ 出生日期：＿＿＿＿＿
患者自控镇痛程序化流程 1. 药物：＿＿＿＿＿＿＿ 　　　　于此处准确填写药品标签 2. 浓度：＿＿＿＿＿＿＿＿ /ml 3. 负荷剂量 / 时间 ＿＿＿＿＿＿ 4. 患者单次自控镇痛剂量（以 mg 或 μg 计） 　　首次剂量 　　　　＿＿＿＿＿＿ 　　如果疼痛得不到控制，单次剂量可增加至 　　　　＿＿＿＿＿＿ 　　随后单次剂量（必须签名并注明日期） 　　＿＿＿＿＿＿＿＿＿＿＿＿＿＿ 　　＿＿＿＿＿＿＿＿＿＿＿＿＿＿ 　　＿＿＿＿＿＿＿＿＿＿＿＿＿＿ 5. 剂量持续周期 / 单次剂量时间　1min 6. 锁定时间　　　　　　　　5min 7. 连续输注 / 速率 　　＿＿＿＿＿＿ h（＿＿＿＿ ml/h） 　　由药剂师检查 ＿＿＿＿＿＿＿＿＿	给药途径（如果不是静脉注射）： 患者应继续使用常规长效阿片类药物 □ 是　　　　□ 否　　　　□ N/A 签名：＿＿＿＿＿＿ 日期：＿＿＿＿＿ 常规程序： 1. 在程序生效时，以 2～4L/min 的速度通过鼻导管供氧或以 6L/min 面罩吸氧 2. 除非得到 APS 的命令或批准，否则不给予全身性阿片类药物或镇静药（包括抗组胺药） 3. 准备好纳洛酮 4. 静脉滴注管线中使用的单向防回流阀和防虹吸阀必须始终位于患者和 PCA 机器之间的管线中 5. 监控要求：见背面 6. 如果患者感到不适或产生疑问，停止 PCA，维持氧气治疗并通知 APS 7. 对于不充分的镇痛或其他与镇痛相关的问题，请联系 APS，如果患者休息时连续 2 次疼痛评分>7 和（或）FAS=C，应通知 APS 8. 如果患者呼吸频率为每分钟 8～10 次，只要镇静评分<2，则无须采取任何措施；如果呼吸频率为每分钟 7 次，且镇静评分<2，通知 APS；如果镇静评分为 2 或 3，请按照以下说明进行操作

不良反应治疗 1. 呼吸抑制（过度镇静） (1) 如果镇静评分 =2，则减少一半剂量，并停止任何背景输注，通知 APS，恢复每小时镇静评分，直到镇静评分<2 至少 2h (2) 如果镇静评分 =3（不考虑呼吸频率）或镇静评分 =2 且呼吸频率≤每分钟 7 次，则启动 MER 呼叫并给予 100μg 纳洛酮，重复 2min（必要时用药）至总量达 400μg，则停止 PCA 并呼叫 APS 麻醉医生，恢复每小时镇静评分，直到镇静评分<2 至少 2h 2. 恶心和呕吐（注意：检查 NIMC 上是否有重复的止吐药单） (1) 必要时给予每天 2 次昂丹司琼 4mg 静脉注射 (2) 如果 15min 后无效 ①如果患者 70 岁，必要时每 4 小时静脉注射 500μg ②如果患者>70 岁，必要时每 4 小时静脉注射 250μg (3) 如果患者对止吐药无反应，请联系 APS 3. 瘙痒程度 如果病情严重，或患者投诉者要求治疗，请联系 APS

麻醉医生签字：＿＿＿＿＿＿＿＿＿＿＿＿　日期：＿＿＿＿＿＿＿＿＿＿＿＿ 　　　　　　　　　　　　　　　　（打印姓名：＿＿＿＿＿＿＿＿＿＿＿）
终止以上订单： 麻醉医生签字：＿＿＿＿＿＿＿＿＿＿＿＿　日期：＿＿＿＿＿＿＿＿＿　时间：＿＿＿＿＿＿

| | **CALHN**
患者自控镇痛（PCA）
给药观察及记录 | | | | | **患者标签**
备案号：_____
姓氏：_____名字：_____
性别：_____出生日期：_____ | | | | |

监测要求：1～4 项需每小时记录，连续记录 8h，之后每 2 小时记录
1. 疼痛评分和 FAS　　2. 镇静药评分　　3. 呼吸频率　　4. 总剂量

| 疼痛评分
0= 无疼痛，
10= 最严重的疼痛
NB：记录休息和运动时
的疼痛评分，如咳嗽时 | 镇静评分
0= 清醒
1= 容易唤醒
2= 容易唤醒，但不能保持清醒
3= 难以唤醒，十分严重的呼吸抑制 | 功能活动得分（FAS）
A= 不因疼痛而限制相关活动（相对于
基线）
B= 由于疼痛导致轻度活动受限
C= 由于疼痛无法完成活动 |

当前总剂量：记录单位以 mg 或 μg 记录，不以 ml 记录，当更换注射器时，将总剂量重置为零，并记录被废弃的体积

药品：

日期	时间	剂量	疼痛评分 ....X 0　2　4　6　8　10	功能活动评分	镇静评分	呼吸频率	评论	签名
			注意：虽然这些命令是有效的，但请遵循本表格中有关镇静状态和疼痛评分（包括观察频率和对镇痛不足及过度镇静的反应）的相关说明，而不是关于快速检测和反应成人观察的图表 MR59A 或 EPAS 上的说明，写下任何所需的修改					

0　2　4　6　8　10

过敏和药物不良反应（ADR）		
□ 无　　　　□ 未知（勾选适当的方框或填写下面的详细信息）		
药品	反应 / 类型 / 日期	首要的

签名：_____　打印：_____　日期：_____

DRUG：

日期	时间	总剂量（ml）	疼痛评分 ....X 0　2　4　6　8　10	功能活动评分	镇静评分	呼吸频率	脉率	血压	M/S	评论	签名

0　2　4　6　8　10

第 9 章　硬膜外和鞘内镇痛
Epidural and Intrathecal Analgesia

硬膜外镇痛是大型手术后急性疼痛管理最有效的方法之一，并且被多次证实比肠外注射阿片类药物提供更好的疼痛缓解（Schug 等，2020）。使用局麻药进行硬膜外镇痛，无论是否添加少量阿片类药物，均可减少术后并发症（特别是呼吸、心脏、胃肠道及潜在的死亡率）（Popipetal，2014）。

然而，这些优势正在越来越受到人们的讨论，因为替代的周围区域镇痛方法（如持续的伤口浸润或周围神经阻滞）在这些方面可能并不比硬膜外镇痛差，同时具有更高的安全性（Bosetal，2017）。

例如，在一些手术中设立"快速通道"或加速术后康复（early recovery after surgery，ERAS）方案的背景下，硬膜外镇痛的作用一直受到质疑。在这些方案中，良好的疼痛缓解结合早期活动，肠内营养，和积极的康复计划已被证明可以改善康复情况和减少住院时间和并发症的发生率（Gustafsson 等，2019）。目前 ERAS 指南推荐关于择期性结直肠手术后疼痛缓解，仅建议对开放结直肠手术进行硬膜外镇痛，而不推荐腹腔镜手术进行硬膜外（Gustafsson 等，2019）。

ERAS 协会在 http://www.erassociety.org 上提供了许多其他不同手术的优秀指南和资源。这些指南还说明镇痛尽管很重要，但只是有效的多学科康复方法的组成部分之一。

硬膜外镇痛与许多不常见但重要的并发症（稍后讨论）和显著的失败率相关；因此，对于每个接受特定手术的患者，潜在风险必须始终与可能的优势进行权衡（Bos 等，2017）。

硬膜外镇痛通常会由麻醉医生开始和管理。为了减少可能的并发症的风险，所有参与的医护人员必须对这种疼痛缓解方法有充分的了解。

硬膜外镇痛和鞘内镇痛的患者不需要在高度依赖或重症监护环境中进行护理，除非由于其他原因，如手术类型或患者合并症的缘故。如果满足以下特定条件，它们可以在普通医院病房进行安全管理（Schug 等，2020）。这些包括以下内容。

- 符合标准的患者。
- 为医生和护士制订适当的标准命令和程序规程。
- 针对硬膜外注射和鞘内注射的进行护理教育和认证项目学习。
- 由麻醉医生对患者进行定期检查。
- 随时有麻醉医生进行咨询或管理并发症或疼痛缓解不足。
- 同意将缓解疼痛的工作委托给一组专业医务人员（麻醉医生），并按需求及时与组内其他成员进行磋商。

一、解剖学

脊髓和大脑被三层脑膜：①最外层膜称为硬脊膜；②中间层为蛛网膜，位于硬脑膜的正下方，两者共同形成硬脑膜囊；③内层为软脑膜，附着在脊髓和大脑的表面。硬膜外间隙位于硬脊膜外，受到椎管的骨和韧带的限制（图9-1）。

它是一个主要充满脂肪和结缔组织的潜在空间，但它也包含血管，并有神经根穿过。在硬膜囊内，向下延伸到 S_2，是蛛网膜下腔或鞘内腔隙，包含脑脊液（CSF）。它包含了 L_{1-2} 水平以上的脊髓和马尾神经，包括 L_{1-2} 水平以下的腰椎和骶神经根。

为了获得硬膜外镇痛，镇痛药物直接注射到硬膜外间隙。这可以通过针头（"单针"）来完成，或者更常见的是，放置硬膜外导管，以便进行重复给药或输注。硬膜外局麻药主要通过穿过硬脑膜和蛛网膜间隙进入神经根，但也可以进入脊髓（Schug 等，2006）。这导致了节段性麻醉或镇痛（也就是说，其分布呈现带状，宽度根据给药量的不同而变化）。进入硬膜外腔的阿片类药物和其他辅助镇痛药物通过作用于脊髓产生镇痛效果（Bujedo 等，2012）。然而所有药物的一部分也被硬膜外血管吸收，从而进入循环，并可能引起全身性的作用。

鞘内镇痛所用的药物剂量远小于硬膜外镇痛所需的药物剂量。鞘内镇痛治疗急性疼痛最常用的是阿片类药物，通常在脊髓麻醉时通过腰穿进行针单剂量给药（Bujedo 等，2012）。阿片类药物直接进入脑脊液，避免了被硬膜外脂肪和血管吸收。然而，面对脂溶性较少的阿片类药物（如吗啡），由于其脑脊液的溶解度高，可在鞘内扩散较长距离，随着脑脊液循环作用于高位脊髓或中枢神经系统。

二、禁忌证

硬膜外镇痛和鞘内镇痛的禁忌证，见表9-1。

（一）未经培训的护理人员和医务人员

硬膜外镇痛和鞘内镇痛具有特定的风险，只能在有接受过适当缓解疼痛培训的医务人员的医院病房中使用（Schug 等，2020）。工作人员需要充分了解这些技术的原则、监测要求和

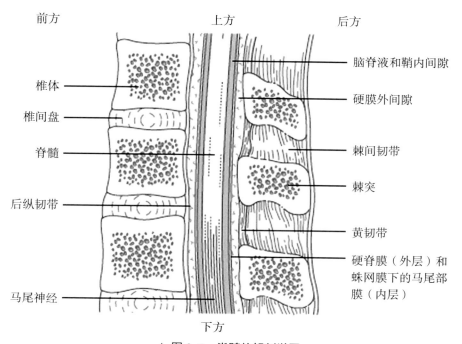

前方　　　　　上方　　　　　后方

椎体

椎间盘

脊髓

后纵韧带

马尾神经

脑脊液和鞘内间隙

硬膜外间隙

棘间韧带

棘突

黄韧带

硬脊膜（外层）和蛛网膜下的马尾部膜（内层）

下方

▲ 图 9-1　脊髓的解剖学图

表 9-1 硬膜外镇痛和鞘内镇痛的绝对或相对禁忌证

- 未经培训的医务人员
- 患者有排斥反应
- 有导管或针放置禁忌证
  - 局部或全身性脓毒症
  - 在身体其他部位的明显感染部位
  - 一些中枢或脊髓神经系统疾病
  - 低血容量
  - 凝血障碍
  - 同时使用抗凝药物治疗
- 是否存在硬脑膜穿刺

不良反应，并能够识别和治疗（根据标准化订单）这些和镇痛作用不足。许多机构要求护士获得某种形式的认证，才能允许其负责硬膜外或鞘内镇痛的患者。此外，这些缓解疼痛的方法至少需要每天由麻醉医生进行检查。

（二）患者拒绝

由于许多原因，患者可能会拒绝硬膜外镇痛。例如，他们可能从朋友或亲戚或媒体或互联网上听说过可能出现的复杂情况。需要对每个患者做出完整的解释，并解释其风险和可能产生的好处，但这些解释不能让某些患者克服恐惧，而被患者拒绝。

（三）放置硬膜外针或导管的禁忌证

有许多原因可能是放置硬膜外针或导管的禁忌或至少相对禁忌。

1. 局部和全身性感染

硬膜外针和导管绝不能放置在局部感染的部位。全身性脓毒症或身体其他部位的显著感染灶（可能导致菌血症）可能会增加硬膜外间隙感染的风险，在这类患者中放置硬膜外导管仍存在争议。对于有感染性并发症风险的患者，应考虑采用神经轴向技术的替代方法（ASA Task Force，2017）。如果患者正在接受适当的抗生素治疗，并且已经考虑了风险效益

比，它可能适用于特定的患者。

2. 中枢神经系统疾病

对于多发性硬化症等疾病的患者是否进行硬膜外镇痛，应在评估风险和益处后进行个案分析。其中一个潜在的问题是，疾病的任何恶化都可能被归咎于镇痛技术，而疾病的进展可能是巧合。然而，没有良好的证据表明在这些患者中使用硬膜外技术有特定的风险（Hebl等，2006）。

3. 低血容量

硬膜外局麻药可阻断交感神经系统以及运动神经和感觉神经。由此产生的血管舒张可能导致低血容量，又因外周血管收缩能力被阻断，而发生低血压（Popping 等，2014）。通过缓慢调节局部麻醉药物的剂量，可以部分避免这种情况。通常用于提供镇痛的更稀的局部麻醉药溶液可能较少导致低血压，建议使用静脉输注液体治疗低血容量，并适当使用血管收缩药来维持血压。

4. 凝血障碍或同时使用抗凝药或抗血小板药物治疗

必须始终考虑硬膜外血肿的风险以及每个患者硬膜外镇痛的潜在好处。一般来说，对于凝血功能障碍或完全抗凝的患者，应避免置入硬膜外或腰麻针和导管（Horlocker 等，2018）。更多关于硬膜外镇痛和同时使用抗凝药物的细节将在本章"硬膜外镇痛的并发症和不良反应"部分提供。

5. 存在硬脊膜穿刺

如果硬脊膜被穿刺，无论是插入硬膜外针或导管，或在脊柱手术中，任何注射到硬膜外腔的部分药物理论上都可以直接进入脑脊液。如果决定继续进行硬膜外镇痛，则必须比平时更密切地观察患者，尽管由此引起的并发症的发生率似乎很罕见。

三、配合硬膜外镇痛的药物

阿片类药物和局部麻醉药是硬膜外镇痛最常用的两类药物，通常联合使用。它们可以是单次或重复的推注剂量，或者更常见的是通过持续输注。稍后建议的剂量和输注速率仅为指南，可能根据患者的年龄、病情、注射部位和其他因素而有所不同。

为了提高镇痛的质量和持续时间，有时会在局部麻醉药或阿片类药物溶液中加入可乐定（一种 α_2- 受体激动药）或肾上腺素。其他药物（如新斯的明和氯胺酮）的硬膜外使用仍需要进一步的研究才能引入常规临床实践。这一点尤其重要，因为硬膜外给药会带有产生神经毒性的风险。因此，所有硬膜外腔给药的药物都应该进行适当的神经毒性测试，并且不含防腐剂（Hochsonetal，1999）。此外，不同国家对硬膜外给药的监管批准也有所不同，并取决于所需的神经毒性研究、制药行业的商业利益以及不同药物制剂的不同可用性。

（一）局麻药

1. 作用位点

硬膜外局部麻醉药主要作用于穿过硬膜外腔的神经根，通过硬脊膜和蛛网膜下腔扩散（Schug 等，2006）。任何给定剂量的一部分也将作用于脊髓，并被硬膜外血管吸收，从而进入体循环。与所有其他局麻药的使用一样，高剂量可能带有全身毒性的风险。

对硬膜外导管孔附近神经根的影响解释了阻滞的带状分布。因此，在使用局麻药时，导管置入的位置尤为重要，要接近需要阻滞的皮肤节段和范围。

2. 剂量

用于提供硬膜外镇痛的局部麻醉药（例如，0.0625%～0.25% 布比卡因或左旋布比卡因，0.1%～0.2% 罗哌卡因）的使用浓度低于常用的硬膜外麻醉（例如，0.25%～0.5% 布比卡因或左旋布比卡因；0.5%～0.75% 罗哌卡因）。在急性疼痛管理中，局麻药和阿片类药物的联合使用比单独注射局麻药更常用，因为该联合使用优于每种药物本身。局麻药和局麻药阿片类药物组合的建议输注速率相似（表 9-2）。随着老年患者的年龄，硬膜外间隙的体积减小，因此建议更小的单次剂量和更低的输注率，见第 15 章。然而，优化硬膜外镇痛需要根据每位患者的效果和不良反应进行个体化的调整输注速率。

3. 不良反应

如果发生意外的血管内注射或意外的过量注射，在硬膜外给药后可能会出现全身局麻药毒性（见第 5 章）。有关初始输注率和单次剂量的建议见表 9-2。

表 9-2　使用 0.0625% ～ 0.125% 布比卡因 / 左旋布比卡因或 0.1% ～ 0.2% 罗哌卡因联合或不使用 25μg/ml 芬太尼的初始输注率和单次剂量的建议

	年轻患者 （40 岁以下）	→	老年患者 （大于 70 岁）
输注率（ml/h）	8～15	→	4～10
PRN 单次剂量（ml）	4～8	→	2～4

PRN. 必要时用药

- 这些剂量也可能根据其他因素而有所不同，如导管放置的位置和患者的身高。
- 胸腔硬膜外输注可能需要比腰椎硬膜外输注稍小的体积。如果使用更高浓度的局部麻醉药，则需要较低的输注速率。
- 如果使用较高浓度的阿片类药物（如 5μg/ml 芬太尼），建议老年患者使用较低的输注速率（如上限 8ml/h 或更低）。

自主神经和运动纤维以及感觉神经的阻断可能会导致后面讨论的其他不良反应。最严重的不良反应是全脊髓麻醉，这是由于无意中在鞘内注射了更单次剂量的麻醉，原本打算注射到硬膜外腔。意识丧失和心血管衰竭可能迅速发生，需要立即和适当的复苏。

(1) 呼吸系统：横膈肌是最重要的呼吸肌肉。由于它受颈 3～5 神经根（$C_{3\sim5}$）的支配，通常用于硬膜外麻醉和镇痛的局麻药的体积和浓度不太可能达到如此高的阻滞程度。然而，即使是肋间肌的严重的运动阻滞，也只是会降低患者的深呼吸和咳嗽的能力。

这在硬膜外镇痛的设置下不太可能有临床意义，因为通常用于治疗急性疼痛的低浓度局麻药，如果有的话，只会导致轻微的运动阻滞。相反，改善呼吸功能是硬膜外镇痛的一个重要优势（Popping 等，2008）。

(2) 心血管系统：交感神经阻滞可导致低血压，如果患者如前所述为低血容量，更是如此。较高的总剂量［高容量和（或）高浓度的局麻药］会导致更密集的阻滞和或更多的节段阻滞，因此发生低血压的可能性更大。

在普通病房通常用于缓解疼痛的低浓度情况下，仅由于局麻药而不太可能出现显著的低血压（Freise & Van Aken，2011）。然而，即使是部分交感神经阻滞也会阻止代偿机制完全有效，因此可能导致低血容量。因此，也可能发生体位性或直立性低血压。

如果发生低血压，最好是静脉输液治疗。然而一些患者可能需要血管升压药（如麻黄碱或美氨醇）。因此，所有使用硬膜外局部麻醉药的病房都应使用适当的血管升压药。在某些情况下，特别是为了避免给低血压但血容量正常的患者大量静脉输液，可能有必要低剂量输注血管升压药。由于大多数医院没有在一般病房环境中使用这些输液的方案，因此最好转移到有监测的环境中。

如果一个相对密集的硬膜外阻滞延伸到 T_4 以上（乳头线）上，通往心脏的交感神经纤维可能被阻滞，导致相对心动过缓。这可能是有益的，特别是对冠状动脉疾病患者，这是高平面胸椎阻滞可以降低围术期心肌梗死发生率的原因之一。如果心动过缓有血流动力学的影响则需要治疗，并且它可能对阿托品有反应。在更严重的心动过缓合并低血压时，可能需要滴定低剂量的肾上腺素。

(3) 镇静：仅使用局麻药的硬膜外镇痛的一个大优点是缓解疼痛而不使用镇静。只有当局麻药过量以至于产生全身毒性时，才会有镇静作用（见第 5 章）。

(4) 恶心、呕吐和瘙痒：与硬膜外或肠外阿片类药物相比，恶心、呕吐和瘙痒的发生率较低是硬膜外局麻药的另一个优势。

(5) 运动 / 感觉阻滞：由于早期和舒适的活动是手术或损伤后镇痛的理想结果，因此使用低浓度的局部麻醉药试图优先阻断较小的感觉纤维（即提供镇痛），同时避免较大的运动纤维阻滞（差异阻滞，见第 5 章）。与腰椎置入导管（如骨科手术后）相比，胸椎硬膜外阻滞（如胸椎或腹部手术后或肋骨骨折后）导致行走困难的运动阻滞的可能性要小得多（Freise & Van Aken，2011）。

通常，使用注射低浓度的局部麻醉药和阿片类药物。这允许有效的镇痛与最小的运动或感觉阻滞。如果患者抱怨麻木或虚弱，可以暂时停止输注，然后以较低的速率重新开始输注。如果问题持续存在，局部麻醉药可能需要降低药物的浓度。需要注意的是，麻木和虚弱可能是导管移入鞘内腔、硬膜外脓肿或硬膜外血肿（见下文）的第一个迹象，这些原因需要立即排除。

接受硬膜外注射局麻药（局麻药和阿片类药物）的患者应该能够坐起来甚至行走，特别是放置胸导管。由于腿部无力、体位感觉丧失和（或）体位性低血压等潜在问题，应缓慢进行动员，并给予患者帮助。

硬膜外镇痛后的压力区域很少被报道，可能是由于活动能力下降和感觉下降。与所有患者一样，适当的压力区护理应尽量减少这种风险。

关于硬膜外镇痛［以及其他良好的镇痛技术，如患者自控镇痛（PCA）］可能掩盖骨科手术后手术并发症的早期体征和症状，如筋膜室综合征的风险仍存在争论（Mar 等，2009）。然而，由筋膜室综合征引起的疼痛通常非常严重，它会"突破"低剂量局麻药提供的镇痛作用。文献显示没有令人信服的证据表明良好的镇痛技术可以延迟筋膜室综合征或其他术后并发症的诊断。然而，高危患者需要定期和充分的监测。任何无法解释的疼痛增加必须以高度的临床怀疑为依据，最好在与外科团队进行协商的情况下进行治疗。

(6) 尿潴留：当局麻药浓度较低时，可发生尿潴留，但并非不可避免，患者不需要常规预防性导尿。

(7) 胃肠系统：通过硬膜外给予局部麻醉药而引起的交感神经阻滞可改善肠道蠕动。腹部手术后胃肠功能恢复更快，减少恶心和呕吐，允许更早地进行肠内喂养。这种益处见于使用胸椎硬膜外导管进行镇痛的患者，而不是使用腰椎导管的患者（Freise & Van Aken，2011）。

最初对肠道运动增加导致吻合口破裂风险增加的担忧似乎是没有根据的。使用局麻药的胸腔硬膜外镇痛不会增加肠切除术患者发生吻合口漏的风险（Guay 等，2016）。当在局麻药溶液中加入非常低剂量的阿片类药物，而不是单独加入硬膜外阿片类药物时，肠道运动能力的恢复也会更早。

（二）阿片类药物

硬膜外阿片类药物可提供良好的镇痛作用（Bujedo 等，2012）。然而，大多数由于硬膜外镇痛而导致的结果改善是由局部麻醉药引起的交感神经阻滞的结果，而不是单独通过阿片类药物来实现。然而，将低剂量的阿片类药物与低剂量的局麻药相结合，仍然保持了局麻药使用的好处，并改善了镇痛效果。这种方法已成为世界全球的标准技术。

1. 起效位点

硬膜外和鞘内阿片类药物的镇痛作用主要是通过它们穿过硬脊膜和蛛网膜后与脊髓背角的阿片类受体结合来介导的（Bujedo 等，2012）。然而，其他部位的结合也有助于这种效果，因为部分硬膜外阿片类与脑脊液循环，可以通过向头端扩散到达更高级中枢。一些被硬膜外血管吸收，进入体循环，并到达大脑中的阿片受体，既产生镇痛效果，又导致阿片类药物相关副作用的发生。一部分药物从脑脊液中进入脊髓。然而，脑脊液的向头端意味着脑脊液中残留的任何药物都将被携带到距离注射部位一定距离的阿片受体，包括脑干。这意味着阿片类药物可以到达呼吸中枢，因此导致该中心的凹陷及阿片类药物的其他不良反应，如恶心、呕吐和瘙痒。

脂溶性解释了在硬膜外镇痛中使用的阿片类药物之间的主要差异（Schug 等，2006）。阿片类药物的这种理化性质会影响作用的开始时间、作用的持续时间和不良反应的特点。

脂溶性较低的药物（如吗啡、氢吗啡酮）

从硬膜外腔进入脑脊液需要更长的时间，起效时间较慢。然而，他们从脑脊液中清除的速度也更慢，因此作用持续时间更长，并且更有可能向头端扩散，且呼吸中枢抑制和阿片类药物诱发通气功能障碍（OIVI）的风险增加。

脂溶性较高的药物（如芬太尼）能快速穿过硬脑膜，不仅起效更快，而且作用时间也更短。它们的镇痛作用更具节段性（即限制在注射水平附近的皮肤带内），因为它们从脑脊液迅速清除到脊髓，因此更小比例的剂量可以扩散到更高的水平。因此，硬膜外导管的位置对于脂溶性阿片类药物的重要性与对于局部麻醉药一样重要。与吗啡等阿片类药物相比，脂溶性阿片类药物（如芬太尼、舒芬太尼）从硬膜外腔的血管吸收更多，导致药物在血浆中水平更高，全身效应更显著。

2. 剂量

一般来说，当硬膜外给药时，阿片类药物的镇痛效果比肠外给药更好，只需要更小的剂量，就可以达到相同或更好的疼痛缓解效果。然而，这又取决于各种药物的脂溶性。吗啡是用于硬膜外镇痛的脂溶性最低阿片类药物，其产生类似镇痛效果所需的剂量差异最大（表 9-3）。对于高脂溶性药物（如芬太尼），使用低剂量产生的镇痛差异较小。

长效阿片类药物可通过间歇性单次剂量和输注给药。高脂溶性阿片类药物（如芬太尼和舒芬太尼）由于其作用时间较短，需要持续输注。对于接受硬膜外吗啡治疗的患者，使用脂溶性阿片类药物间歇性单次剂量可以在出现突破性疼痛时快速发挥作用。

进入硬膜外腔的阿片类药物的总剂量是镇痛活性的主要决定因素，但给药剂量的体积会影响剂量的扩散（Bujedo 等，2012）。这对于脂溶性更高阿片类药物尤其如此。

与任何途径给药的阿片类药物一样，老年患者对硬膜外阿片类药物对中枢神经系统的影响更为敏感（见第 14 章），因此初始剂量应基于患者的年龄，并根据效果进行逐渐调整的后续剂量。

吗啡是单独给予硬膜外镇痛时最常用的阿片类药物，剂量使用应基于年龄，如全身阿片类药物使用相关剂量（见第 4 章）。例如，胸外科手术的初始剂量为 45 岁以下患者的 4mg，75 岁以上患者通过胸导管的 1mg，通过腰椎导管的 6mg 至 2mg（Readyetal，1988）。

表 9-3 根据给药途径确定的吗啡近似等效镇痛剂量

口服	30mg
肌内	10mg
硬膜外	2～3mg
鞘内	0.2～0.3mg（200～300μg）

一种用于硬膜外使用的吗啡缓释制剂也可用。与用于硬膜外或全身镇痛的常规吗啡相比，它具有更高的 OIVI 风险（Sumida 等，2009）。单剂量吗啡缓释剂可以提供 48h 的镇痛效果，但它不能与局部麻醉药同时给予（除了在至少 15min 前给予的小剂量局部麻醉药进行测试），因为这可能导致吗啡提前释放（Atkinson Rallis 等，2011）。

3. 不良反应

(1) 呼吸系统：OIVI 是硬膜外阿片类药物的潜在并发症（ASA Task Force，2016）。阿片类药物的脂溶度决定了 OIVI 的发病时间。

• 早期的 OIVI 通常发生在注射后的 2h 内（或稍后的注射时）以及从硬膜外腔吸收进入体循环后，血液中阿片类药物水平较高的结果。脂溶性药物相对较高的血药浓度更有可能导致早期 OIVI。

- 延迟性 OIVI 最常见于阿片类药物给药后的 6～24h，原因是脑脊液中的药物向脑干和呼吸中枢的头侧迁移。病情起初通常较缓慢，患者逐渐变得嗜睡。延迟的 OIVI 可持续数小时，如果需要纳洛酮救治，则可能必须通过输注给药。脂溶性较低的药物（如吗啡）发生延迟 OIVI 的风险要高得多。这是因为脂溶性更高的药物（如芬太尼）容易被脊髓和血管快速吸收，并且残留在脑脊液中并到达呼吸中枢的风险较小。

OIVI 的风险增加与以下因素相关。

- 患者年龄增加。
- 高剂量的硬膜外（或鞘内）阿片类药物。
- 用于阿片类药物初治患者。
- 同时使用镇静药或全身性阿片类药物（包括长效镇静药或术前或手术期间给予单次剂量的肠外注射阿片类药物）。

与其他阿片类药物给药方法一样，呼吸频率的下降可能是 OIVI 的晚期和不可靠的迹象（见第 3 章）。因此，应经常评估患者的镇静水平。如果患者过度镇静，应减少随后的单次剂量注射剂，并停止或减少输液。可能需要纳洛酮（见本章后面部分）。

(2) 心血管系统：患者一般在硬膜外注射阿片类药物后很少出现低血压，除非患者本身存在低血容量的情况。然而，在使用哌替啶后有可能出现这种情况。这可能是由于哌替啶具有一些内在的局麻药活性。

(3) 恶心和呕吐：术后恶心和呕吐的原因往往是多因素的，可能是阿片类药物以外的条件或药物。应使用止吐药，并考虑减少阿片类药物的剂量。严重和顽固性的恶心和呕吐可能对阿片类受体拮抗药或激动药 – 拮抗药有反应

（见第 4 章）。

(4) 瘙痒症：瘙痒，特别是面部和躯干，与其他途径相比，更有可能发生于硬膜外和鞘内注射阿片类药物，特别是吗啡（Kumar & Singh，2013）。它可以被患者评为一种非常不愉快的疾病，而且在老年患者中很常见。虽然确切的机制尚不清楚，但据推测它是通过脊髓的 "瘙痒中枢" 进行介导的，以及脊髓背角的瘙痒神经元去抑制的结果。已经尝试过许多疗法，但只有使用阿片类拮抗药［低剂量纳洛酮输注 0.25～1μg/（kg·h）］、混合阿片类激动药拮抗药（如纳布啡）、5–HT$_3$ 受体拮抗药（如昂丹司琼）和氟哌啶醇（Schug，2020）的临床证据支持较多。小剂量的麻醉诱导剂异丙酚也被证明可以缓解硬膜外吗啡治疗后的瘙痒。

在医院环境中，应始终考虑引起瘙痒的其他原因。例如，床垫的塑料覆盖物可能导致背部出汗和瘙痒，瘙痒可能发生在敷料或石膏模型下或作为对抗生素、洗涤剂和消毒剂的过敏反应。

(5) 运动 / 感觉阻滞：硬膜外阿片类药物不会影响运动或感觉功能。

(6) 尿潴留：尿潴留是硬膜外阿片类药物的另一个潜在并发症，吗啡更有可能发生（Pooppetal，2012）。这是由于抑制了膀胱容量的增加和逼尿肌的短暂功能障碍。然而，这并不是不可避免的，也不需要所有患者的常规预防性导尿。如果需要，可给予小剂量的阿片类拮抗药或激动药 – 拮抗药。如果不成功，就需要一个导尿管，但可以进行 "插拔式" 导尿，而不必一直保留在体内。

(7) 胃肠系统：硬膜外阿片类药物可降低肠道运动性，但其程度低于通过全身途径给予的等镇痛剂量的阿片类药物。

（三）局部麻醉药和阿片类药物的组合

表 9-4 比较了阿片类药物和局麻药对硬膜外镇痛的不良反应。硬膜外最常用的输注溶液是低浓度的局部麻醉药和阿片类药物（俗称"硬膜外鸡尾酒"）的组合（Schug 等，2020）。这些效果似乎是协同的，允许降低每种药物的浓度，同时提供更好的镇痛效果和更低的不良反应风险，并保留硬膜外局麻药的主要有益效果。必须保持所使用的阿片类药物的较低浓度，以避免出现阿片类药物相关的显著不良反应，这将降低联合使用的益处。

关于每种药物的"最佳"浓度的证据是有限的，对确定这种解决方案的研究已经停止。常用的混合物中含有布比卡因或左旋布比卡因 0.0625%～0.125%，或罗哌卡因 0.1%～0.2%，使用 2～5μg/ml 芬太尼，1μg/ml 舒芬太尼或 20～40μg/ml 吗啡。

与这些局部麻醉药联合使用的其他阿片类药物包括哌替啶、二乙酰吗啡、氢吗啡酮和舒芬太尼。重要的是药物的总剂量，浓度越高，注入的体积就越小。

剂量方案

输注速率将根据溶液中药物的浓度、损伤或手术部位相对于硬膜外导管放置部位以及患者的年龄而有所不同。在允许护理人员给予"补充"剂量以及改变输注速率的机构中，规范中应该包括治疗突破性疼痛的解决方案。表 9-2 列出了一些局部麻醉药与芬太尼联合使用的建议单次剂量和输注速率。由于前面概述的原因，建议对老年患者使用较小的局部麻醉药或阿片类药物单次剂量和较低的输注率。

（四）受体激动药

作为 α_2- 受体是脊髓内疼痛控制的下降抑

表 9-4　硬膜外阿片类药物与局麻药可能不良反应的比较

	罂粟类	局部麻醉
呼吸系统	延迟 OIVI，早期 OIVI	通常未受损
心血管疾病	通常不会降低血压	显性或体位性低血压降低心率
恶心呕吐	是	阻滞不常见
瘙痒	是	不
发动机	是	不
感觉	无效果	阻滞
尿潴留	是	阻滞
胃肠	减少运动性	增加运动性

OIVI. 阿片类药物诱发通气功能障碍

制系统的一个组成部分，给予 α_2- 受体激动药具有镇痛作用（Schug 等，2020）。最常用的药物是可乐定和肾上腺素。

1. 可乐定

神经轴向（硬膜外或脊髓）给药可乐定已被广泛研究，并被认为具有安全的神经毒性。美国食品药品管理局批准它通过这种途径用于治疗癌症疼痛。

硬膜外添加可乐定作为阿片类药物和局部麻醉药的辅助药物（Allen 等，2018）。它减少了缓解疼痛所需的局麻药的剂量，改善了镇痛的持续时间，并延长了运动阻滞。与阿片类药物联合使用的任何好处的证据都是薄弱和不一致的。

以 25～150μg 的推注剂量给药，硬膜外可乐定可导致剂量依赖性镇痛和剂量依赖性不良反应，特别是镇静、低血压和心动过缓。镇静可能伴随着药物的全身吸收（可乐定的脂溶度类似于芬太尼），低血压通常发生在剂量超过 75μg。

2. 肾上腺素

硬膜外肾上腺素有 α_2- 激动药的作用，导致疼痛缓解和血管收缩。后一种作用减少了一些硬膜外给药药物的清除，增加了它们的作用时间。因此，在局麻药或局麻药 – 阿片类药物溶液中添加低浓度的肾上腺素可改善镇痛效果（Schug 等，2020）。最常用的浓度是在 1.5～2μg/ml 内。对脊髓血流减少风险的担忧是没有根据的。

3. 右美托咪定

人们对右美托咪定的使用越来越感兴趣，但关于神经毒性的数据有限且相互矛盾。右美托咪定作为硬膜外镇痛的辅助剂，剂量为 0.5～1.5μg/kg，可延长镇痛，减少镇痛需求，改善疼痛缓解（Zhang 等，2017）。它也可以减少术后的颤抖，并有镇静作用。与全身给药相比，硬膜外注射的效果似乎更为明显。

（五）皮质类固醇

地塞米松作为硬膜外镇痛的辅助剂可延长和改善镇痛，并延长阿片类药物作用时间。此外，外科医生在显微椎间盘切除术或椎板切除术后在硬膜外应用皮质类固醇可改善短期和长期的疼痛缓解，并减少住院时间，并且没有显著的不良反应（Wilson-Smith 等，2018）。腰椎硬膜外类固醇注射本身被广泛用于治疗急性坐骨神经痛。其效果是短期缓解疼痛和降低残疾风险（小于 3 个月），但没有长期益处（Pinto 等，2012）。

（六）其他辅助药物

许多其他药物，如氯胺酮、镁和新斯的明已经在硬膜外使用，主要是在实验环境中（Schug 等，2006）。使用硬膜外阿片类药物或局部麻醉药，它们可以改善疼痛缓解而不增加不良反应。然而，并非所有国家都有应使用以避免神经毒性的无防腐剂溶液，在使用引入硬膜外腔的任何药物时，需要仔细考虑神经毒性的风险。

硬膜外新斯的明的最佳数据是，它似乎没有神经毒性（Schug 等，2020）。

四、硬膜外镇痛安全管理的要求

硬膜外镇痛的安全性和有效性可以通过训练有素的工作人员、考虑置入硬膜外导管的禁忌证（前面讨论过）以及实施标准命令和护理程序协议来实现。

为了避免用于静脉给药的药物或液体无意中通过硬膜外导管给予并可能导致灾难性后果的风险，所有用于硬膜外药物给药和所有硬膜外导管的泵和导管都应带有清晰可见的标签。在许多国家，黄色是这种管理途径的推荐识别颜色（Beckers 等，2012）。理想情况下，也应使用专用的输液泵。这些泵应该有速率限制（如在 20ml/h），使被编程和输送输液速率不会在无意中过高。

为了避免错误，许多国家已经引入了一种新的硬膜外（和区域）管理连接系统（ISO 80369–6 NRFIT™），这使得无法将 Luer 锁连接器连接到用于硬膜外和区域麻醉的导管上（详情见 http://stayconnected.org/neuraxial-nrfit/）。

标准规范和护理流程

为了最大限度地提高硬膜外镇痛的有效性，尽量减少并发症的风险，并提高对不良反应的认识和治疗，建议采用标准的顺序和护理程序方案。其目的是试图提高临床决策的质量，而不是指导临床实践。

标准规范

为了使整个机构的规范标准化，建议在电

子病历（EMR）系统或预打印表格中设置要求集。在附录 9-1 中给出了硬膜外镇痛和鞘内镇痛的预印标准顺序表格的例子。然而，理想情况下，同样的元素将被纳入 EMR 要求集。

表 9-5 列出了这些标准规范的常见组成部分。

- 可以给予局部麻醉药和（或）阿片类药物输注和（或）单次剂量。

- 指定的非药物治疗命令和任何监测和文件要求，这允许定期评估每个患者的进展，并合理地改变硬膜外输注的顺序，以使治疗个体化。

- 对镇痛作用不足和不良反应的管理说明。

表 9-5　硬膜外标准单的关键组成部分

- 硬膜外镇痛药的订单
  - 药品的名称和浓度
  - 输液速率（通常为一个范围）
  - 允许的单次剂量大小
- 可以给予的输液速率和（或）单次剂量
- 非药物治疗订单
  - 防止未经授权的医务人员同时订购中枢神经系统抑制药、其他阿片类药物或抗血小板或抗凝药物的声明
  - 补充氧气的订单
  - 在硬膜外镇痛期间需要维持静脉通路
  - 如果镇痛作用不足或存在与硬膜外导管或所使用的药物相关的其他问题，请提供联系说明
- 监控和文件编制要求
  - 在适当的时间间隔内，定期评估疼痛评分、FAS 评分、镇静评分、呼吸频率、血压、心率、温度、运动和感觉功能
  - 硬膜外镇痛药的交付量的记录
  - 用来治疗不良反应的任何药物的剂量
  - 硬膜外输注速率或单次剂量大小的任何变化
  - 需要定期检查输液泵程序（如在更换班次时以及在更换药物储液罐时）
  - 硬膜外导管后一段时间的运动和感觉功能监测
- 镇痛作用不足的管理指南
- 不良反应的管理指南
- 开处方的医生的姓名和签名

这些表格需要由治疗麻醉医生或疼痛服务机构的其他成员填写、签署并注明日期。

值得注意的是，虽然标准规范用于硬膜外镇痛的初始处方，但这些规范可能不会对所有患者仍然有效。至少每天由麻醉医生对患者进行每日评估（如果需要甚至更多药物），将允许对处方或镇痛技术进行适当的改变，并早期识别并发症。

(1) 监控和文件编制要求：应定期监测以下情况。

- 疼痛评分、功能活动评分、镇静评分和呼吸频率。

- 血压和心率。

- 感觉阻滞平面可以通过测试患者的水平来测量报告，例如，当冰或酒精涂于皮肤时失去感觉。然而，当使用低浓度的局部麻醉药时，尽管镇痛效果良好，但感觉阻滞可能很小或不容易证明。常规监测感觉阻滞高度是不需要的，在这些情况下可能没有帮助。然而，任何不断增加的感觉缺陷都应该被注意到，因为它可能反映了并发症的发展。

- 运动阻滞，患者抬起直腿或抬起和弯曲膝盖至其胸部的能力将提供证据，表明由局部麻醉引起的下肢运动阻滞并不过度。它还将使早期识别由硬膜外血肿或脓肿引起的脊髓压迫。

建议每小时监测一次，每次 8~24h。随着硬膜外镇痛持续时间越长，患者越稳定，这些症状可以增加到 2~4h。如果需要改变处方、输注速率或单次剂量，可能需要更短的时间间隔。建议在拔出硬膜外导管后继续监测运动和感觉阻滞 24h。

(2) 护理流程：硬膜外镇痛的护理程序方案的格式因各机构而不同，但关键因素如下。

- 该机构对护理人员的认证（资格认证）的政策。
- 阿片类药物的检查和丢弃的机制。
- 监控和文件编制要求。
- 说明。
  - 单次剂量给药。
  - 检查输送量（从输液泵显示器）注射器或注射袋中剩余的量。
  - 根据处方检查输液泵的设置（如在每次换班时）。
  - 检查硬膜外插入部位和敷料。
  - 检查并记录导管是否完整。
  - 输液泵的设置和编程。
  - 设备故障及报警系统的管理。
  - 患者动员。

五、患者控制的硬膜外镇痛

单独使用阿片类药物或更常见的阿片类和局部麻醉药物组合的患者控制硬膜外镇痛（PCEA），将硬膜外镇痛的好处与患者控制和更高患者满意度的优势结合在一起。此外。提高患者满意度，可能会减少与工作人员干预的需求（如大剂量给药）。然而，并没有很好的证据表明 PCEA 在更好地提供镇痛作用方面具有优势（Schug 等，2020）。

在 PCEA 开始之前，应给予负荷剂量以建立初始阻滞，通常局麻药浓度高于输注液。与静脉 PCA 不同，连续（背景）输液通常是有序的，在我认为通过持续输注来维持一个阻滞可以改善镇痛效果。关于这种背景注入的好处的数据是相互矛盾的（Schug 等，2020）。

PCEA 常用的参数是 2～4ml 的单次剂量注射剂量，背景注射剂量为 6～12ml/h，锁定间隔为 10～20min。

六、程序性间歇性硬膜外注射剂

人们越来越有兴趣在规定的时间间隔内使用程序化间歇单次剂量（PIBD）的局部麻醉药，而不是持续输注，特别是使用外周区域阻滞技术。对于硬膜外给药，PIBD 主要在分娩镇痛中进行了试验，它可以最低限度地减少突破性疼痛的发生率和局麻药的需求，而没有任何缺点（Sng 等，2018）。

七、镇痛作用不足的管理

一般来说，最好在开始使用用于镇痛的低浓度局麻药／阿片类药物溶液之前，使用较强浓度的局麻药来建立硬膜外麻醉。这通常在手术前开始硬膜外麻醉时进行。镇痛药输注应在初始阻滞完全消退之前开始。出于安全考虑，在患者转到普通病房之前，运动和感觉阻滞的强度应明显降低。尽管注射了较低浓度的溶液，运动和感觉阻滞的持续解决通常会继续进行。

如果患者接受硬膜外镇痛后，抱怨疼痛缓解不足或疼痛与手术或术后经过的天数不成比例，初步评估必须始终考虑疼痛的原因，因为这可能与最初开始硬膜外镇痛时的疼痛不同。例如，术后并发症（如发展为腹膜炎或隔室综合征）引起的新疼痛严重到足以"突破"硬膜外镇痛或硬膜外镇痛未覆盖的切口远处的疼痛（例如，腹腔镜或胸椎手术后的肩尖疼痛，在手术台上定位后的关节炎疼痛）。另一个例子是，创伤患者放置胸椎硬膜外导管来处理肋骨骨折引起的疼痛，但在其他周围部位有额外的损伤。

在某些情况下，可能需要额外的镇痛作用。如果需要其他阿片类药物来补充硬膜外镇痛（如通过 PCA），可能适合只在硬膜外输注中使用局麻药，以减少 OIVI 的风险。

急性疼痛管理实践指南（原书第5版）
Acute Pain Management: A Practical Guide (5th Edition)

如果疼痛似乎与硬膜外镇痛开始的原因有关，并且需要更好的缓解疼痛的效果，则可以尝试表9-6中列出的程序。

表9-6 镇痛不足的管理

- 重新评估患者
  - 考虑新的或增加疼痛的其他原因，如术后或损伤后并发症的发展，如腹部手术后肠穿孔和（或）腹膜炎，骨科手术后筋膜室综合征或肢体损伤，或其他硬膜外镇痛未覆盖的疼痛
  - 用冰或酒精测试冰块的水平
- 双侧阻滞，但扩散不足（如"太低"）
  - 给予单次剂量的阿片或阿片局麻药溶液，增加输注速率
- 单侧阻滞
  - 提示导管尖端可能通过椎间孔离开硬膜外间隙或存在不对称扩散的解剖学原因
  - 尝试更大的单次剂量（仅限麻醉医生）
  - 拔抽出导管（使用肝素后有足够的时间）
- 没有任何阻滞或一般的疼痛缓解效果很差
  - 通过抽吸试验排除血管内导管迁移（仅限麻醉医生）
  - 使用3~8ml局麻药溶液的"测试剂量"（如1%利多卡因或0.25%布比卡因）检查导管的位置，并检测感觉阻滞水平（"测试剂量"仅由麻醉医生使用）
  - 如果"试验剂量"显示没有阻塞，导管移位；命令替代镇痛或重新插入导管（在任何肝素给药后允许足够的时间）

八、"阶梯下降式"镇痛

硬膜外镇痛的时间应有限，以减少导管相关感染的风险。患者和工作人员需要意识到，鉴于这种技术通常提供良好的疼痛缓解，停药可能伴随着最初的，而且往往是疼痛强度的显著增加。适当的"阶梯下降式"镇痛需要滴定，以适应这种疼痛控制的变化。特别是，疼痛疗法应该有一些重叠，以便"阶梯下降式"方案在硬膜外镇痛停止之前有时间产生效果。一些疼痛服务停止了硬膜外输注，但将硬膜外导管原位放置一段时间，特别是如果担心患者在没有硬膜外镇痛的情况下将如何管理。如果全身镇痛的改变失败，可以选择再恢复硬膜外镇痛1天左右。

与全身阿片类药物不同，硬膜外剂量不能作为后续全身镇痛方案处方的指南。如果患者在硬膜外镇痛结束时仍处于"禁食"状态，静脉PCA是一种理想的"阶梯下降式"技术。如果降低剂量是口服阿片类药物，建议基于年龄的初始剂量可能需要低于治疗严重急性疼痛的推荐剂量，特别是如果硬膜外镇痛已经持续了几天（见第4章和第7章）。在停止硬膜外镇痛之前实施多模式镇痛的其他成分将有助于脱机。

如果停止硬膜外镇痛伴随着患者疼痛管理的临床责任的改变（即从APS到手术团队），则需要记录并由所有工作人员明确理解。

九、硬膜外镇痛的并发症和不良反应

硬膜外镇痛的并发症可能与硬膜外针或导管、设备或药物的不良反应有关。表9-7至表9-9总结了这些并发症的处理方法。

表9-7 硬膜外镇痛可能出现的并发症

- 与插入硬膜外针或导管有关
  - 硬膜后穿刺头痛
  - 神经或脊髓损伤
  - 硬膜外血肿
  - 硬膜外脓肿/脑膜炎
  - 导管迁移
- 与设备有关
  - 导管/过滤器：泄漏或断开
  - 输液泵：故障、程序错误、重力流
- 与阿片类药物和（或）局麻药的使用有关

（一）硬膜穿刺后头痛

无论何时有意或无意地穿刺硬脊膜，都会发生脑脊液渗漏。这可能导致脑膜血管和神经

表 9-8　硬膜外针头或导管相关并发症的处理 *

- 硬膜穿刺性头痛
  - 病史及检查以排除其他头痛原因
  - 卧床休息，只要求患者的舒适
  - 镇痛作用（非阿片类药物通常优于阿片类药物）
    ± 咖啡因
  - 水合物（口服或静脉注射）
  - 如需要，血液填充作为最终治疗
- 神经或脊髓损伤
  - 即时的神经系统评估
  - 全面的病史和检查将有助于确定损伤的部位和
    程度，以及出现体征和症状的时间（损伤可能
    与硬膜外针或导管无关）
- 硬膜外腔感染或血肿
  - 进行病史和检查 注：硬膜外脓肿患者可能发热）
  - 立即进行外科专家评估
  - MRI 扫描（无 MRI 时为对比 CT）
  - 如果由于神经或脊髓压迫而发生神经系统改
    变，并且如果没有手术禁忌证，通常需要紧急
    手术减压
  - 在没有明显的神经功能缺陷的情况下，单独使
    用抗生素治疗可能是合适的
- 硬膜外导管迁移
  - 治疗过量阿片类药物和（或）局部麻醉药量的
    并发症
- 硬膜外导管 / 过滤器断开连接：
  - 如果发现断开，可以用酒精擦拭（允许完全干
    燥）清洗一段导管，然后用无菌剪刀切割并安
    装一个新的过滤器
- 硬膜外插入部位渗漏
  - 如果在硬膜外插入部位发现一些渗漏，如果仍
    然能提供足够的镇痛作用，导管可以留在原位

*. 这些策略只是建议，可能不需要或不适合所有患者的
治疗

上的脑脊液压力和张力的降低，从而导致头痛
（Peralta & Devroe，2017）。据估计，硬脊膜穿
刺的风险为 0.16%～1.3%，随后发生头痛的风
险为 0.4%～80%。较小的针、某些类型的针及
老年患者的风险较小。

这些体征和症状相当典型，通常发生在穿
刺后 12 天内。头痛通常为双额叶和（或）枕部、
体位（患者站立、坐着或紧张时更严重），并伴

有颈部僵硬、恶心和呕吐、畏光和耳鸣等特征。
严重的病例可能伴有复视或其他颅神经麻痹，
由这些神经的牵引引起，很少会导致颅内出血。

最初的治疗通常包括卧床休息、水合和镇
痛（简单或阿片类药物）；然而，这些治疗方
法没有充分的证据支持。有证据支持使用咖啡
因（减少持续时间和进一步的治疗需求）、加
巴喷丁、氢化可的松和茶碱（减轻疼痛的严重
程度）（Basurto Ona 等，2015）。局部蝶腭神经
节阻滞也已成功应用（Schug 等，2020）。

最终的治疗方法是硬膜外“血液填充”，
如果这些保守措施在合理的时间内无效（这
可能会根据患者及其情况而异）。这需要插
入硬膜外针，并以无菌方式将患者自身的血
液（通常为 20ml）注入硬膜外间隙（Peralta &
Devroe，2017）。由此产生的硬膜外血凝块有
效地密封了脑脊液泄漏的孔。80%～90% 的病
例几乎能立即缓解头痛；如果失败，可以重复
出现。血液填充偶尔会引起轻微的背痛或头痛。

（二）神经或脊髓损伤

放置针或导管损伤神经或脊髓是非常罕
见的，因此很难获得准确的风险估计。一项对
围术期近 10 万名患者使用硬膜外导管进行的
大型调查结果显示，永久性损伤（包括神经或
脊髓损伤和死亡）的发生率为每 10 万名患者
8.2～17.4 例（Cook 等，2009）。截瘫或死亡的
发生率据说在 1—6 岁，每 10 万人 1 例。

需要承认的是，在相当多的情况下，神
经问题与硬膜外镇痛是时间关系，而不是因果
关系。例如，脊髓血流减少可导致截瘫，从而
导致脊髓梗死。虽然这可能发生在硬膜外导管
已经插入，它可能是由于硬膜外封锁无关的问
题，如低血压由于出血，腹内压力增加导致硬
膜外静脉压力升高，手术损伤脊髓前动脉或主

表 9-9　硬膜外镇痛不良反应的处理

恶心呕吐	• 使用止吐药，如果无效则额外添加止吐药 • 考虑其他可能的原因（如肠梗阻） • 如果恶心似乎与硬膜外镇痛有关，可以考虑省略阿片类药物（如果与局麻药联合使用）或改为另一种阿片类药物
瘙痒症	• 检查瘙痒是否可能与硬膜外镇痛有关，使用小剂量的静脉注射 • 纳洛酮或阿片类受体激动药 – 拮抗药（如纳布啡） • 使用其他已证实的治疗方法：5-HT₃ 受体拮抗药（如昂丹司琼）或氟哌啶醇 • 如果瘙痒似乎与硬膜外镇痛有关，请考虑省略阿片类药物。（如果与局麻药联合使用）或改用其他阿片类药物
镇静 / 呼吸抑制	• 不要检查任何其他镇静原因（如使用镇静药） • 镇静评分 =2：减少单次剂量和（或）输注速率 • 镇静评分 =2，呼吸频率≤每分钟 7 次：减少单次剂量和（或）输注速率 • 考虑纳洛酮镇静评分 =3（不考虑呼吸频率）：尝试用语言和（或）身体刺激唤醒患者，提供密切观察，给予纳洛酮 40～100μg 静脉注射和每分钟重复 2 次 PRN（必要时用药），停止输液，直到患者恢复正常更清醒 • 可能需要降低阿片类药物或局麻药的浓度
尿潴留	• 尝试小剂量的静脉注射纳洛酮（如果只使用阿片类药物）进行导管 – 导管进出或留置
低血压	• 寻找低血容量和其他低血压的原因，静脉输液 ± 血管加压药，如果需要停止 / 减少（通常只是暂时）输注
麻木 / 虚弱	• 检查导管是否迁移（进入脑脊液） • 暂时停止输注，一旦有感觉和运动缺陷得到解决的证据，就以较低的速率重新开始，如果上述症状失败，请考虑降低局麻药浓度 • 如果在合理的时间内感觉和运动障碍没有得到解决，则可考虑紧急排除血肿 / 感染引起的脊髓压迫

动脉交叉夹紧，或预先存在的动脉血管疾病。同样，由于胎儿神经部的压力，在分娩期间也可能发生腰骶神经根的损伤。任何脊髓或神经根损伤的体征和症状，无论假定的原因如何，都需要立即进行神经学评估。

局部麻醉药、阿片类药物和佐剂评估神经毒性，并以常用浓度和剂量的硬膜外给药不会引起神经损伤（Schug 等，2006）。然而，如第 5 章所述，在鞘内注射局部麻醉药后，有罕见的神经系统并发症的报道。

（三）硬膜外血肿

硬膜外麻醉或镇痛后硬膜外血肿的确切发生率难以量化，但调查估计其在（0.5～10）/100 000，高危人群中发生率高达 1/3000（Horlocker，2011）。在一项对近 140 万非产科硬膜外麻醉的全国性研究中，报告的发病率为每 10 万人中有 18.8 人（Rosero & Joshi，2016）。危险因素包括多次尝试插针、凝血功能障碍、同时使用抗凝血药物（见下文）、女性和年龄较大。硬膜外血肿也被报道会自发地发生在患者中，特别是那些有出血障碍或服用抗凝药物的患者。

1. 诊断

放置或摘除硬膜外导管后出现硬膜外血肿的体征和症状可能是突然发生的（Horlocker，

2011）。在许多患者中，神经功能障碍（特别是肌无力）可能是血肿的首先表现。随着血肿大小的增加和压迫神经根和脊髓的增加，神经功能障碍（运动、感觉、膀胱或肠道）也会增加，患者也可能主诉背部尖锐或神经根疼痛。在硬膜外麻醉或蛛网膜麻醉后，血肿可表现为异常致密或斑片状阻滞或消退异常缓慢。

诊断的第一步是立即停止硬膜外输注，而不取出硬膜外导管。由此引起的神经症状没有得到缓解，应立即行磁共振成像（MRI）和紧急专科外科会诊（例如，神经外科医生或脊柱外科医生），因为潜在的恢复取决于随时间而定的诊断和治疗。

2. 治疗

急需专科外科医生决定是观察还是减压。立即减压〔理想情况下在神经体征出现后 8h 内（Horlocker 等，2003）〕增加了部分或良好的神经恢复的可能性；如果减压延迟超过 12h，结果会更糟，尽管一些患者在 24h 后进行手术可能会恢复完全的运动功能（Bos 等，2018）。

3. 预防措施

虽然可能无法完全预防血肿的发生，但应尽量减少风险。这就需要评估每个患者的硬膜外镇痛的风险和益处。如后文所述，特别是必须考虑抗凝和抗血小板治疗或凝血功能障碍。在抗凝和抗血小板治疗中，对于插入和移除硬膜外导管的时间，应制订标准的方案和程序。

需要最大限度地提高早期发现血肿的机会，实现早期治疗，从而使治疗效果更成功。这需要对指标保持高度怀疑。当看到可能提示血肿的临床特征时，以不掩盖神经体征和症状的方式使用硬膜外镇痛。理想情况下，术后硬膜外镇痛应提供良好的疼痛缓解效果，几乎不产生运动或感觉阻滞。通过局部麻醉药和阿片类药物的联合使用以及通过胸导管更容易实

现。护理人员需要了解前面描述的血肿的早期体征和症状，并应定期监测和记录患者的运动和感觉功能。任何新的神经功能异常都应立即报告给麻醉医生或相关的疼痛服务人员。立即停止输注应能在一两个小时内解决该异常，因为大多数运动或感觉异常是硬膜外输注溶液中的局部麻醉药导致的（Horlocker，2011）。

任何新的神经学发现都被认为是硬膜外血肿（或脓肿，见下文），除非另有证明。同样重要的是，患者要意识到需要报告任何运动或感觉的变化以及膀胱或肠道功能的改变。

（四）硬膜外间隙感染

硬膜外腔感染（硬膜外脓肿或脑膜炎）也是硬膜外镇痛的罕见并发症。在一项对近 100 万例非产科硬膜外麻醉进行的全国性研究中，报告的发病率为每 10 万人中有 7.2 例（Rosero & Joshi，2016）。恶性肿瘤、糖尿病、免疫功能低下或静脉吸毒者的感染风险增加。可能是由于输注污染溶液、插入和维护硬膜外导管时违反无菌技术（包括导管和连接器的脱离）、菌血症发作期间的血行传播或皮肤细菌通过穿刺部位迁移。最后一种可能是最常见的来源，因为大多数感染是由多种葡萄球菌引起的，通常是金黄色葡萄球菌（Hebl & Niesen，2011）。如果出现脓肿，则可能会导致神经根或脊髓受压，脑膜炎也有报道。

与硬膜外血肿一样，硬膜外腔感染通常自发发生，与硬膜外镇痛无关，通常是细菌血行传播的结果，特别是在静脉吸毒者中。在一项对 915 例硬膜外脓肿病例的回顾性研究中，只有 5.5% 与硬膜外插管有关（Reihsaus 等，2000）。

1. 诊断

硬膜外脓肿的体征和症状可能与硬膜外血肿相似，除了发病通常较晚，通常要慢得多。

硬膜外脓肿的表现可能会推迟到患者出院后的几天甚至几周。胸椎硬膜外脓肿最常见的症状是神经功能缺损（68%），麻痹（48%），截瘫（20%）、背痛（64%）、发烧（24%）和肠或膀胱控制丧失（16%）（Howie 等，2018）。请注意，患者可能不发热。硬膜外导管放置后严重背痛加重的患者应及时进行调查，即使没有发热（Schug 等，2020）。

可能出现神经系统症状会推迟到几天后，尽管情况并非总是如此。脑膜炎患者可表现为典型的症状，如发烧、严重头痛、畏光、颈部僵硬和意识水平改变，但无运动或感觉丧失。

如果怀疑是硬膜外腔感染，且硬膜外导管仍在，应取出导管并将导管尖端进行培养，并进行适当的血液测试和培养（ASA 工作组，2010）。

MRI 扫描优于其他成像方法，如果有的话，应该作为诊断测试（有或没有增强）。计算机断层扫描（CT）给出了错误或不确定的结果，尽管如果使用增强，可靠性可能会提高。如果不能快速进行 MRI 扫描，则可以使用 CT 扫描。

2. 治疗

如果怀疑有硬膜外脓肿，应要求紧急外科专家会诊。在没有神经系统体征和症状的情况下，硬膜外腔感染已成功地使用抗生素治疗，而无须手术减压（Schug 等，2020）。在任何脓肿或血培养的结果出现之前，应使用经验性抗生素。然而，任何神经系统变化的发展都表明需要紧急成像和紧急专科专家会诊，因为立即手术压迫比抗生素治疗能获得更好的恢复。神经功能丧失发生后 8h 内的减压将最大限度地提高完全恢复的机会（Horlocker 等，2003）。

3. 预防措施

与硬膜外血肿一样，它不一定防止硬膜外腔感染的发展，但应尽一切努力尽量降低风险。例如，导管应始终使用无菌技术（包括长袍、帽、口罩、手套和无菌纱布），并应按照标准程序使用氯己定（使用单独包）进行皮肤准备。硬膜外输注溶液应在无菌条件下制备，最好是由制药公司或医院药房制备（Camblell 等，2014）。如果硬膜外镇痛可能会增加患者的感染风险，应对风险与收益进行权衡。导尿管的持续时间是风险的一个主要预测因素。虽然有报道硬膜外感染发生在插入硬膜外导管后 1 天，但大多数感染发生在 48h 后。

与硬膜外血肿一样，如果硬膜外镇痛的使用方式不掩盖神经变化的发生，并且工作人员保持高度怀疑，就有可能最大限度地早期发现脓肿。应每天检查硬膜外导管插入部位，并记录患者的体温。如果在插入部位有炎症或压痛，通常应拔除导管。严重的局部感染应使用适当的抗生素进行治疗，并可能需要手术引流。如果患者出现了发烧高于术后立即期间的预期，可以考虑移除导管，除非持续使用的感知好处超过了可能的风险。

拔除后，硬膜外导管尖端的常规培养似乎没有什么好处，因为培养阳性率可能高达 30%（Schug 等，2020）。因此，这些结果并不是硬膜外腔感染的可靠预测因素。

对患者的教育和参与也很重要。如果患者出院后发现任何问题，必须指示其立即向医院或其麻醉医生报告。要带回家的信息卡可以作为提醒（见附录 2-2）。

（五）导管移位

很少的时候，放置在硬膜外腔的导管会移位到鞘内腔或硬膜外血管。如果不发现迁移，将硬膜外给药的单次剂量药物［阿片类药物和（或）局部麻醉药］送入脑脊液或体循环。迁移到鞘内间隙通常会导致阻滞高度的迅速增加，而迁移到血管中则会导致阻滞的丧失和疼痛的增加。

如果给予硬膜外阿片类药物和（或）局部麻醉药，导管移位引起的并发症将更明显和更严重。

（六）与设备相关的问题

1. 硬膜外导管或过滤器

导管与硬膜外过滤器的断开可导致导管末端的污染和硬膜外输注溶液中的细菌迁移，如果出现这种断开，并且仍旧需要硬膜外镇痛，那么在用消毒溶液对导管外部进行大致清洁后，用无菌剪刀从导管末端修剪 10～20cm，并连接新的过滤器，再重新连接导管（Schug 等，2020）。但没有咨询负责硬膜外镇痛的麻醉医生或疼痛服务机构，就不应该这样做。如果未目击到断开，应考虑移除导管（ASA Task Force，2017）。

导管扭结，使输液或给药困难或不可能。应检查导管长度是否有明显扭结；可以尝试将导管后拉 1～2cm（在任何肝素给予的时间允许下）。患者背部的轻微弯曲也可以克服这个问题。应处理过滤器和输液管或导管连接处的泄漏，因为这带有硬膜外溶液污染的风险。

如果导管在插入部位出现渗漏，但镇痛似乎足够，渗漏可能是由于输注溶液沿导管回溯，可以继续硬膜外输注。如果镇痛作用不足，则可能是导管尖端已经移位，不再位于硬膜外腔中，而是位于皮下组织中。

拔出导管时应检查导管，以确保导管尖端完整。如果不是，就应该被告知患者，并将细节输入患者的记录。然而，导管材料是惰性的，通常不需要手术切除尖端。

2. 输液泵、管路和连接件

当输送硬膜外溶液的输液泵被错误地编程为静脉输液的速度时，已经给予了致命或接近致命剂量的硬膜外镇痛药物（Beckers 等，2012）。此外，各种旨在静脉注射给药的药物也被注射或注入硬膜外腔；常见的原因是更换注射器、安瓿选择错误以及硬膜外和静脉通路之间的混淆。

因此，强烈建议明确标记所有用于硬膜外镇痛的硬膜外导管和输注装置。彩色编码的（黄色）输液管和专用的硬膜外泵可能有助于防止这些错误，以防止不正确的编程（如输液速率的内部上限）。

许多国家已经引入了一种新的硬膜外（和区域）管理连接系统（ISO 80369-6 NRFIT™），这使得无法将 Luer 锁连接器连接到用于硬膜外和区域麻醉的导管上（详情见 http://stayconnected.org/neuraxial-nrfit/）。

操作员错误可能导致输液泵编程错误，输液泵可能出现故障，或患者可能试图干扰泵的运行。当注射器或输液袋中的内容物被重力意外地允许清空时，也会使用过量的硬膜外输注溶液。因此，应放置在药物注射器 / 袋与患者之间的输液管内。

（七）与药物相关的不良反应

本章前面概述了硬膜外和鞘膜内阿片类药物和局麻药可能产生的不良反应（见表 9-4）。如果硬膜外给药的剂量无意中直接进入脑脊液，不良反应将会加重。对这些并发症的管理建议见表 9-9。如果处方存在错误，无论是疏忽还是由于知识不足，也可能发生与药物有关的问题。

十、同时进行抗凝或抗血小板治疗

以下建议没有循证依据，因为硬膜外血肿的发病率非常小，因此不可能进行对照研究。它们主要基于专家意见，特别是在美国发表的

（Horlocker 等，2018；Narouze 等，2018） 和欧洲（Gogarten 等，2010）的共识声明。它们并不是为了提供一个具体的"护理标准"，而是为了提供一个标准，为患者的管理提供合理的选择。它们不能取代对每个患者的个体风险 – 收益分析。

除了他们的指南（Horlocker 等，2018），美国区域麻醉和疼痛医学协会（ASRA）产生一个有用的应用程序（ASRA Coags）将这些指南纳入其中，可以搜索每种抗栓或溶栓药物，并显示对于进行神经轴阻滞或深层丛阻滞、周围或浅表阻滞的患者的不同管理建议。

下文中给出的信息来自 ASRA 区域指南（Horlocker 等，2018），可以在 https://rapm.bmj.com/content/rapm/43/3/263.full.pdf 上进行查阅，也可以通过应用程序获得。

（一）华法林

关于与使用华法林相关的硬膜外血肿的风险的信息很少。提出建议的一个主要困难是个体间对这种药物的反应差异。对于长期接受华法林治疗的患者，一旦停止用药，止血功能可能需要 5 天才能恢复正常。在插入硬膜外针或导管前，应检查凝血状态［凝血酶原时间和国际标准化比值（INR）］。建议在拆卸时，INR 最好为<1.5。更新的澳大利亚和新西兰华法林逆转指南已经发布（Tran 等，2013）。

（二）肝素和方达帕林

1. 标准未分离肝素（静脉注射）

硬膜外插管似乎是相对安全的患者静脉注射肝素，在手术期间或术后。然而，在给予肝素之前和开始使用肝素后，必须考虑放置导管和拔除导管的时间。目前的指南建议，在放置硬膜外针和导管后，静脉注射肝素应延迟至少 1h。

如果术后需要输注肝素，只有在输注暂停 4～6h 和患者凝血状态恢复正常后，才应拔出硬膜外导管，这表明通过测量激活的部分凝血酶时间（APTT）。

2. 标准未分离肝素（皮下）

低剂量标准肝素通常用于血栓预防，尽管在骨科手术后被认为不足，并且通常被认为用于同时使用剂量低于 15 000 单位的患者是安全的。然而，对于硬膜外导管插入和移除的时间应采取适当的预防措施，因为标准肝素剂量的峰值效应可能在 1～2h，效果的持续时间可能在 4～6h 或更长。

ASRA 指南（Horlocker 等，2018）建议，每日 2 次（BD）或每日 3 次低剂量肝素方案（通常 5000 单位 BD 或每日 3 次），硬膜外导管可以插入或删除 4～6h 后下一个给药，并且在导管拔除后可以立即重新开始使用肝素治疗。

长时间的肝素治疗可导致肝素诱导的血小板减少症。指南建议，在接受肝素治疗超过 4 天后，在插入或移除硬膜外导管前，应进行血小板计数（Horlocker 等，2018）。

未分离的肝素作用可以用鱼精蛋白逆转（每 100 单位肝素 1mg，最大单次剂量为 50mg）。

3. 低分子肝素

1997 年 12 月，在报告近 60 名患者出现硬膜外血肿后，美国 FDA 发布了一份公共健康警告，关于术后接受低分子肝素（LMWH）治疗的患者发生硬膜外血肿的风险（Horlocker，2011）。这种高发病率可能是美国使用的高剂量和 BD 给药方案的结果，这种方案中剂量之间抗凝活性的低点（可能允许更安全地拔除导管）不太可能发生。

剂量 LMWH 的峰值效应为 3～5h，正常的止血可能在剂量后 12h 以上才能恢复。因此，必须仔细考虑硬膜外导管的插入和拔出的时机。严重肾功能不全患者的半衰期对 LMWH 的影响及其持续时间增加，此时患者的半衰期可从 4~6h 延长到长达 16h。针对不同产品的肌酐清除率指导的肾功能不全患者 LMWH 的具体剂量指南已经发表（Schug 等，2020）。

目前的指南建议，硬膜外导管应在标准预防剂量 LMWH 后至少 12h 和高剂量治疗剂量后 24h 放置（后者通常每日 2 次）。如果患者需要更高剂量的 LMWH 治疗时，建议不要将硬膜外导管留在原位。

对于使用标准预防性 LMWH 剂量（每日 1 次）的患者，术后第一次剂量不应早于术后 12h（包括导管置入）。硬膜外导管应在最后一剂预防性 LMWH 后至少 12h 才取出，下一剂应在取出后至少 4h 才取出。

鱼精蛋白可逆转约 60% 的 LMWH 抗凝血活性（Schug 等，2020）。

4. 方达帕林

方达帕林已被用作肝素的替代品。它的半衰期为 21h，建议在骨科手术后每日 1 次给药。对硬膜外针插入的担忧与药物的长半衰期（在肾脏损害患者中进一步增加）、延长抗血栓作用以及鱼精蛋白的"不可逆性"有关。因此，目前的指南非常谨慎，建议在接受戊肝糖治疗的患者中不要使用硬膜外导管。

（三）直接口服抗凝药（DOAC）

1. 达比加群

达比加群是一种直接口服抗凝药（DOAC），作用持续时间更长（对肾功能损害的患者甚至更长）。应在实施硬膜外麻醉或脊柱传导阻滞前 5 天停用，并应在重新用药前至少 6h 取出硬膜外导管。

达比加群的特殊逆转药物伊达鲁珠单抗已经上市，5g 剂量完全逆转达比加群，可用于大

出血、需要紧急手术或需要紧急神经轴麻醉的患者（Schug 等，2020）。

2. 利伐沙班

利伐沙班是一种口服抗血栓药物，推荐用于全髋关节和膝关节置换术后的血栓预防。它的半衰期也较长（9h），随着肾功能的下降而增加，但其影响可以通过测量 PT 和 APTT 水平来监测。指南建议肾功能正常的患者在最后一次剂量利伐沙班与神经轴向阻滞之间间隔 3 天，对于肾功能损害的患者应延长此间隔。不建议原位使用硬膜外导管的患者，但可以在取出硬膜外导管后至少 6h 开始使用。

3. 阿哌沙班

阿哌沙班是另一种类似于利伐沙班的 DOAC，建议在最后一次剂量和神经轴向阻滞之间间隔 3 天，仅在拔除硬膜外导管后 6h 才重新开始。

（四）非甾体抗炎药和其他抗血小板药物

1. 非甾体抗炎药（NSAID）

使用包括阿司匹林在内的非甾体抗炎药（单独使用）尚未被确定为硬膜外血肿的独立危险因素。然而，与其他影响凝血状态的药物（如肝素或低分子肝素）同时使用可能会增加风险。因此，如果需要与其他抗凝药物联合使用，选择性 COX-2 抑制药应优于非选择性非甾体抗炎药。

2. 其他抗血小板药物

对于所有其他抗血小板药物，建议在进行神经轴向阻滞前允许血小板功能恢复，因此，这些抗血小板药物的推荐时间间隔取决于它们的持续时间的效果。建议在停止用药和阻断性能之间的可接受时间间隔。

- 阿昔单抗 24~48h。
- 坎格雷洛 3h。

- 西洛他唑 2 天。
- 氯吡格雷 5～7 天。
- 依替非肽和替罗非班 4～8h。
- 普拉格雷 7～10 天。
- 替卡格雷 5～7 天。
- 噻氯吡啶 10 天。

（五）溶栓和纤溶治疗

没有数据来指导硬膜外针和导管插入与开始或停止这些治疗相关的时间框架。指南建议通过评估纤维蛋白原水平来指导决策。在使用此类药物前，应拔出硬膜外导管。

如果患者最近进行过腰椎穿刺或使用神经轴向麻醉，要使用这些药物需谨慎，建议在适当的时间间隔内进行神经监测。

十一、鞘内镇痛

鞘内镇痛的禁忌证、并发症和并发症的处理与硬膜外镇痛相似。我们还建议使用标准的订单和护理程序方案。

吗啡是目前研究最多的鞘内阿片类药物，其次是芬太尼。一般来说，鞘内吗啡的好处仅限于术后疼痛缓解 24h，虽然可以减少额外的静脉阿片类需要 48h，阿片类药物的不良反应的发生率可能不会减少；甚至在某些患者中可能会增加（Schug 等，2020）。

（一）鞘内镇痛用的药物

阿片类药物通常用于急性疼痛管理中的鞘内镇痛，最常用的术后疼痛缓解方法是吗啡（Bujedo，2012）。阿片类药物直接进入脑脊液，避免被硬膜外脂肪和血管吸收。在脑脊液中，将会发生向头端迁移，特别是对于脂溶性较低的吗啡。

更少的情况下，通过鞘内导管以非常低的输注速率（用于硬膜外输注的稀释溶液的范围内）输注局麻药（有时与阿片类药物联合）被用于提供有效的术后镇痛（Bevacau，2003）。

人们对可乐定、右美托咪定（一种比可乐定选择性更强的 α_2- 受体激动药）和新斯的明等辅助药物的使用也越来越感兴趣，尽管它们在急性疼痛的治疗中仍然不常见。由于有关神经毒性的数据不足，后两种药物未被批准进行鞘内给药（Schug 等，2020）。

（二）阿片类药物剂量

鞘内给药的阿片类药物的剂量远小于硬膜外镇痛所需的剂量。与硬膜外阿片类镇痛药一样，该药物的脂溶性越强，起病速度越快，作用时间也越短（Bujedo，2014）。

表 9-10 中列出的药物均被用于鞘内镇痛。由于哌替啶具有局麻药和阿片类药物的特性，它已被用作各种下肢手术的唯一脊髓麻醉药（更单次剂量为 30～50mg）。

虽然大多数鞘内阿片类药物在脊髓麻醉时只给予"一次"剂量，但偶尔可能会留有导管。所有的脊髓导管必须清楚地标记，以区分它们与硬膜外导管。

表 9-10 鞘内阿片类药物：使用的典型剂量的例子

阿片类药物	剂量（mg）	发病时间（min）	持续时间（h）
吗啡	0.05～0.2	15～30	8～24
哌替啶	10～25	5～10	6～12
芬太尼	0.006～0.05	<10	1～4
舒芬太尼	0.005～0.02	<10	2～6

（三）可能的不良反应

不良反应与硬膜外阿片类药物发生的不良反应相似。虽然一些人认为鞘内阿片类药物的发病率较高，但这在很大程度上是剂量依赖性的（Bujedo，2014）。

如果在鞘内注射吗啡后发生 OIVI，那么风险的峰值时间大约是在注射后的 8～10h，尽管时间可能要晚得多。鞘内注射高脂溶性药物后 OIVI 风险峰值时间为 5～20min。

患者年龄的增加、鞘内高剂量阿片类药物、阿片类药物初治患者以及同时使用镇静药或全身阿片类药物与 OIVI 风险的增加相关。

对于鞘内吗啡，由于疗效缺乏一致的剂量 - 反应关系，且剂量高于 0.3mg 的不良反应（包括 OIVI）增加，因此建议使用最低有效剂量（通常 0.05～0.2mg）（Schug 等，2020）。

（四）镇痛作用不足的管理

通常，鞘内阿片类药物是单剂量给药，因此如果镇痛不足，将需要补充口服或非肠道阿片类药物。由于这可能会增加 OIVI 的风险，最初应给予小于平均剂量（如 PCA 正常剂量是单次剂量的一半），只有在证明不足时才增加。

要点

1. 所有的硬膜外镇痛技术对所有类型的手术比肠外给予阿片类药物提供更好的术后镇痛。
2. 胸硬膜外镇痛尤其降低围术期发病率和可能的死亡率；肺部并发症和感染特别减少。它还能改善肠道的恢复，而不增加吻合口漏的风险。
3. 硬膜外输注低剂量局部麻醉药和阿片类药物的组合是最常用的技术；PCEA 可提高患者的满意度。
4. 在综合医院病房，通过持续输注或患者控制使用局部麻醉 - 阿片类混合物提供硬膜外镇痛是安全的，只要由基于麻醉的疼痛服务监督，并由训练有素的护理人员监督。
5. 抗凝是神经轴阻滞后发生硬膜外血肿最重要的危险因素，应严格遵守时间间隔和抗凝和神经轴阻滞的具体规定。
6. 与硬膜外镇痛相关的永久性神经损伤的风险非常低；当硬膜外血肿或脓肿的诊断有延迟时，发生率较高。立即减压（神经功能体征出现后 8h 内）可增加硬膜外血肿或脓肿后良好神经功能恢复的可能性。
7. 鞘内吗啡剂量为 0.05～0.2mg 可有效镇痛，不良反应风险低；然而，延迟 OIVI 的风险要求较长时间（24h）监测。高于 0.3mg 的剂量并不是更有效，但会增加患 OIVI 的风险。
8. 插入鞘内或硬膜外针和导管必须严格遵守严格的无菌规程，以避免感染；用手术擦洗液彻底洗手；戴帽子、口罩、无菌长袍和手套；建议使用酒精中氯己定准备皮肤。

参考文献

[1] Allen TK, Mishriky BM, Klinger RY et al (2018) The impact of neuraxial clonidine on postoperative analgesia and perioperative adverse effects in women having elective Caesarean section-a systematic review and meta-analysis. *Br J Anaesth* 120(2):228–40.

[2] ASA Task Force (2016) Practice guidelines for the prevention, detection, and management of respiratory depression associated with neuraxial opioid administration: an updated report by the American Society of Anesthesiologists Task Force on neuraxial opioids and the American Society of Regional Anesthesia and Pain Medicine. *Anesthesiology* 124(3): 535–52.

[3] ASA Task Force (2017) Practice advisory for the prevention, diagnosis, and management of infectious complications associated with neuraxial techniques: an updated report by the American Society of Anesthesiologists Task Force on infectious complications associated with neuraxial techniques and the American Society of Regional Anesthesia and Pain Medicine. *Anesthesiology* 126(4):585–601.

[4] ASA Taskforce (2010) Practice advisory for the prevention, diagnosis, and management of infectious complications associated with neuraxial techniques: a report by the American Society of Anesthesiologists Task Force on infectious complications associated with neuraxial techniques. *Anesthesiology* 112(3): 530–45.

[5] Atkinson Rallis L, Drover D, Clavijo C et al (2011) Prior epidural lidocaine alters the pharmacokinetics and drug effects of extended-release epidural morphine (Depodur) after cesarian delivery. *Anesth Analg* 113(2): 251–58.

[6] Basurto Ona X, Osorio D & Bonfill Cosp X (2015) Drug therapy for treating post-dural puncture headache. *Cochrane Database Syst Rev* 2015 (7): CD007887. doi:

10.1002/14651858.CD007887.pub3. PMID: 26176166; PMCID: PMC6457875.

[7] Beckers A, Verelst P & van Zundert A (2012) Inadvertent epidural injection of drugs for intravenous use. A review. *Acta Anaesthesiol Belg* 63(2): 75–79.

[8] Bevacqua BK (2003) Continuous spinal anaesthesia: what's new and what's not. *Best Pract Res Clin Anaesthesiol* 17(3): 393–406.

[9] Bos EME, Haumann J, de Quelerij M et al (2018) Haematoma and abscess after neuraxial anaesthesia: a review of 647 cases. *Br J Anaesth* 120(4): 693–704.

[10] Bos EME, Hollmann MW & Lirk P (2017) Safety and efficacy of epidural analgesia. *Curr Opin Anaesthesiol* 30(6): 736–42.

[11] Bujedo B (2012) A clinical approach to neuroaxial morphine for the treatment of postoperative pain. *Pain Res Treat* 2012: 1–11.

[12] Bujedo B (2014) Current evidence for spinal opioid selection in postoperative pain. *Korean Journal of Pain* 27(3): 200–09.

[13] Bujedo BM, Santos SG & Azpiazu AU (2012) A review of epidural and intrathecal opioids used in the management of postoperative pain. *J Opioid Manag* 8(3): 177–92.

[14] Campbell JP, Plaat F, Checketts MR et al (2014) Safety guideline: skin antisepsis for central neuraxial blockade. *Anaesthesia* 69(11): 1279–86.

[15] Cook TM, Counsell D & Wildsmith JA (2009) Major complications of central neuraxial block: report on the Third National Audit Project of the Royal College of Anaesthetists. *Br J Anaesth* 102(2): 179–90.

[16] Freise H & Van Aken HK (2011) Risks and benefits of thoracic epidural anaesthesia. *Br J Anaesth* 107(6): 859–68.

[17] Gogarten W, Vandermeulen E, Van Aken H, Kozek S, Llau JV, Samama CM, et al (2010) Regional anaesthesia and antithrombotic agents: recommendations of the European Society of Anaesthesiology. Eur J Anaesthesiol 27(12): 999–1015.

[18] Guay J, Nishimori M & Kopp S (2016) Epidural local anaesthetics versus opioid-based analgesic regimens for postoperative gastrointestinal paralysis, vomiting and pain after abdominal surgery. *Cochrane Database Syst Rev* 7: CD001893.

[19] Gustafsson UO, Scott MJ, Hubner M et al (2019) Guidelines for perioperative care in elective colorectal surgery: enhanced recovery after surgery (ERAS(®)) society recommendations: 2018. *World J Surg* 43(3): 659–95.

[20] Hebl JR, Horlocker TT & Schroeder DR (2006) Neuraxial anesthesia and analgesia in patients with preexisting central nervous system disorders. *Anesth Analg* 103(1):223–28.

[21] Hebl JR & Niesen AD (2011) Infectious complications of regional anesthesia. *Curr Opin Anaesthesiol* 24(5): 573–80.

[22] Hodgson PS, Neal JM, Pollock JE et al (1999) The neurotoxicity of drugs given intrathecally (spinal). *Anesth Analg* 88(4): 797–809.

[23] Horlocker TT (2011) Regional anesthesia in the patient receiving antithrombotic and antiplatelet therapy. *Br J Anaesth* 107 (Suppl 1): i96–i106.

[24] Horlocker TT, Vandermeuelen E, Kopp SL et al (2018) Regional anesthesia in the patient receiving antithrombotic or thrombolytic therapy: American Society of Regional Anesthesia and Pain Medicine Evidence-Based Guidelines (fourth edition). *Reg Anesth Pain Med* 43(3): 263–309.

[25] Horlocker TT, Wedel DJ, Benzon H et al (2003) Regional anesthesia in the anticoagulated patient: defining the risks (the second ASRA Consensus Conference on Neuraxial Anesthesia and Anticoagulation). *Reg Anesth Pain Med* 28(3): 172–97.

[26] Howie BA, Davidson IU, Tanenbaum JE et al (2018) Thoracic epidural abscesses: a systematic review. *Global Spine J* 8(4 Suppl): 68S–84S.

[27] Kumar K & Singh SI (2013) Neuraxial opioid-induced pruritus: an update. *J Anaesthesiol Clin Pharmacol* 29(3): 303–07.

[28] Mar GJ, Barrington MJ & McGuirk BR (2009) Acute compartment syndrome of the lower limb and the effect of postoperative analgesia on diagnosis. *Br J Anaesth* 102(1): 3–11.

[29] Narouze S, Benzon HT, Provenzano D et al (2018) Interventional spine and pain procedures in patients on antiplatelet and anticoagulant medications (second edition): guidelines from the American Society of Regional Anesthesia and Pain Medicine, the European Society of Regional Anaesthesia and Pain Therapy, the American Academy of Pain Medicine, the International Neuromodulation Society, the North American Neuromodulation Society, and the World Institute of Pain. *Reg Anesth Pain Med* 43(3): 225–62.

[30] Peralta F & Devroe S (2017) Any news on the postdural puncture headache front? *Best Pract Res Clin Anaesthesiol* 31(1): 35–47.

[31] Pinto RZ, Maher CG, Ferreira ML et al (2012) Epidural corticosteroid injections in the management of sciatica: a systematic review and meta-analysis. *Ann Intern Med* 157(12): 865–77.

[32] Popping DM, Elia N, Marret E et al (2008) Protective effects of epidural analgesia on pulmonary complications after abdominal and thoracic surgery: a meta-analysis. *Arch Surg* 143(10): 990–99.

[33] Popping DM, Elia N, Marret E et al (2012) Opioids added to local anesthetics for singleshot intrathecal anesthesia in patients undergoing minor surgery: a meta-analysis of randomized trials. *Pain* 153(4): 784–93.

[34] Popping DM, Elia N, Van Aken HK et al (2014) Impact of epidural analgesia on mortality and morbidity after surgery: systematic review and meta-analysis of randomized controlled trials. *Ann Surg* 259(6): 1056–67.

[35] Ready LB, Oden R, Chadwick HS et al (1988) Development of an anesthesiology-based postoperative pain management service. *Anesthesiology* 68(1): 100–06.

[36] Reihsaus E, Waldbaur H & Seeling W (2000) Spinal epidural abscess: a meta-analysis of 915 patients. *Neurosurg Rev* 23(4): 175–204.

[37] Rosero EB & Joshi GP (2016) Nationwide incidence of serious complications of epidural analgesia in the United States. *Acta Anaesthesiol Scand* 60(6): 810–20.

[38] Schug SA, Palmer GM, Scott DA et al (2020) *Acute Pain Management: Scientific Evidence.* Melbourne, Australian

and New Zealand College of Anaesthetists and Faculty of Pain Medicine. https://www.anzca.edu.au/safety-advocacy/advocacy/college-publications Accessed December 2020.

[39] Schug SA, Saunders D, Kurowski I et al (2006) Neuraxial drug administration: a review of treatment options for anaesthesia and analgesia. *CNS Drugs* 20(11): 917–33.

[40] Sng BL, Zeng Y, de Souza NNA et al (2018) Automated mandatory bolus versus basal infusion for maintenance of epidural analgesia in labour. *Cochrane Database Syst Rev* 5: CD011344.

[41] Sumida S, Lesley MR, Hanna MN et al (2009) Meta-analysis of the effect of extendedrelease epidural morphine versus intravenous patient-controlled analgesia on

respiratory depression. *J Opioid Manag* 5(5): 301–05.

[42] Tran HA, Chunilal SD, Harper PL et al (2013) An update of consensus guidelines for warfarin reversal. *Med J Aust* 198(4): 198–99.

[43] Wilson-Smith A, Chang N, Lu VM et al (2018) Epidural steroids at closure after microdiscectomy/laminectomy for reduction of postoperative analgesia: systematic review and meta-analysis. *World Neurosurg* 110: e212–e221.

[44] Zhang X, Wang D, Shi M et al (2017) Efficacy and safety of dexmedetomidine as an adjuvant in epidural analgesia and anesthesia: a systematic review and meta-analysis of randomized controlled trials. *Clin Drug Investig* 37(4): 343–54.

附录 9-1　硬膜外和鞘内镇痛的"标准程序"示例

经 Central Adelaide Local Health Network 许可转载。

CALHN □ RAH　　　□ TQEH 急性疼痛服务 硬膜外 / 鞘内镇痛	**患者标签** 备案号：＿＿＿＿＿＿＿＿＿＿＿＿ 姓名：＿＿＿＿＿＿＿ 性别：＿＿＿＿＿＿＿ 出生日期：＿＿＿＿＿
硬膜外指令： （签署和确定任何更改的日期） 1. 药物： 在这里放置适当的药品标签 2. 浓度： 3. 单次剂量 ＿＿＿＿＿＿＿ 至 ＿＿＿＿＿＿ ml/h（必要时） 4. 输注速率： **= 签署任何的变更修改并注明日期 ＿＿＿＿＿＿＿ 至 ＿＿＿＿＿＿ ml/h ＿＿＿＿＿＿＿ 至 ＿＿＿＿＿＿ ml/h** 由药剂师检查 ＿＿＿＿＿＿＿＿＿＿＿＿	患者应继续使用常规长效阿片类药物 □ 是　　　□ 否　　　□ N/A 签名：＿＿＿＿＿ 日期：＿＿＿＿＿
（续上）	**常规程序：** 1. 在程序生效时，以 2～4L/min 的速度通过鼻导管供氧或以 6L/min 面罩吸氧 2. 除非得到 APS 的命令或批准，否则不给予全身性阿片类药物或镇静药（包括抗组胺药） 3. 在咨询 APS 之前，不给予抗凝或抗血小板药物，包括非甾体抗炎药（除了用于预防 DVT 的肝素或低剂量阿司匹林） 4. 及时提供纳洛酮 5. 在患者和任何硬膜外注射器或输液袋之间，必须始终有一个带防虹吸阀的黄色最小容积扩展装置 6. 在命令生效时保持静脉注射 7. 监控要求：见下页 8. 对于不充分的镇痛或其他与镇痛相关的问题，请联系 APS，如果患者休息时连续 2 次疼痛评分>7 和（或）FAS=C，或者体温>38.5℃，或者在硬膜外镇痛期间或之后出现意外或新的背部疼痛，应通知 APS 9. 根据家长诊所的指示让患者活动（如果腿部力量正常），但在出现体位性低血压或步态和（或）平衡出现问题的情况下，最初要有 2 名工作人员陪同 □ YES　　□ NO　　签名：＿＿＿＿ 10. 如果患者呼吸频率为每分钟 8～10 次，只要镇静评分<2，则无须采取任何措施；如果呼吸频率为每分钟 7 次，且镇静评分<2，通知 APS；如果镇静评分为 2 或 3，请按照以下说明进行操作
鞘内吗啡的详细信息（根据需要） 剂量：＿＿＿＿＿＿＿ μg 给药时间：＿＿＿＿＿＿＿	（续上）

不良反应治疗
1. 呼吸抑制（过度镇静）
(1) 如果镇静评分 =2，则减少一半剂量，并停止任何背景输注，通知 APS，恢复每小时镇静评分，直到镇静评分<2 至少 2h
(2) 如果镇静评分 =3（不考虑呼吸频率）或镇静评分 =2 且呼吸频率≤每分钟 7 次，则启动 MER 呼叫并给予 100μg 纳洛酮，重复 2min（必要时用药）至总量达 400μg，则停止 PCA 并呼叫 APS 麻醉师，恢复每小时镇静评分，直到镇静评分<2 至少 2h
2. 恶心和呕吐（注意：检查 NIMC 上是否有重复的止吐药单）
(1) 必要时以 BD 留置针给予昂丹司琼 4mg 静脉注射
(2) 如果 15min 后无效
①如果患者 70 岁，必要时每 4 小时静脉注射 500μg
②如果患者>70 岁，必要时每 4 小时静脉注射 250μg
(3) 如果患者对止吐药无反应，请联系 APS
3. 严重瘙痒
给 40μg 纳洛酮静脉注射。重复 10min 的 PRN，总共重复 120μg。如果患者对治疗无效，请联系 APS
4. 低血压
低血压最可能的原因是低血容量，除非与 APS 讨论，否则不要停止 / 降低输液速率；不要给予硬膜外剂量。患者躺在床上（不要朝下），尽可能抬高双腿。打电话给负责患者的医务人员。如果患者符合标准，请启动 MER 呼叫

麻醉医生签字：＿＿＿＿＿＿＿＿＿＿　　日期：＿＿＿＿＿＿＿
（打印姓名：＿＿＿＿＿＿＿＿＿＿＿＿＿＿＿＿＿＿）

停止注射：＿＿＿＿ 日期：＿＿＿＿ 时间：＿＿＿＿ 移除镇痛导管：日期：＿＿＿＿ 时间：＿＿＿＿
给予下一剂肝素：日期：＿＿＿＿ 时间：＿＿＿＿
麻醉医生签名：＿＿＿＿＿＿＿＿＿＿＿＿
导管完全移除：注册护士签名：＿＿＿＿＿＿ 日期：＿＿＿＿ 时间：＿＿＿＿

	CALHN	**患者标签**
	硬膜外 / 鞘内镇痛 给药观察及记录	备案号：_____ 姓名：_____ 性别：_____ 出生日期：_____

监测要求

硬膜外镇痛 1～6 项需每小时记录，持续 8h，之后每 2 小时记录

鞘内吗啡每小时记录 1～3 项，持续 24h；第 5 项每小时记录一次，持续 4h，之后每 4 小时记录一次，直至鞘内注射吗啡后 24h

需要额外阿片类药物（PCA、口服或皮下）的患者也应根据 MR98.2 或 MR98.9 进行适当的管理和监测

1. 疼痛评分和 FAS	单次剂量给药后
2. 镇静药评分	每 5 分钟记录 1～5 项，持续 20min
3. "呼吸系统频率"	拔除硬膜外导管后
4. 血压和心率	每 4 小时记录一次运动和感觉，持续 24h
5. 运动和感觉	
6. 当前的总剂量	

疼痛评分	**镇静评分**	**功能活动得分（FAS）**
0= 无疼痛 10= 最严重的疼痛 NB：记录休息和运动时的疼痛评分，如咳嗽时	0= 清醒 1= 容易唤醒 2= 容易唤醒，但不能保持清醒 3= 难以唤醒，十分严重的呼吸抑制	A= 不因疼痛而限制相关活动（相对于基线） B= 由于疼痛导致轻度活动 C= 由于疼痛无法完成活动

当前总剂量

当更换注射器 / 袋时，将总剂量重置为零，并记录废弃的量

运动和感觉

- 询问患者是否有任何麻木 / 无力的感觉。如患者无其他外伤，让患者弯曲臀部和膝盖（即将膝盖拉至胸部）
- 如果所有结果均正常，在 M/S 列中记录 M √或 S √；如有异常，立即记录并呼叫 APS

硬膜外插入部位

每次换班时，需检查硬膜外插入部位，同时记录并通知 APS 是否有任何新的或加重的炎症、压痛、肿胀或渗漏。如果需要，可增加敷料，但不要取出或更换

药品：

日期	时间	总剂量 （ml）	疼痛评分 ....X 0　2　4　6　8　10	功能活动评分	镇静评分	呼吸频率	脉率	血压	M/S	评论	签名
			注意：虽然这些命令是有效的，但请遵循本表格中有关镇静和疼痛评分（包括观察频率和对镇痛不足和过度镇静的反应）的说明，而不是关于快速检测和反应成人观察的图表 MR59A 或 EPAS。写下所需的任何修改								

0　2　4　6　8　10

过敏和药物不良反应（ADR）		
□ 无 □ 未知（勾选适当的方框或填写下面的详细信息）		
药品	反应 / 类型 / 日期	首要的

签名：_____ 打印：_____ 日期：_____

DRUG：

日期	时间	总剂量（ml）	疼痛评分 ....X 0 2 4 6 8 10	功能活动评分	镇静评分	呼吸频率	脉率	血压	M/S	评论	签名

0 2 4 6 8 10

第 10 章　其他区域和局部镇痛
Other Regional and Local Analgesia

除神经轴向阻滞外，区域和局部麻醉技术在术后和创伤后镇痛中的应用已经越来越普及（Albrecht & Chin，2020）。因为其不仅可以提供良好的镇痛，且易被患者接受，促进术后快速康复。此外，超声引导下的神经定位可提高神经阻滞的可靠性、成功率和安全性；而对于硬膜外镇痛，特别是在服用抗凝血或抗血小板药物的患者中，能够以最小的全身不良反应提供选择性镇痛，这在某些特殊患者（如老年患者）中可能是一种优势；对于选择提前出院的患者，其中一些麻醉镇痛技术可以在家里继续使用。因此，区域镇痛是处理术后和创伤后疼痛多模式方法中的重要组成部分（Gabriel，2019）。

使用导管输注药物，实行持续周围神经阻滞（CPNB），将"单针"局部镇痛技术的效果持续到术后或损伤后，是局部镇痛领域发展中重大成功举措之一（Ilfeld，2017）。

一、持续周围神经阻滞

单次注射（单针）局麻药阻滞周围神经（一次性神经或神经丛阻滞）是麻醉中常见且应用广泛的阻滞（用于提供镇痛，参见本章"单次注射周围神经阻滞"部分），但通常仅提供多个小时的镇痛效应（通常 8～16h，但很少超过24h），如果需要较长时间的持续镇痛，则需要一种新的替代技术。

如果在神经或神经丛阻滞时放置导管，这使得局麻药可以通过导管反复泵注（包括自动

化，使用一些现代可编程泵）或持续输注给药，阻滞效果可以持续几天。该技术提供了最少的全身不良反应同时延长区域镇痛时间，帮助患者恢复，进行物理治疗和康复。

总的来说，与包括患者自控镇痛（PCA）在内的全身阿片类镇痛相比，CPNB 可以更好地缓解疼痛，减少阿片类药物相关的不良反应（Ilfeld，2017）。与单次注射相比，CPNB 还可改善疼痛控制，减少阿片类药物的需求，减少恶心发生率，并提高患者满意度（Bingham，2012）。在某些情况下，CPNB 甚至可能与硬膜外镇痛一样有效（例如，开胸手术和全膝关节置换术后），而且不良反应的发生率更低，特别是在患者已给予抗凝或抗血小板药物的情况下对硬膜外镇痛潜在严重并发症的担忧会更少。

在注射局部麻醉药物阻滞神经或神经丛之前，如何确定神经位置的最佳方法一直存在争议。传统方法是在插入 CPNB 导管前使用绝缘针和神经刺激器定位神经。然而，在成功插入针头后，导管尖端可能会出现错位，这可能导致所谓的继发性阻滞失败。新发展的刺激导管允许在导管尖端进行刺激，以使导管位置放置更准确，但其临床应用尚未得到证实。另一种方法是在超声引导下显示针尖，同时进行穿刺和导管置入，也是现在最为常用的方法。这种方法能使阻滞的成功率变高，穿刺到血管的意外降低，但在对运动影响和镇痛方面并无差异；阻滞的神经或神经丛不同，其结果也可能

有所不同（Schnabel，2013）。目前的文献认为，在置入 CPNB 导管时，使用超声引导的方式优于神经刺激（Ilfeld，2017）。

另一个有争议的问题是如何确定导管置入超过针尖的长度，其矛盾在于导管置入过短可能发生脱管，但置入过深可能导致导管盘绕或继发阻滞失败，因此建议将导管插入最多 5cm（Ilfeld，2017）。

（一）上肢

在臂丛附近放置导管（通过任何一种常见路径，如肌间沟、锁骨上、锁骨下和腋窝），可缓解大多数上肢手术或损伤（包括创伤性截肢和移植）后出现的疼痛。

对于肩部手术，首选肌间沟阻滞，置管技术在镇痛、睡眠和患者满意度方面优于单次注射阻滞（Huang，2017）。对于肘关节及以下部位的手术，锁骨下入路比锁骨上或腋窝阻滞置管能更好地缓解疼痛（Chin，2013），同时导管能够更容易、更稳定地固定在胸壁。

除了镇痛外，使用上肢 CPNB 介导的交感神经阻滞有利于外周血管扩张，这是有临床益处的（例如，微血管手术后，手指再植，挽救患者肢体或缺血的手臂或手）（Ilfeld，2011）。

（二）下肢

持续股神经区域阻滞（包括股神经、闭孔神经、股外侧皮神经的“三合一”阻滞）、坐骨神经、胫后神经或腰丛阻滞，可在下肢手术或损伤后提供良好的镇痛效果。

在膝关节术后，特别是全膝关节置换术后，尽管股神经阻滞优于全身阿片类镇痛，且与硬膜外镇痛相比不良反应更少，但会延缓早期功能的恢复（Fischer，2008）。对运动功能影响最小的内收肌管阻滞是目前全膝关节置换术的首选阻滞方式，其有利于促进功能恢复

（Kuang，2017）。在采用适当技术的前提下，局部浸润镇痛（LIA）已成为股神经阻滞的一种日益可行的替代方法（Andersen & Kehlet，2014），参见本章“局部浸润镇痛”部分。持续的腰丛阻滞同样有效，但不推荐使用，因为它会增加并发症的发生（Fischer 等，2008）。

髋关节置换术后也可选择使用股神经或腰丛进行阻滞及置管；目前证据表明，单次髂筋膜阻滞或 LIA 是髋关节置换术的首选区域阻滞技术（Jimenez-Almonte，2016）。

经腘窝入路放置的坐骨神经置管阻滞也可在踝关节和足部手术后提供良好的镇痛效果（Ilfeld，2017）。

截肢后放置在横断神经鞘附近或直接置入的导管（如下肢截肢后的坐骨神经）通常被称为神经鞘或“残端”导管（von Plato，2018）。由于坐骨神经在膝部已经分为胫骨神经和腓总神经，通常情况下，在这些神经中放置导管可能不能充分缓解疼痛，此类技术更适用于膝盖以上截肢的患者。它们虽然能提供良好的术后镇痛效果，但不能减少幻肢疼痛的风险。

（三）胸部

与胸段硬膜外镇痛、伤口浸润或全身应用阿片类药物相比，胸椎旁阻滞已成为开胸手术的首选技术（Scarfe，2016）。与胸段硬膜外镇痛相比，椎旁阻滞在单侧开胸术后缓解疼痛和肺功能方面提供了相同的益处，但椎旁阻滞不良反应更少，发生严重并发症的风险也更低。在多发性单侧肋骨骨折患者的应用中也得到了同样的结果（Peek，2019）。

椎旁阻滞也是乳腺术后一种理想的镇痛技术，单次注射阻滞就能满足需求，并不需要 CPNB。它还可以降低慢性疼痛发生的风险（Weinstein，2018）。

在胸壁手术或胸部创伤（如肋骨骨折）后，越来越多微创化的筋膜间平面阻滞被用于提供镇痛。与硬膜外阻滞和椎旁阻滞相比，筋膜间平面阻滞易于置管且相对安全，包括超声引导下的竖棘肌、胸肌平面和前锯状肌阻滞（Machi & Joshi，2019；Albrecht & Chin，2020）。

连续的肋间或胸膜间阻滞也被用于胸痛的治疗，但缺乏良好的证据。

（四）腹部

超声引导下的腹横肌平面（TAP）和竖脊肌平面阻滞已广泛应用于腹部外科手术的术后镇痛（Brogi，2016；Machi & Joshi，2019）。另一种可供选择的筋膜间平面阻滞是腰方肌阻滞，但应用较少且实施起来更具挑战性（Elsharkawy，2019；Machi & Joshi，2019）；迄今为止，大多数公布的数据显示此技在剖腹产术后具有益处（Uppal 等，2020）。

虽然单针阻滞似乎足以缓解腹部小手术（如阑尾切除术）的疼痛，但在腹部大手术术后，TAP 置管具有益处，因为局麻药可持续输注或反复泵注给药。TAP 阻滞是硬膜外镇痛的良好替代方法，虽然并不能实现硬膜外镇痛的所有益处，但它可以降低低血压发生的风险，缩短住院时间（Brogi，2016）。

（五）用于 CPNB 镇痛的药物

1. 局麻药

与用于硬膜外镇痛的局麻药一样，CPNB 的目的同样是缓解疼痛（可能还有交感神经阻滞），而没有明显的运动或感觉阻滞。最常用的局麻药是左旋布比卡因和罗哌卡因，因为它们有更好的感觉 / 运动阻滞分离的效果。由于布比卡因有较高的心脏毒性及对复苏反应性差，因此不建议使用，如果需要大剂量的局麻药应改用罗哌卡因或左旋布比卡因（见第 5 章）。

有报告指出，多次大剂量布比卡因会在输注部位引起肌毒性（Ilfeld，2011），但这是非常罕见和可逆的，与临床相关更高的是其潜在的软骨毒性（参见本章"关节内镇痛"部分）。

对于 CPNB 输注中提供最佳的镇痛效果要使用的局麻药剂量、浓度和（或）体积仍存在不确定性。因此没有基于证据的建议可以给出理想的输注速率和浓度。然而多数使用 0.1%～0.125% 布比卡因或左旋布比卡因或 0.1%～0.2% 罗哌卡因（Ilfeld，2017）。

这些使用的浓度可允许运动功能的监测，同时能够进行理想的持续镇痛。如果患者需要参与物理治疗，这一点是极其重要的。以最小的感觉阻滞状态维持镇痛将降低压力区域的风险，同时提高患者满意度（Ilfeld，2017）。

2. 阿片类药物

没有良好的数据支持在 CPNB 输注中使用阿片类药物（Ilfeld，2017）。

3. 可乐定和肾上腺素

可乐定和肾上腺素是两种 α_2- 受体激动药，常被添加到局麻药中以增加单次注射后神经阻滞的持续时间（如坐骨神经）（见本章"单次注射周围神经阻滞"部分）。然而，在用于 CPNB 的溶液中添加可乐定或肾上腺素没有任何临床效果，更可能因为肾上腺素导致血管长期收缩，导致增加流向神经的血液减少的风险（Ilfeld，2017）。

4. 地塞米松

地塞米松在单次注射阻滞中加入局麻药也可延长作用时间（Pehora 等，2017），但不用于 CPNB 的输注中。

（六）CPNB 安全管理的要求

1. 设备

所有输注局麻药的 CPNB 导管和泵都要贴

上清晰可见的标签，推荐编码的颜色是黄色。CPNB 输注泵主要分为两大类——电子泵和非电子泵（Ilfeld，2017）。如果是电子泵，推荐在 CPNB 中使用专用泵（如泵的颜色编码或品牌应不同于静脉 PCA 甚至硬膜外镇痛）。泵需要有速率限制（如 20ml/h），这样能够避免无意编程和输注过大的输注速度，特别是在无意中通过静脉进行输注的情况下，避免发生全身性中毒和死亡等严重并发症。同样，单次给药剂量的大小也要受到限制。

新型泵能够根据患者的要求（患者控制的 CPNB）或在设定的给药间隔［程序间歇给药剂量（PIBD）］自动泵注药物。相对于弹性体泵来说，越来越多地使用可重复或一次性的电子泵，在门诊中也同样如此。电子泵在编程方面提供了更多的灵活性。

非电子泵最常见的形式是弹性泵。大多数的输注速度是固定的（有些更灵活），储药器一旦空了就不会再装满。这些设备通常提供大于预期的输液速度（高达 30%），而且输液速度可能受到环境温度的影响，但这可能并没有临床意义（Skryabina & Dunn，2006）。

2. 标准程序

与其他更先进的镇痛技术一样，无论是在电子病历（EMR）系统的医嘱集还是预先打印的表格中都建议使用标准化的医嘱。这些程序需要由治疗的麻醉医生或疼痛服务的其他成员完成、签署和标注日期。预先印制的 CPNB 标准订单的示例见附录 10-1。然而，在理想情况下，相同的部分将被合并到 EMR 程序集。

麻醉医生或疼痛小组的其他成员每天需对患者进行评估，对 CPNB 方案做出适当的改变，并且需要及早发现并发症。

CPNB 的标准医嘱应包括监测和记录、用药医嘱和因镇痛不足或不良反应管理所需的反应。

(1) 监测和文书要求：应定期监测以下情况。

- 疼痛评分、活动功能评分、镇静评分和呼吸频率。
- 血压和心率。
- 感觉阻滞，常规感觉阻滞监测可能对 CPNB 没有帮助，是不需要的。但是任何新增的感觉异常都要被注意，其可能反映了并发症的发展。
- 运动功能障碍，在适当情况下（即影响手或腿的区域障碍）应评估运动功能，并注意和报告任何减退的运动功能。

所有观察结果应定期记录，包括给药总量、所有出现不良反应的药物剂量及改变输液速度或补充剂量。

(2) 药物使用程序及镇痛不足或不良反应的处理：需要对药物剂量、药物浓度、剂量间隔时间、单剂剂量大小或输液速率，以及镇痛不充分或出现不良反应的治疗情况进行说明。

不同的解剖位置报道的输注速度及推注剂量使用方案差异很大，没有良好的数据支持并提供任何肯定的建议。一般情况下，输注速度为 6～10ml/h 的局麻药，如 0.2% 罗哌卡因或 0.125% 左旋布比卡因。某些形式的 CPNB（如股神经）可能需要较高的输注速率和泵注剂量，而较低的速率和剂量可能对其他形式的 CPNB 有效（如肌间沟）。截肢后放置的神经残端导管可能更适合用于较低的输注速率（如 4～6ml/h）和更高的浓度，这样可以更好的保持残端敷料的相对干燥。此外，在运动阻滞并不重要的情况下，更高的浓度可以获得更好的疼痛缓解。如果规定只能泵注局麻药，那么通过 TAP 或竖脊肌平面导管反复给药则可能需要更大剂量的局麻药。

PIBD（如 10ml/h 泵注剂量）与连续输注两者的优点目前仍在探讨（Ilfeld，2017）。这一基本概念表明，与连续输注相比单次推注可以更好地扩散。有一些证据表明，非患者控制剂量的 PIBD 可以更好地缓解疼痛，并降低躯干和下肢阻滞对阿片类药物的需求（Law，2020）。

如果出现新增的运动或感觉异常，应即刻对输注速率或泵注剂量进行审查。首先，应该减少速率或剂量，必要情况下可降低浓度。

(3) 护理操作流程：CPNB 的护理操作流程因各家机构而异，关键要点与硬膜外镇痛相似，应包含以下内容。

- 该机构对护理人员的认证。
- 监测和文件要求。
- 指导说明。
  - 泵注剂量的实施。
  - （使用电子泵时，通过输液泵显示）对照注射器 / 输液袋内的剩余药量。
  - 对照处方检查输液泵的设置（如每次换班时）。
  - 检查导管置入部位和敷料。
  - 检查和记录导管移除后是否完整。
  - 输液泵的设置和编程。
  - 设备故障和警告的管理。
  - 关于阻滞肢体体位的建议，以避免局部肢体和神经受压。
  - 向患者提供关于感觉功能下降的风险警告信息，例如，当使用尖锐的工具或触摸热的物品时，以及关于运动功能异常的信息。

（七）患者自控的 CPNB

由于导管位置、导管类型等多种因素均会影响所需的输注方案和理想的泵注剂量，目前的文献并没有推荐任一最佳方案。然而，与持续输注相比，患者自控的 CPNB 可持续减少局麻药的总消耗和全身镇痛补救的需求（Ilfeld，2017）。因此，该方法应能尽量减少运动阻滞，并能够更好地控制突破性疼痛，例如，更换敷料或物理治疗。

总的来说，上肢导管基础输注速率为 4～6ml/h，下肢为 6～10ml/h，可同时给予单次剂量 2～10ml 药物，锁定时间通常为 20～60 分（Ilfeld，2011）。

如前所述，在更好地缓解疼痛和降低截肢和下肢阻滞对阿片类药物的需求方面，患者自控可能不如 PIBD 有效（Law，2020）。

（八）门诊式 CPNB

CPNB（如斜角肌间、锁骨下、腋窝和腘窝坐骨）越来越多地被用于门诊（日间）手术或住院手术早期出院后的患者（Machi & Ilfeld，2015）。多项研究和广泛的临床应用证实了门诊式 CPNB 的有效性和安全性。成功和安全的实践包括：需要认真选择患者、使用可靠的输液器（可重复使用或一次性使用）、良好的患者和护理人员教育（包括口头和书面信息和24h 联系电话）、合理的随访(家访和电话）以及导管拔出协议。

（九）CPNB 的并发症

CPNB 术后并发症的风险，尤其是严重并发症的风险远低于硬膜外镇痛。术后出院的患者中增加 CPNB 的使用进一步证实了这一点（Machi & Ilfeld，2015）。

1. 所使用药物引起的并发症

在非常罕见的情况下，无论是血管内意外注射还是药物过量，与 CPNB 相关局麻药的毒性（见第 5 章）均已被报道（Ilfeld，2017）。

阻滞非目的神经，也可能导致并发症的发

生，例如，臂丛阻滞后可能紧接着发生膈神经阻滞，随后在同侧发生膈神经麻痹。

腰丛（包括股神经）CPNB 中出现的一个特定问题是运动和（或）感觉功能受影响，导致患者在髋关节和膝关节手术后跌倒的风险增加（Johnson，2013）。这需要对患者和工作人员进行教育，以及需要有针对 CPNB 患者跌倒的预防措施。

2. 神经损伤

短暂性或永久性神经损伤是所有区域麻醉技术中最担心的并发症。与硬膜外镇痛一样，并不是所有的术后神经功能缺损都是由这些技术引起的，因为许多骨科手术（如髋关节置换术）同样存在神经损伤的潜在风险。

现有数据表明，CPNB 术后 11 个月出现短暂神经功能缺损的风险在 0.3%～0.7%（Ilfeld，2017）。

3. 并发感染

虽然用于 CPNB 的留置导管具有临床相关感染的风险，发生率小于 1%，但是输注导管有细菌定植的发生率要高得多（Ilfeld，2011）。进入重症监护病房、围术期抗生素覆盖不足、男性和使用时间的增加，会导致感染风险显著增加。但是，在相当多长期使用 CPNB 的患者中并没有出现问题。最初，经腋窝和股骨路径置管被认为具有增加感染的风险，但是肌间沟入路置管也已被添加到此列表中。

4. 并发出血

当 CPNB 用于使用抗血栓药物的患者时，会出现明显的失血和血肿形成（很少需要手术引流）。尽管有出血导致神经损伤的报道（Horlocker 等，2018），但神经缺陷并不是其主要风险。CPNB 患者抗凝和抗血小板药物使用指南见"同期抗凝或抗血小板治疗"部分。

5. 其他并发症

CPNB 可发生多种其他并发症。包括与针刺入有关的情况（如臂丛阻滞后的气胸）、泵功能故障、导管脱出、移位或渗漏、导管打结和导管断裂后的残留。

（十）同期抗凝或抗血小板治疗

有学者建议，用于硬膜外镇痛患者抗凝和抗血小板药物的指南（见第 9 章）也可用于深部神经丛和深部周围神经 CPNB 患者（Horlocker，2018）。

加拿大麻醉师协会（CAS）区域麻醉和急性疼痛部门的专家小组发布了一份对临床医生有益的实践咨询报告，该报告将周围神经阻滞分为"低风险""中风险""高风险"（基于文献证据、出血风险评分和共识意见）（Tsui，2019）。

另一个共识声明是由美国区域麻醉和疼痛医学协会（ASRA）发表的（Horlocker，2018）。对于接受神经轴、深部神经丛或深部周围神经阻滞的患者，作者建议参考有关抗凝 / 抗血小板药物和神经轴技术的指南（见第 9 章）。对于接受更浅神经丛或外周技术的患者，他们建议治疗是基于阻滞部位的血管分布和弹性，以及可能发生出血的后果。ASRA 还提供了一个有用的应用程序（ASRA Coags），结合指南，可以搜索每种抗血栓或溶栓药物，对轴向神经阻滞、深丛、外周或浅表阻滞的患者提供不同的建议。

这些指南都不是为了提供一个具体的"护理标准"，而是为患者的管理提供了合理的选择，并不能取代每个患者的个体风险和收益分析。

二、单次注射周围神经阻滞

单次注射周围神经阻滞（PNB）可在术后

一段时间内（通常 8～16h，但很少超过 24h）提供镇痛作用。对于很多手术来说，PNB 涵盖了疼痛最剧烈的时间段，通过使用适当的佐剂可以使阻滞时间延长（Schug，2020）。相关的技术和建议的阻滞方式，请参见前面的"持续周围神经阻滞"部分。

局麻药使用的是长效药物布比卡因、左旋布比卡因和罗哌卡因，为了提高安全性，首选后两种药物。通常使用高浓度（0.5%～0.75%）以延长单次阻滞的持续时间。与传统的配方相比，脂质布比卡因的配方并没有出现阻断时间延长的预期现象（Kendall，2018）。

（一）单次注射周围神经阻滞后"降级"镇痛

突然的或严重的疼痛复发可能在单次注射 PNB 效应消失后出现，需要进行适当的管理。这是痛觉的恢复还是"反跳痛"存在争议，"反跳痛"是由多种机制引起的过度痛觉过敏（Dada，2019）。这种现象使得通过使用佐剂来延长单次注射神经阻滞的持续时间变得更加重要。

此外，单次注射 PNB 的使用需要伴随着适当的全身镇痛处方，以覆盖阻滞效果消失后的疼痛（"降级镇痛"）（Dada，2019）。需要实施早期非阿片类（理想情况下是在阻断作用消失之前）和按需阿片类药物的多模式镇痛。向患者进行教育，解释概念，建立合理的期望，并强调早期减少阿片类药物需求也是同样重要的。

（二）单次周围神经阻滞的佐剂

大量佐剂已被用于改善 PNB 镇痛的质量和持续时间。非甾体抗炎药作为伤口浸润或周围神经阻滞的佐剂，其效果优于全身给药，但目前没有证据支持这种说法（Schug，2020）。

常规阿片类药物在关节内使用或用于 PNB 时，除了全身作用外没有其他作用。例外是非典型阿片类药物丁丙诺啡，局麻药中加入丁丙诺啡（0.1～0.3mg）用于神经周围，与全身给药相比，阻滞时间延长了约 7h，且不增加恶心和呕吐的发生率（Schnabel，2017）。

使用氯胺酮作为 PNB 辅助药的结果是矛盾的，原因很可能是由于机体吸收（Schug，2020）。这与使用镁作为辅助剂可以延长 PNB 持续时间形成对比；然而，神经毒性的风险并没有被排除。

可乐定和右美托咪定作为 PNB 的辅助药物，延长了镇痛时间和改善了镇痛质量，但增加了低血压和心动过缓发生的风险（Schug，2020）。

使用地塞米松作为 PNB 的辅助剂，延长了镇痛时间并改善了镇痛质量，但除了全身给药外，其优势有限（Schug，2020）。值得关注的是在神经周围给予地塞米松的神经毒性的数据非常有限。

三、关节内镇痛

关节镜下膝关节手术后常在关节内使用吗啡。虽然它被认为可以提供长达 24h 的镇痛效应，但现在有明确的证据表明，其效果并非比安慰剂更好（Schug，2020）。也有证据支持添加镁、可乐定和地塞米松，可延长镇痛时间。

关节内给予大剂量局麻药或是持续输注尽管已在膝关节和肩部术后进行尝试，但仍是不常用的。目前尚缺乏良好证据证实其可靠镇痛作用。还有一些研究和动物研究证据表明，关节内注射局麻药（特别是布比卡因）后出现了软骨溶解（软骨坏死和破坏），与地塞米松联合使用后软骨溶解情况加剧（Jayaram，2019）。除罗哌卡因外，美国食品药品管理局警告不要在关节内使用局麻药（Kamath，2008）。

四、伤口浸润

手术结束时用局部麻醉药浸润伤口可以在短时间内缓解疼痛。对于腹股沟疝手术和开颅手术等小手术术后的疼痛可能特别有用。但大手术术后首要的是延长镇痛时间，一种方法是添加 α_2- 受体激动药，如可乐定或右美托咪定（Bai，2020），另一种方法是放置导管。

局麻药持续浸润伤口的疗效因手术的类型而异。例如，产科和妇科手术后，患者的疼痛评分有所改善，阿片类药物摄入有所减少，但在腹部和泌尿外科手术后，这种情况出现的可能性小得多（Paladini，2020）。患者自控的伤口输液技术也已被应用。

局部麻醉药腹腔内浸润是另一种治疗方式，在腹腔镜胆囊切除术、腹腔镜胃手术等多种腹部手术后均显示出了良好的疗效（Hamill，2017）。

五、局部浸润镇痛

自 2008 年澳大利亚首次描述全膝关节置换术以来，LIA 技术已成为治疗疼痛的流行技术，主要用于髋关节和膝关节置换术后（Kerr & Kohan，2008）。该技术涉及关节周围浸润大量稀释的长效局麻药，也会添加其他药物（通常是酮咯酸、吗啡、肾上腺素），但这些佐剂的具体好处尚不清楚。注射技术各不相同，单次注射和连续注射都有应用，这些因素的存在使得评价 LIA 与 PNB 之间的优势变得困难。

总的来说，与全髋关节置换术相比，全膝关节置换术后使用 LIA 的前景更好（Schug，2020）。全膝关节置换术后，其镇痛效果与股神经阻滞相似（Albrecht，2016），与未进行阻滞或安慰剂相比，其镇痛效果更好，阿片类药物相关不良反应发生率更低，活动范围更广（Seangleulur，2016）。

六、局部镇痛

在急性疼痛中，局部使用局麻药经常被忽视。在不超过药物使用推荐的最大剂量的前提下，它是一种非常简单且安全的镇痛手段（Schug，2020）。

以腿部溃疡患者的换药过程为例。上层敷料被取出，剩下的敷料层可以使用局麻药浸泡 10～15min。随着敷料最后一层慢慢移除，可以逐渐增加局麻药的用量。外用 EmlA® 乳膏（利多卡因和丙洛卡因共晶混合物）也被用于静脉溃疡清创术（Briggs，2012）。

要点

1. CPNB 的使用可以达到良好的镇痛效果，不良反应更小，并能在不同手术术后通过许多技术改善康复；也可以替代全身性镇痛，甚至硬膜外镇痛。
2. CPNB 技术用于上肢和下肢手术、胸外科和腹部外科已被发现能提供良好的疼痛缓解效果，作为硬膜外镇痛的替代方法，其并发症的风险更低。
3. CPNB 可通过患者自控技术进行优化，并且已经成功应用于出院患者。
4. CPNB 的并发症是罕见的，可以通过监测进行适当地预防。
5. 单次注射 PNB 可在限定时间内（8～24h）提供良好的镇痛效果，使用适当的佐剂可延长时效。
6. 单次注射 PNB 后，需要使用适当的全身"降级"镇痛以应对阻滞效应结束时出现的疼痛（包括可能的反弹疼痛）。
7. 关节内使用吗啡镇痛是无效的；局部麻醉药可能会对关节内软骨造成损伤，应避免使用。

8. 大容量 LIA 是一种潜在的有用技术，特别是在膝关节置换术后，但佐剂的作用仍不清楚，其效果取决于注射技术。

9. 在某些情况下，伤口浸润局麻药或通过置管在伤口内输注局麻药是有效的镇痛方法。

10. CPNB、单次注射 PNB、LIA 和伤口浸润是急性疼痛管理多模式方法的重要组成部分。

11. 使用局部麻醉药进行镇痛是一种简单有效的方法，但经常被忽视，尤其适用于腿部溃疡敷料的更换和清创术。

参考文献

[1] Albrecht E & Chin KJ (2020) Advances in regional anaesthesia and acute pain management: a narrative review. *Anaesthesia* 75(Suppl 1): e101–10.

[2] Albrecht E, Guyen O, Jacot-Guillarmod A et al (2016) The analgesic efficacy of local infiltration analgesia vs femoral nerve block after total knee arthroplasty: a systematic review and meta-analysis. *Br J Anaesth* 116(5): 597–609.

[3] Andersen LO & Kehlet H (2014) Analgesic efficacy of local infiltration analgesia in hip and knee arthroplasty: a systematic review. *Br J Anaesth* 113(3): 360–74.

[4] Bai JW, An D, Perlas A et al (2020) Adjuncts to local anesthetic wound infiltration for postoperative analgesia: a systematic review. *Reg Anesth Pain Med* 45(8): 645–55.

[5] Bingham AE, Fu R, Horn JL et al (2012) Continuous peripheral nerve block compared with single-injection peripheral nerve block: a systematic review and meta-analysis of randomized controlled trials. *Reg Anesth Pain Med* 37(6): 583–94.

[6] Briggs M, Nelson EA & Martyn-St James M (2012) Topical agents or dressings for pain in venous leg ulcers. *Cochrane Database Syst Rev* 11: CD001177.

[7] Brogi E, Kazan R, Cyr S et al (2016) Transversus abdominal plane block for postoperative analgesia: a systematic review and meta-analysis of randomized-controlled trials. *Can J Anaesth* 63(10): 1184–96.

[8] Chin KJ, Alakkad H, Adhikary SD et al (2013) Infraclavicular brachial plexus block for regional anaesthesia of the lower arm. *Cochrane Database Syst Rev* 2013(8): CD005487. doi: 10.1002/14651858.CD005487.pub3. PMID: 23986434.

[9] Dada O, Gonzalez Zacarias A, Ongaigui C et al (2019) Does rebound pain after peripheral nerve block for orthopedic surgery impact postoperative analgesia and opioid consumption? A narrative review. *Int J Environ Res Public Health* 16(18): 3257. doi: 10.3390/ijerph16183257.

[10] Elsharkawy H, El-Boghdadly K & Barrington M (2019) Quadratus lumborum block: anatomical concepts, mechanisms, and techniques. *Anesthesiology* 130(2): 322–35.

[11] Fischer HB, Simanski CJ, Sharp C et al (2008) A procedure-specific systematic review and consensus recommendations for postoperative analgesia following total knee arthroplasty. *Anaesthesia* 63(10): 1105–23.

[12] Gabriel RA, Swisher MW, Sztain JF et al (2019) State of the art opioid-sparing strategies for post-operative pain in adult surgical patients. *Expert Opin Pharmacother* 20(8):949–61.

[13] Hamill JK, Rahiri JL & Hill AG (2017) Analgesic effect of intraperitoneal local anesthetic in surgery: an overview of systematic reviews. *J Surg Res* 212: 167–77.

[14] Horlocker TT, Vandermeulen E, Kopp SL et al (2018) Regional anesthesia in the patient receiving antithrombotic or thrombolytic therapy: American Society of Regional Anesthesia and Pain Medicine Evidence-Based Guidelines (fourth edition). *Reg Anesth Pain Med* 43(3): 263–309.

[15] Huang Y, Chiu F, Webb CA et al (2017) Review of the evidence: best analgesic regimen for shoulder surgery. *Pain Manag* 7(5): 405–18.

[16] Ilfeld BM (2011) Continuous peripheral nerve blocks: a review of the published evidence. *Anesth Analg* 113(4): 904–25.

[17] Ilfeld BM (2017) Continuous peripheral nerve blocks: an update of the published evidence and comparison with novel, alternative analgesic modalities. *Anesth Analg* 124(1): 308–35.

[18] Jayaram P, Kennedy DJ, Yeh P et al (2019) Chondrotoxic effects of local anesthetics on human knee articular cartilage: a systematic review. *PMR* 11(4): 379–400.

[19] Jimenez-Almonte JH, Wyles CC, Wyles SP et al (2016) Is local infiltration analgesia superior to peripheral nerve blockade for pain management after THA: a network meta-analysis. *Clin Orthop Relat Res* 474(2): 495–516.

[20] Johnson RL, Kopp SL, Hebl JR et al (2013) Falls and major orthopaedic surgery with peripheral nerve blockade: a systematic review and meta-analysis. *Br J Anaesth* 110(4): 518–28.

[21] Kamath R, Strichartz G & Rosenthal D (2008) Cartilage toxicity from local anesthetics. *Skeletal Radiol* 37(10): 871–73.

[22] Kendall MC, Castro Alves LJ & De Oliveira G, Jr. (2018) Liposome bupivacaine compared to plain local anesthetics to reduce postsurgical pain: an updated meta-analysis of randomized controlled trials. *Pain Res Treat* 2018: 5710169.

[23] Kerr DR & Kohan L (2008) Local infiltration analgesia: a technique for the control of acute postoperative pain following knee and hip surgery: a case study of 325 patients. *Acta Orthop* 79(2): 174–83.

[24] Kuang MJ, Ma JX, Fu L et al (2017) Is adductor canal block better than femoral nerve block in primary total knee arthroplasty? A GRADE analysis of the evidence through a systematic review and meta-analysis. *J Arthroplasty* 32(10): 3238–48 e3.

[25] Law WZW, Sara RA, Cameron AJD et al (2020) Local

anaesthetic delivery regimens for peripheral nerve catheters: a systematic review and network meta-analysis. *Anaesthesia* 75(3): 395–405.

[26] Machi A & Joshi GP (2019) Interfascial plane blocks. *Best Pract Res Clin Anaesthesiol* 33(3): 303–15.

[27] Machi AT & Ilfeld BM (2015) Continuous peripheral nerve blocks in the ambulatory setting: an update of the published evidence. *Curr Opin Anaesthesiol* 28(6): 648–55.

[28] Paladini G, Di Carlo S, Musella G et al (2020) Continuous wound infiltration of local anesthetics in postoperative pain management: safety, efficacy and current perspectives. *J Pain Res* 13: 285–94.

[29] Peek J, Smeeing DPJ, Hietbrink F et al (2019) Comparison of analgesic interventions for traumatic rib fractures: a systematic review and meta-analysis. *Eur J Trauma Emerg Surg* 45(4): 597–622.

[30] Pehora C, Pearson AM, Kaushal A et al (2017) Dexamethasone as an adjuvant to peripheral nerve block. *Cochrane Database Syst Rev* 11: Cd011770.

[31] Scarfe AJ, Schuhmann-Hingel S, Duncan JK et al (2016) Continuous paravertebral block for post-cardiothoracic surgery analgesia: a systematic review and meta-analysis. *Eur J Cardiothorac Surg* 50(6): 1010–18.

[32] Schnabel A, Meyer-Friessem CH, Zahn PK et al (2013) Ultrasound compared with nerve stimulation guidance for peripheral nerve catheter placement: a meta-analysis of randomized controlled trials. *Br J Anaesth* 111(4): 564–72.

[33] Schnabel A, Reichl SU, Zahn PK et al (2017) Efficacy and safety of buprenorphine in peripheral nerve blocks: a meta-analysis of randomised controlled trials. *Eur J Anaesthesiol* 34(9): 576–86.

[34] Schug SA, Palmer GM, Scott DA et al (2020) *Acute Pain Management: Scientific Evidence*. Melbourne, Australian and New Zealand College of Anaesthetists and Faculty of Pain Medicine. https://www.anzca.edu.au/safety-advocacy/advocacy/college-publications Accessed December 2020.

[35] Seangleulur A, Vanasbodeekul P, Prapaitrakool S et al (2016) The efficacy of local infiltration analgesia in the early postoperative period after total knee arthroplasty: a systematic review and meta-analysis. *Eur J Anaesthesiol* 33(11): 816–831.

[36] Skryabina EA & Dunn TS (2006) Disposable infusion pumps. *Am J Health Syst Pharm* 63(13): 1260–68.

[37] Tsui BCH, Kirkham K, Kwofie MK et al (2019) Practice advisory on the bleeding risks for peripheral nerve and interfascial plane blockade: evidence review and expert consensus. *Can J Anaesth* 66(11): 1356–84.

[38] Uppal V, Retter S, Kehoe E et al (2020) Quadratus lumborum block for postoperative analgesia: a systematic review and meta-analysis. *Can J Anaesth* 67(11): 1557–75.

[39] von Plato H, Kontinen V & Hamunen K (2018) Efficacy and safety of epidural, continuous perineural infusion and adjuvant analgesics for acute postoperative pain after major limb amputation – a systematic review. *Scand J Pain* 18(1): 3–17.

[40] Weinstein EJ, Levene JL, Cohen MS et al (2018) Local anaesthetics and regional anaesthesia versus conventional analgesia for preventing persistent postoperative pain in adults and children. *Cochrane Database Syst Rev* 4: CD007105.

附录 10-1 持续区域镇痛的"标准程序"表格示例

PCA 的"标准订单"表格示例。经 Central Adelaide Local Health Network. 许可转载。

CALHN □ RAH □ TQEH 急性疼痛服务 其他连续的区域镇痛		**患者标签** 备案号: _____ 姓名: _____ 性别: _____ 出生日期: _____
局部麻醉顺序:(＊签署任何变更修改并注明日期) 1. 药物: _____ 在这里放置适当的药品标签 2. 浓度: _____		常规程序 1. 在订单生效期间,通过鼻导管以 2~4L/min 的速度供氧,或以 6L/min 的速度面罩供氧,只有在临床需要的情况下,APS 才可以在 24h 后停止供氧 2. 全身性阿片类药物(包括间歇性必要时口服或皮下应用阿片类药物、PCA 阿片类药物或患者定期服用的任何长效阿片类药物)可以继续使用
3. 局部麻醉药 如果连续区域镇痛导管(CRA)没有贴标签,请致电给签署这些订单的麻醉师或 APS		3. 在咨询 APS 之前,不能给予抗凝血药或抗血小板药物,包括非甾体抗炎药(用于预防 DVT 的肝素或低剂量阿司匹林除外)。麻醉师删除不适用的药物 签名: _____ 日期: _____
CRA 导管 1 位置:	CRA 导管 2 位置:	4. 防虹吸阀必须始终位于患者和任何 CRA 注射器或输液袋之间 5. 在订单生效期间保持静脉注射 6. 监控要求:见下页
输液: 速率: _ to _ ml/hr 单次剂量: _ to _ ml _____ hourly PRN	输液: 速率: _ to _ ml/hr 单次剂量: _ to _ ml _____ hourly PRN	7. 对于不充分的镇痛或其他与镇痛相关的问题,请联系 APS,如果患者休息时连续 2 次疼痛评分>7 和(或)FAS=C,应通知 APS
单次给药剂量(时间) __/__/__/__/ __/__/__/__/	单次给药剂量(时间) __/__/__/__/ __/__/__/__/	8. 根据家长诊所的指示来动员患者,但在步态和(或)平衡出现问题时,最初需要 2 名工作人员陪同
请求 周期 _____ 天 由药剂师检查 ____	请求 周期 _____ 天 由药剂师检查 ____	□ 是 □ 否 签名 _____
麻醉医生签字: _____ 日期: _____ (打印姓名: _____)		
导管 1 停止管理: 日期: _____ 时间: _____ 移除导管: 日期: _____ 时间: _____ 给下一剂肝素: 日期: _____ 时间: _____ 麻醉医生签名 _____ 导管取出并完成: 注册护士签名 _____ 日期: _____		导管 1 停止管理: 日期: _____ 时间: _____ 移除导管: 日期: _____ 时间: _____ 给下一剂肝素: 日期: _____ 时间: _____ 麻醉医生签名 _____ 导管取出并完成: 注册护士签名 _____ 日期: _____

CALHN 其他连续区域镇痛 观察及给药记录		患者标签 备案号：_____ 姓名：_____ 性别：_____ 出生日期：_____

监测要求：

如果患者也有 PCA，只在 PCA 单上记录疼痛评分和 FAS、镇静评分和呼吸频率，运动、感觉和累积总局部麻醉剂量必须在此表格上标明

1. 疼痛评分和 FAS
2. 镇静评分
3. 呼吸频率
4. 运动和感觉
5. 当前总剂量

输注
记录项目 1～5，前 8 小时每小时记录 1 次，然后每 2 小时记录 1 次
单次剂量给药后
待在患者身边 5min，记录 1～4 项，重复观察 15～20min

疼痛评分	镇静评分	功能活动得分（FAS）
0= 无疼痛 10= 最严重的疼痛 注意：记录休息和运动时的疼痛评分，如咳嗽时	如果患者还需要全身性阿片类镇痛，则应根据阿片类给药技术指南记录镇静评分 如果镇静评分≥2，通知 APS。如果镇静评分 =3，也启动急诊呼叫。停止 CRA 输注和（或）给药。恢复每小时观察，直到镇静评分<2 至少 2h，在这之前不要给任何阿片类药物	A= 不因疼痛而限制相关活动（相对于基线） B= 由于疼痛导致轻度活动 C= 由于疼痛无法完成活动

当前输液总剂量（如果正在运行）：

以 ml 为单位记录，当更换注射器 / 袋时，调整总剂量重置为零，并记录废弃的体积

运动与感觉：适用于上肢或下肢局部镇痛的患者

询问患者是否感到麻木 / 无力。

如果一切正常，在 M/S 栏中记录 M √或 S √，如发现异常，立即记录并呼叫 APS

CRA 插入部位：

在每次换班时，检查 CRA 导管插入位置，记录并报告任何新出现的或增加的炎症、压痛、肿胀或渗漏。如果需要，可增加敷料，但不要取出或更换

药物：_____ 导管位置 1：_____ 导管位置 2：_____

日期	时间	导管 1 总剂量（ml）	导管 2 总剂量（ml）	疼痛评分 ....X 0 2 4 6 8 10						功能活动评分	镇静评分	呼吸频率	M/S	评论	签名

0 2 4 6 8 10

过敏和药物不良反应（ADR）		
□ 无　　　　□ 未知（勾选适当的方框或填写下面的信息）		
药品	反应 / 类型 / 日期	首要的
签名：_____　打印：_____　日期：_____		

局部麻醉毒性

体征和症状包括：金属味、口周刺痛、视觉障碍、耳鸣、肌肉抽搐、癫痫发作、意识丧失

如果患者出现症状，停止 CRA 输注和（或）给药。面罩供氧，通知 APS，如果患者符合标准，立即呼叫急诊医生

药物：_____　导管位置 1：_____　导管位置 2：_____

日期	时间	导管 1 总剂量（ml）	导管 2 总剂量（ml）	疼痛评分 ....X 0 2 4 6 8 10	功能活动评分	镇静评分	呼吸频率	M/S	评论	签名

0　2　　4　　6　　8　　10

第 11 章　非药物治疗
Nonpharmacological Therapies

非药物疗法也可用于急性疼痛的治疗，在某些情况下可能对患者有益。当单独使用时，非药物疗法通常对中重度急性疼痛的治疗无效。因此，它们被认为是传统药物镇痛技术的补充。

得出以上结论的研究证据的强度往往受到几个因素的限制，如缺乏盲法、安慰剂对照不充分，以及使用的一些技术缺乏标准化。

其中一些疗法需要时间和专业的训练，不适合在急性疼痛的管理中常规使用。

一、心理干预

心理疗法旨在改变可能导致疼痛的心理过程，它们包括提供信息、减少压力和紧张（放松和催眠）、注意事项和认知行为干预（Schug，2020）。基本的心理治疗在使用过程中并不需要特定培训，例如，提供信息、期望管理和简单的注意力分散和放松措施可以很容易地纳入许多急性疼痛管理方案。

有证据表明，术前心理干预能够减少术后疼痛、焦虑和负面情绪，以及改善术后患者各项功能（Powell，2016；Szeverenyi，2018；Levy，2020）。

（一）信息提供

提供给患者的信息可以是程序性的（总结治疗过程中会发生什么）、感觉的（描述患者在治疗过程中可能期望的感官体验）或是两者的结合。

适当的程序性和感觉信息（见第 2 章），特别是结合使用时，可以减少患者术后的焦虑、痛苦，也可缓解疼痛（Szeverenyi，2018；Horn，2020；Schug，2020）。然而，对于其他患者，尤其是那些回避型的患者（如倾向于用否认或回避来处理问题）来说，过多的信息和需要做出的决定会加剧焦虑和痛苦。因此，所提供的信息应尽可能适合每个患者（Schug，2020）。

（二）放松策略

放松策略（如控制呼吸、肌肉放松和使用想象）教会患者各种方法来减少他们的压力和紧张感。一些研究表明，其在剧烈疼痛的情况下减轻疼痛和痛苦方面有一些好处（Schug，2020）。

（三）催眠

在急性情况下，催眠通常被用于治疗与医疗程序相关的疼痛（如烧伤伤口护理、骨髓穿刺和分娩）。在这些情况下，催眠还可能提供一些缓解疼痛的作用（Schug，2020）。术前催眠也可以减少术后疼痛评分和焦虑（Kekecs，2014）。

（四）注意力策略

注意力策略技巧包括分散注意力（如听音乐）和想象（如想象愉快的事件或场景）。音乐的使用可以减少术后疼痛、镇痛药物的使用和焦虑（Hole，2015；Fu，2019；Dale，2020）。

最常应用于疼痛过程中的是沉浸式虚拟现实（VR）注意力分散系统，其允许患者"逃离"到计算机生成的世界，也可能会减少疼痛体验（Mallari，2019）。

（五）认知行为干预

一些患者以一种有益的方式对疼痛做出反应，而另一些患者可能变得过于危言耸听和小题大做，这可能导致疼痛加剧（Schug，2020）。认知行为疗法（CBT）源于对学习和行为改变的研究。此技术旨在识别无益的反应，减少痛苦或感受到的威胁，增强患者感知、理解和应对疼痛的能力。有效应对疼痛可以减少与疼痛相关的伤害（如减少灾难化）和功能障碍（Schug，2020）。

围术期 CBT 可以改善疼痛和功能预后，并减少术后镇痛药的使用（Schug，2020）。它还可以减轻术后持续疼痛的强度，改善身体功能（Wang，2018）。

二、经皮神经电刺激

经皮神经电刺激（TENS）简单、安全、无创、无全身不良反应，并允许患者对自己的治疗有一定自控。由电池供电的 TENS 单元产生的小电流被传输到放置在皮肤上的电极。在人体疼痛实验研究中，高频 TENS 已被证明具有可被纳洛酮阻断的镇痛特性（Leonard，2010）。

TENS 在各种条件下均可有效治疗急性疼痛（Johnson，2015）。无论是否减少阿片类药物的摄入，它都可以减轻术后疼痛（Li & Song，2017；Schug，2020），也可以在紧急护理环境中短期缓解急性背痛；但长期改善的结果是不确定的（Binny，2019）。

三、针灸

针灸可能对各种急性疼痛情况有效，包括分娩疼痛、手术后疼痛和急性背痛（Schug，2020）。与对照组相比，它可以减少术后疼痛和阿片类药物的消耗（Wu，2016；Zhu，2019；Schug，2020）。

四、物理干预

运动、按摩、热敷或冷敷以及固定（如肢体）有助于缓解术后和分娩过程中背部和其他肌肉骨骼损伤相关的疼痛（Kukimoto，2017；Henderson，2018；Smith，2018；Schug，2020）。

要点

1. 基本的心理技巧在使用时不需要特殊的训练，可以很容易地纳入许多急性疼痛的管理方案中，如提供信息、分散注意力、期望管理和放松。
2. 提供程序性和感觉的信息及教育可以减少术后焦虑，缓解疼痛。
3. 沉浸式虚拟现实、音乐、针灸、催眠、TENS、按摩和针灸可能对急性疼痛患者有效。

参考文献

[1] Binny J, Joshua Wong NL, Garga S et al (2019) Transcutaneous electric nerve stimulation (TENS) for acute low back pain: systematic review. *Scand J Pain* 19(2): 225–33.

[2] Dale VH (2020) The impact of perioperative music on abdominal surgery patients' experience of postoperative pain: a systematic review and meta-analysis. *J Perioper Pract*

31(1–2): 31–43.

[3] Fu VX, Oomens P, Klimek M, Verhofstad MHJ & Jeekel J (2019) The effect of perioperative music on medication requirement and hospital length of stay: a meta-analysis. *Ann Surg* 272(6): 961–72.

[4] Henderson KG, Wallis JA & Snowdon DA (2018) Active

physiotherapy interventions following total knee arthroplasty in the hospital and inpatient rehabilitation settings: a systematic review and meta-analysis. *Physiotherapy* 104(1): 25–35.

[5] Hole J, Hirsch M, Ball E et al (2015) Music as an aid for postoperative recovery in adults: a systematic review and meta-analysis. *Lancet* 386(10004): 1659–71.

[6] Horn A, Kaneshiro K & Tsui BCH (2020) Preemptive and preventive pain psychoeducation and its potential application as a multimodal perioperative pain control option: a systematic review. *Anesth Analg* 130(3): 559–73.

[7] Johnson MI, Paley CA, Howe TE et al (2015) Transcutaneous electrical nerve stimulation for acute pain. *Cochrane Database Syst Rev* 2015(6): CD006142. doi: 10.1002/14651858.CD006142.pub3. PMID: 26075732.

[8] Kekecs Z, Nagy T & Varga K (2014) The effectiveness of suggestive techniques in reducing postoperative side effects: a meta-analysis of randomized controlled trials. *Anesth Analg* 119(6): 1407–19.

[9] Kukimoto Y, Ooe N & Ideguchi N (2017) The effects of massage therapy on pain and anxiety after surgery: a systematic review and meta-analysis. *Pain Manag Nurs* 18(6):378–90.

[10] Leonard G, Goffaux P & Marchand S (2010) Deciphering the role of endogenous opioids in high-frequency TENS using low and high doses of naloxone. *Pain* 151(1): 215–19.

[11] Levy N, Quinlan J, El-Boghdadly K et al (2020) An international multidisciplinary consensus statement on the prevention of opioid-related harm in adult surgical patients. *Anaesthesia*. doi: 10.1111/anae.15262. Epub ahead of print. PMID: 33027841.

[12] Li J & Song Y (2017) Transcutaneous electrical nerve stimulation for postoperative pain control after total knee arthroplasty: a meta-analysis of randomized controlled trials. *Medicine (Baltimore)* 96(37): e8036.

[13] Mallari B, Spaeth EK, Goh H et al (2019) Virtual reality as an analgesic for acute and chronic pain in adults: a systematic review and meta-analysis. *J Pain Res* 12: 2053–85.

[14] Powell R, Scott NW, Manyande A et al (2016) Psychological preparation and postoperative outcomes for adults undergoing surgery under general anaesthesia. *Cochrane Database Syst Rev* 2016(5): CD008646. doi: 10.1002/14651858. CD008646.pub2. PMID: 27228096.

[15] Schug SA, Palmer GM, Scott DA et al (2020) *Acute Pain Management Scientific Evidence* 5th edn. Melbourne, Australian and New Zealand College of Anaesthetists and Faculty of Pain Medicine. https://www.anzca.edu.au/safety-advocacy/advocacy/college-publications Accessed December 2020.

[16] Smith CA, Levett KM, Collins CT et al (2018) Massage, reflexology and other manual methods for pain management in labour. *Cochrane Database Syst Rev* 3: CD009290.

[17] Szeverenyi C, Kekecs Z, Johnson A et al (2018) The use of adjunct psychosocial interventions can decrease postoperative pain and improve the quality of clinical care in orthopedic surgery: a systematic review and meta-analysis of randomized controlled trials. *J Pain* 19(11): 1231–52.

[18] Wang L, Chang Y, Kennedy SA et al (2018) Perioperative psychotherapy for persistent post-surgical pain and physical impairment: a meta-analysis of randomised trials. *Br J Anaesth* 120(6): 1304–14.

[19] Wu MS, Chen KH, Chen IF et al (2016) The efficacy of acupuncture in post-operative pain management: a systematic review and meta-analysis. *PLOS ONE* 11(3): e0150367.

[20] Zhu J, Xu Q, Zou R et al (2019) Distal acupoint stimulation versus peri-incisional stimulation for postoperative pain in open abdominal surgery: a systematic review and implications for clinical practice. *BMC Complement Altern Med* 19(1): 192.

第 12 章　急性神经性疼痛
Acute Neuropathic Pain

虽然神经病理性疼痛在许多慢性疼痛状态中很常见，但往往低估了其在急性疼痛中的作用。关于急性神经病理性疼痛的病理生理学、流行病学和治疗研究非常有限（Hansson 等，2019）。然而，有一部分患者的急性疼痛是由神经病理性疼痛导致甚至主导的。

急性神经病理性疼痛常常未被诊断，因此得不到充分治疗。它可能会在创伤后立即发生，也可能在一段时间后发生，但通常仍处于急性疼痛治疗阶段。因此，对于照顾急性疼痛患者的人来说，应当了解神经病理性疼痛的症状和体征，以及可用的治疗方案非常重要。这些患者可能会出现对阿片类药物反应不佳的疼痛。可能被贴上对疼痛过于敏感的标签，甚至当他们只是寻求有效的疼痛缓解（"伪上瘾"），会被认为出现觅药行为。

此外，手术后或受伤后康复中的患者有发展成慢性疼痛的风险，这种疼痛通常也是神经病理性的（Haroutiunian 等，2013）。对这些患者进行急性神经病理性疼痛的早期识别和积极治疗（可能包括预防措施，见后文），可以降低随后慢性疼痛问题的发生率和严重程度（见第 13 章）。

为急性或随后的慢性神经病理性疼痛患者提供有效的疼痛缓解是一项困难而具有挑战性的任务，这可能需要持续数周、数月甚至数年。在这种情况下，建议向专业的疼痛医学医生咨询。通常这些患者需要在急性损伤治疗后或出院后转诊至慢性疼痛门诊进行随访这些患者的失访可能会延误适当的持续治疗，从而影响手术或损伤治疗后的功能恢复。

一、神经病理性疼痛的病理生理学

疼痛可以广泛地分为三种主要类型，即伤害性疼痛、神经病理性疼痛和痛觉可塑性疼痛（见第 3 章）。

伤害性疼痛是急性临床环境中最常见的疼痛类型，因此本书主要重点阐述是其治疗方法。当急性疼痛持续时间较长时，可能出现痛觉可塑性疼痛；但不建议使用阿片类药物进行治疗。

神经病理性疼痛被定义为"由躯体感觉神经系统的损伤或疾病引起的疼痛"（IASP）。它也被称为神经源性疼痛、去传导疼痛、神经痛、神经性疼痛和神经疼痛。它是神经损伤后周围和中枢神经系统多种变化的病理生理结果（Colloca 等，2017）（表 12-1）。

在周围神经系统中，这种病变会导致受损神经元的结构和功能变化。离子通道（尤其是电压门控钠通道）的表达增加和受体上调降低了诱发动作电位的阈值，并导致所描述的"异位放电"的动作电位数量增加，即神经冲动的自发发射（Colloca 等，2017）。其他周围变化与微小神经解剖的改变有关（如触觉纤维变成了痛觉纤维）。

在中枢水平上，由于外周的异位活动而产生中枢敏化。这会导致兴奋性氨基酸（如谷氨酸）和神经肽（如物质 P）在脊髓后角释放增

表 12-1 神经病理性疼痛的病理生理学改变

外周神经系统

- 钠离子通道和受体的表达增加，导致动作电位的增加放电（异位）
  - 自发性
  - 诱发性
- 调节钾离子通道的表达降低
- 微观神经解剖学变化
  - 侧支分支
  - 交叉连接
  - 交感感觉耦合
- 表型变化
  - 触觉纤维发展为疼痛纤维表现

脊髓

- "中枢敏化"
- 电压门控钙通道的过度表达
- 大纤维抑制丧失
- 除传入通路的高度活跃性
- 解剖重组
- 微胶质细胞活化
- 能量逊色的去甲肾上腺能抑制系统
- 增强的 5- 羟色胺信号传导

大脑

- "中枢敏化"
- 体感皮层重组

引自 Saab（2012），Cohen and Mao（2014），Liu and Yuan（2014），and Colloca et al（2017）

加，从而导致二级神经元的功能发生改变。这些变化被称为神经可塑性，表现为过度兴奋导致的痛觉过敏和痛觉超敏。类似的变化也发生在上行水平（Colloca 等，2017）。神经损伤导致抑制性中间神经元丧失，由此引起的去抑制诱发疼痛。此外，作为对神经损伤的炎症反应，趋化的因子的释放导致小胶质细胞活化并释放免疫调节因子，从而维持神经病理性疼痛状态（Liu 和 Yuan，2014）。

在神经病理性疼痛中，躯体感觉皮层的重组作用也越来越受到重视，包括幻肢痛和慢性区域性疼痛综合征（CRPS）（Saab，2012）。

二、急性神经性疼痛的临床特征和诊断

神经性疼痛的诊断通常可基于完整的病史和基本的体格检查（见第 3 章）进行。患者通常会将他们的疼痛描述为"奇怪"，与"正常"的伤口疼痛不同。

一个常见的特点是同时存在阴性（神经系统缺损）和阳性体征，如自发性疼痛（如刺痛、射痛）或者诱发性疼痛和感觉异常。诱发性疼痛可以是异常性疼痛——对非伤害性的刺激出现疼痛的感觉，或者是痛觉过敏——对伤害性刺激出现的过度疼痛反应（Baron 等，2010）。

当疼痛发生在神经功能完全缺损的区域时，神经病理性疼痛最为明显，例如，脊髓损伤后的病变水平以下部位，或者臂丛神经损伤后的无力的手臂。然而，神经性疼痛也可能是非常轻微的神经损伤所导致的后果，这些损伤不会出现或者只有很少的神经系统体征或症状。这些症状可能被神经传导研究等诊断测试忽略。

在第 3 章的表 3-1 中列出了提示神经性疼痛的特征。需要注意的是，并不是所有这些特征都必须存在才能诊断为神经性疼痛。发现神经性疼痛的诊断过程已经有详细描述，但筛查工具在识别神经性疼痛的高度可靠性方面非常有效（Attal 等，2018）。

神经痛双疼痛问卷（DN4）、Leeds 神经性症状和体征评估（LANSS）、神经性疼痛问卷（NPQ）、ID-Pain 以及 PainDetect 问卷等筛查工具能够识别神经性疼痛的患者，并具有相对较高的特异性和灵敏性，但不能替代临床评估与诊断（Attal 等，2018）。值得注意的是，这些工具仅适用于慢性神经性疼痛（Schnabel，2018）。因此，根据专家意见制订了急性术后

神经性疼痛的诊断标准，包括除了神经性疼痛通常的描述符（自发性疼痛、刺痛或烧灼痛、感觉迟钝、异常性疼痛和痛觉过敏）之外，还有"难以控制的疼痛""对阿片类药物反应较差""对抗神经病变药物反应良好"（Searle 等，2012）。

三、急性神经性疼痛综合征

将术后和创伤后的神经性疼痛（即在急性疼痛状态下出现的大多数病例）与由癌症引起或与医学疾病相关的神经性疼痛分开是有意义的。虽然后两者更常见于慢性疼痛状态，但它们也可以急性发作，例如，由硬膜外转移引起的脊髓压迫加重、急性带状疱疹、吉兰 - 巴雷综合征或多发性硬化症。

表 12-2 列出了一些可能出现急性神经性疼痛的临床情况。下面会讨论一些特定的急性神经性疼痛综合征——截肢后疼痛和复合性区域疼痛综合征；烧伤和脊髓损伤后的疼痛、与带状疱疹、HIV 感染、多发性硬化症和吉兰 - 巴雷综合征相关的疼痛在第 14 章中进行讨论。

（一）截肢后疼痛综合征

肢体截肢无论是因外伤还是手术，都不可避免地伴随着神经损伤。这可能导致残肢（"残端"）疼痛、幻肢感觉和幻肢疼痛（Hsu & Cohen，2013）。其基本机制是综合了脊髓和髓上机制。

残肢疼痛（残端疼痛）指的是残端本身的疼痛。它可以是伤害性的或神经病理性的，有多种病因（Clarke 等，2013）。在术后早期（通常为"伤口痛"）最常见。如果变得持久，通常是神经病理性的，并可能导致严重的残疾并干扰假肢的佩戴。

幻肢感觉被定义为除疼痛之外的缺失身

表 12-2　急性神经性疼痛的示例

- 术后
  - 截肢术后疼痛
  - 胸部切开手术后疼痛
  - 乳房切除术后疼痛
  - 疝气修补术后疼痛
- 创伤后
  - 脊髓损伤后的疼痛
  - 截肢术后疼痛
  - 烧伤后的疼痛
  - 臂丛神经牵拉伤
  - 骨盆骨折伴随骶神经根损伤
  - 坐骨神经
  - 上、下肢重压伤
  - 缺血性四肢（通常是非伤害性神经性疼痛）
- 与癌症相关
  - 胰腺癌（腹腔神经丛的侵犯）
  - 肺癌转移到锁骨上淋巴结后，臂丛神经收缩或浸润
  - 骶神经根受盆腔淋巴结转移的累及
  - 硬膜外转移压迫或浸润脊髓（即将出现截瘫的急性危险）
- 与其他疾病相关
  - 病毒感染（如急性带状疱疹、HIV 感染）的疼痛
  - 中风后的疼痛
  - 吉兰 - 巴雷综合征
  - 糖尿病神经病变
  - 酒精神经病变
  - 去髓鞘性疾病，如多发性硬化症
  - 急性胰腺炎（混合性非伤害性神经性疼痛）

体部位的任何感觉，几乎所有接受截肢手术的患者（80%～100%）都会经历（Woodhouse，2005）。这种感觉可以从对肢体的模糊意识（可能伴随相关的感觉异常）到完整的感觉，包括大小、形状、位置、温度和运动等。虽然还没有针对幻肢感觉的治疗方法，但重要的是向患者解释这些感觉通常会随着时间的推移而减弱。幻肢的"缩放"是一种常见的经历，肢体逐渐缩小，接近残端。

幻肢疼痛被定义为所有指向缺失身体部位

的疼痛感觉，估计发生率高达 85%（Schug 等，2020）。疼痛与性别、截肢原因（自愿或创伤性截肢）或截肢无关，但在儿童和先天性截肢者中似乎发生率较低。疼痛通常发生在缺失肢体的远端部位，在特征和定位上可能与任何截肢前的任何疼痛在特征和定位上相似。通常情况下，肢体常常被描述为处于过度超伸展或其他非自然的位置。幻肢疼痛可能会立即在截肢后立即发生或也可能会有延迟发作的开始；在 75% 的患者中，在截肢后的前几天内发生，通常与残端疼痛相关（Hsu 和 Cohen，2013）。

这三种现象都可能发生在同一患者身上。幻肢疼痛的风险因素包括术前长期慢性疼痛、术后亚急性疼痛以及心理因素（抑郁和焦虑）（Larbig 等，2019）。虚肢疼痛和感觉也可以发生在其他部位切除的术后，例如，乳腺切除、舌部或直肠切除或拔牙后。

（二）复杂区域性疼痛综合征

复杂区域性疼痛综合征可能不符合神经性疼痛的新诊断标准（Naleschinski 和 Baron，2010），但被描述为"神经系统疾病"（Janig 和 Baron，2003）。对于该综合征的病理生理学，存在多个主要假说，这表明我们对其仍缺乏了解；提出的机制包括肌肉骨骼、免疫和自身免疫，以及中枢、外周和自主神经系统的功能障碍，这些机制增加了该综合征及其临床治疗的复杂性（Stanton-Hicks，2019）。

目前该病主要根据布达佩斯标准（Birklein & Schlereth，2015）进行诊断。患者持续出现与诱因事件不成比例的疼痛（通常是骨折，但也可能是轻伤）。症状包括：①感觉障碍，如异常性疼痛或痛觉过敏；②血管舒缩功能障碍，导致温度或皮肤颜色变化 / 不对称，汗腺运动功能障碍，引起出汗、不对称或水肿；

③和（或）运动功能障碍（范围、无力、震颤、肌张力障碍）；④或萎缩（头发、皮肤或指甲）。需要在这 4 个方面中出现 2 个及以上的体征或 3 个及以上症状，才能通过排除其他原因进行诊断。CRPS 通过命名分为 1 型和 2 型。1 型是指在未检测到神经损伤的情况下出现以上特征（以前称为"反射性交感性萎缩"或 RSD）。2 型（以前称为"灼痛"）是指在神经损伤后发生以上特征。早期发现和及时合适的治疗是成功的关键因素，同时要求急性疼痛治疗人员意识到这些综合征。维生素 C（每天 500mg，共 50 天）可以降低手腕骨折后患 CRPS 的风险（Aim 等，2017）。

四、急性神经性疼痛的治疗

神经性疼痛的治疗可能需要综合药物、物理和行为治疗。在急性阶段，最初的治疗通常始于药物治疗和（或）使用局部神经（神经轴或外周神经）阻滞。大多数针对神经性疼痛治疗的研究都是关于慢性神经性疼痛的管理［如糖尿病神经病变，带状疱疹后神经痛（PHN）等］。对于急性神经性疼痛的治疗证据要少得多，因此急性情况下的治疗策略必须从慢性疼痛状态的循证治疗中推断出来（Finnerup 等，2015）。

（一）药物治疗

1. 急性神经病理性疼痛症状的特定治疗

急性神经病理性疼痛的一线治疗方法表 12-3 中。曲马多、他芬太尼和阿片类药物起效快被推荐为一线治疗药物（Finnerup 等，2015；Sommer 等，2020）。尽管神经病理性疼痛常常被认为对阿片类药物无反应，但这并不正确。研究表明，多种神经病理性疼痛症状对阿片类药物有反应（Sommer 等，2020）。然

表 12-3 治疗急性和慢性神经病理性疼痛常用的药物选择

药 物	举 例	用于急性神经病理性疼痛的排名	用于慢性神经病理性疼痛的排名
加巴喷丁类药物	盐酸普瑞巴林、加巴嚎呤	一线	一线
三环类抗抑郁药	阿米替林、诺替林、地西泮、伊米普拉明、多西平、多硫平	一线	一线
5-羟色胺去甲肾上腺素再摄取抑制药	舍曲林、文拉法辛	一线	一线
传统和非典型阿片类药物	曲马多、他芬太尼、氧化罂粟、吗啡、美沙酮	一线	二至三线
NMDA 受体拮抗药	氯胺酮	一线（静脉或舌下）	四线（舌下）
膜稳定药	利多卡因	二线（静脉）	一至二线（贴片）
其他抗癫痫药物	卡马西平	仅用于三叉神经痛的一线	
α_2-受体激动药	氯硝西泮	有用的辅助治疗	

源自：Western Australian Therapeutic Advisory Group（WATAG）（2013）.https://ww2.health.wa.gov.au/-/media/Files/Corporate/general-documents/WATAG/Neuropathic-Pain-Guidelines.pdf Finnerup 等（2015），Sommer 等（2020）

而，神经病理性疼痛对阿片类药物的反应性通常低于伤害性疼痛。在急性情况下，神经病理性疼痛发展的早期征象之一是虽然增加阿片类药物剂量，但疼痛缓解效果不佳，患者仍然存在高疼痛评分，同时可能出现镇静作用。其他推荐用于急性神经病理性疼痛的一线治疗的药物包括加巴喷丁类药物和三环类抗抑郁药（TCA）或 5-羟色胺去甲肾上腺素再摄取抑制药（SNRI）（Finnerup 等，2015）。在某些患者中，TCA 和 SNRI 的益处可以在几天内看到，但在其他患者中可能需要更长的时间。鉴于此，加巴喷丁类药物在一些急症患者中更受青睐。

氯胺酮是慢性神经病痛的（Aiyer 等，2018）。对阿片类药物无效的严重急性神经病痛而言，氯胺酮提供了一个可以通过肠外给药的机会。这在脊髓损伤疼痛的急性阶段中有充分的记录（Teasell 等，2010）。氯胺酮的替代品是静脉注射利多卡因，但利多卡因的疗效较低，潜在风险更高（Kvarnstrom 等，2004）。相比之下，氯胺酮仅是慢性神经病痛的第四线治疗选择（WATAG，2013）。

2. 神经病痛的治疗方法总论

神经病理性疼痛治疗循证指南由 IASP 的神经病理性疼痛特别兴趣小组发布（Finnerup 等，2015）。与急性神经病理性疼痛治疗所给出的建议相比，这些指南将加巴喷丁类药物（加巴喷丁和普瑞巴林）、TCA 和 SNRI 列为慢性神经病理性疼痛的一线治疗选择，并将曲马多和阿片类药物降为二线或三线选择。局部利多卡因贴片应保留用于局部神经病理性疼痛（详见下文）。

由于急性疼痛治疗的临床经验、患者间差异和财务限制等因素，临床实践中使用的治疗顺序必然会发生改变。

神经病理性疼痛的有效缓解通常难以实

现，并且可能需要使用不同药物的组合，最好具有不同的作用机制（Eisenberg 和 Suzan，2014）。这些药物通常需要在几天到几周的时间间隔内增加，以便观察每次添加的效果。有关各种药理学选择的更多详细信息（见第6章）。

3. 局部治疗

局部药物可用于局部神经病理性疼痛状态（如带状疱疹后神经痛和神经卡压综合征），特别是当痛觉过敏是疼痛的主要特征时（Casale & Mattia，2014）。

利多卡因已经广泛应用于贴片进行局部使用。这些大小为 10×14cm、非常柔软的贴片（减轻痛觉过敏），含有 700mg 利多卡因，用于覆盖疼痛区域。由于利多卡因在皮肤扩散较差，贴片对皮肤没有局部麻醉作用，也没有全身作用（血浆浓度几乎不可测量）（Baron 等，2016）。如担心一线治疗的不良反应或安全性的患者，特别是脆弱和老年患者，利多卡因贴片可被视为一线治疗（Finnerup 等，2015）。

某些局部神经病变的患者使用 EmlA®（局部麻醉药的共熔混合物—普鲁卡因和利多卡因）乳膏，目的类似但这种混合物容易被吸收，重复使用高剂量时高铁血红蛋白血症。

辣椒素（红辣椒的活性成分）是另一种在这些情况下局部使用的化合物。它可作为低浓度乳膏使用，每天涂抹在疼痛部位，或作为高浓度贴剂使用。其镇痛作用被认为是由于无髓感觉神经内物质 P（一种神经递质）的耗竭，然后导致这些神经阻滞。当涂抹在皮肤上时，辣椒素乳膏首先会引起灼热感和痛觉过敏，这就是为什么有时患者喜欢在应用辣椒素之前使用 EmlA® 乳膏的原因。低浓度辣椒素在神经病理性疼痛方面的有效性没有高级别证据（Derry & Moore，2012）。具有高浓度（8%）贴剂在一些国家已经注册，需要在受控条件下使用，同时事先使用局部麻醉药，并通过患者的诊断和作用时间显示疗效（Derry 等，2017）。

据报道，氯仿或乙醚悬浮液中的阿司匹林（优于其他非甾体抗炎药）的局部应用对 PHN 患者也有一定疗效（De Benedittis & Lorenzetti，1996）

（二）区域神经阻滞

区域神经和交感神经阻滞已被用于治疗神经病性疼痛，但大多数这些干预措施要么无效，要么短期有效。循证建议表明，大多数干预措施的证据是不确定的（Dworkin 等，2013）。对于治疗带状疱疹相关急性疼痛的硬膜外或椎旁局部麻醉／类固醇阻滞药，这可能对后遗神经痛预防作用。然而，不推荐使用交感神经阻滞来治疗带状疱疹后神经痛。同样，对于使用硬膜外类固醇注射来治疗神经根病的建议也较少。

然而，在急性情况下，即使是短暂的效果也是有用的，类似于姑息治疗（Vlassakov 等，2011）。因此，在手术或创伤后治疗急性局部神经病性疼痛时，应考虑使用区域神经阻滞，最好使用导管进行输注。此外，围术期的硬膜外镇痛疗法，而不是周围神经阻滞，可能对截肢后幻肢疼痛的发展有预防作用（von Plato 等，2018）。

（三）经皮电神经刺激

经皮电神经刺激（见第11章）的经验表明，这种简单、无害和无创方法可用于缓解疼痛，具有临床实用性。然而，尚无足够的数据支持它作为循证神经病性疼痛的方法（Mokhtari 等，2020）。

（四）截肢后疼痛综合征的治疗

一般来说，大多数原因引起的急性神经病性疼痛可以按照上述进行治疗。关于因脊髓损伤、烧伤和神经系统疾病引起的神经病性疼痛的一些具体评论在第14章中提到。然而，由于截肢后的疼痛很常见，下面将详细地介绍截肢后疼痛综合征的治疗。

残肢疼痛通常具有伤害性和炎症性起，需要使用多模式镇痛疗法。然而，如果它具有更多的神经病理特征，或者对这种疗法无反应，则应尝试急性神经病性疼痛的治疗选择。

幻肢疼痛的治疗选择也包括先前提到的一般急性神经病性疼痛的治疗方式。虽然证据有限，但有一些支持使用氯胺酮、阿片类药物、曲马多、加巴喷丁类药物和阿米替林（Schug等，2020）。急性幻肢痛还可以通过在预防性使用止吐药每日重复静脉输注、皮下注射或鼻内给药的方法使用鲑钙降钙素

（100～200IU）（Schug等，2020）进一步治疗。皮质重构的非药物治疗选择，如镜像治疗、感觉辨别训练和运动想象，可减少慢性幻肢疼痛。在截肢手术前实施预防性镇痛也是值得一试的。

要点

1. 急性神经性疼痛的患病率经常被低估，因此急性神经性疼痛的诊断和治疗不足。
2. 神经性疼痛的诊断是临床诊断，可以基于仔细的病史询问和基本的临床检查，寻找神经学的阳性和阴性体征。
3. 神经性疼痛的筛查工具，如DN4、LANSS和PainDetect，有助于确定患有神经性疼痛的患者。
4. 神经性疼痛的治疗更多地依赖于所谓的协助镇痛药，如抗抑郁药物和抗惊厥药物，而非经典的镇痛药。
5. 急性神经性疼痛需要使用快速起效的治疗方法，如氯胺酮、阿片类药物（特别是曲马多和他喷他多）以及加巴喷丁类药物。

参考文献

[1] Aim F, Klouche S, Frison A et al (2017) Efficacy of vitamin C in preventing complex regional pain syndrome after wrist fracture: a systematic review and meta-analysis. *Orthop Traumatol Surg Res* 103(3): 465–70.

[2] Aiyer R, Mehta N, Gungor S et al (2018) A systematic review of NMDA receptor antagonists for treatment of neuropathic pain in clinical practice. *Clin J Pain* 34(5): 450–67.

[3] Attal N, Bouhassira D & Ralf B (2018) Diagnosis and assessment of neuropathic pain through questionnaires. *Lancet Neurol* 17: 456–66.

[4] Baron R, Allegri M, Correa-Illanes G et al (2016) The 5% lidocaine-medicated plaster: its inclusion in international treatment guidelines for treating localized neuropathic pain, and clinical evidence supporting its use. *Pain Ther* 5(2): 149–69.

[5] Baron R, Binder A & Wasner G (2010) Neuropathic pain: diagnosis, pathophysiological mechanisms, and treatment. *Lancet Neurol* 9(8): 807–19.

[6] Birklein F & Schlereth T (2015) Complex regional pain syndrome-significant progress in understanding. *Pain* 156 (Suppl 1): S94–S103.

[7] Casale R & Mattia C (2014) Building a diagnostic algorithm on localized neuropathic pain (LNP) and targeted topical treatment: focus on 5% lidocaine-medicated plaster. *Ther Clin Risk Manag* 10: 259–68.

[8] Clarke C, Lindsay DR, Pyati S et al (2013) Residual limb pain is not a diagnosis: a proposed algorithm to classify postamputation pain. *Clin J Pain* 29(6): 551–62.

[9] Colloca L, Ludman T, Bouhassira D et al (2017) Neuropathic pain. *Nat Rev Dis Primers* 3:17002.

[10] De Benedittis G & Lorenzetti A (1996) Topical aspirin/ diethyl ether mixture versus indomethacin and diclofenac/ diethyl ether mixtures for acute herpetic neuralgia and postherpetic neuralgia: a double-blind crossover placebo-controlled study. *Pain* 65(1): 45–51.

[11] Derry S & Moore RA (2012) Topical capsaicin (low concentration) for chronic neuropathic pain in adults. *Cochrane Database Syst Rev* 2012(9): CD010111.

[12] Derry S, Rice AS, Cole P et al (2017) Topical capsaicin (high concentration) for chronic neuropathic pain in adults. *Cochrane Database Syst Rev* 1: CD007393.

[13] Dworkin RH, O'Connor AB, Kent J et al (2013) Interventional management of neuropathic pain: NeuPSIG recommendations. *Pain* 154(11): 2249–61.

[14] Eisenberg E & Suzan E (2014) Drug combinations in the treatment of neuropathic pain. *Curr Pain Headache Rep*

18(12): 463.

[15] Finnerup NB, Attal N, Haroutounian S et al (2015) Pharmacotherapy for neuropathic pain in adults: a systematic review and meta-analysis. *Lancet Neurol* 14(2): 162–73.

[16] Hansson P, Baron R & Stubhaug A (2019) Acute neuropathic pain: equivalent or different to chronic neuropathic pain? A call for gathering of scientifically based information on acute neuropathic pain. *Pain* 160(11): 2413–14.

[17] Haroutiunian S, Nikolajsen L, Finnerup NB et al (2013) The neuropathic component in persistent postsurgical pain: a systematic literature review. *Pain* 154(1): 95–102.

[18] Hsu E & Cohen SP (2013) Postamputation pain: epidemiology, mechanisms, and treatment. *J Pain Res* 6: 121–136.

[19] IASP *IASP Terminology*. https://www.iasp-pain.org/terminology Accessed March 2020.

[20] Janig W & Baron R (2003) Complex regional pain syndrome: mystery explained? *Lancet Neurol* 2(11): 687–97.

[21] Kvarnstrom A, Karlsten R, Quiding H et al (2004) The analgesic effect of intravenous ketamine and lidocaine on pain after spinal cord injury. *Acta Anaesthesiol Scand* 48(4): 498–506.

[22] Larbig W, Andoh J, Huse E et al (2019) Pre- and postoperative predictors of phantom limb pain. *Neurosci Lett* 702: 44–50.

[23] Liu F & Yuan H (2014) Role of glia in neuropathic pain. *Front Biosci (Landmark Ed)* 19:798–807.

[24] Mokhtari T, Ren Q, Li N et al (2020) Transcutaneous electrical nerve stimulation in relieving neuropathic pain: basic mechanisms and clinical applications. *Curr Pain Headache Rep* 24(4): 14.

[25] Naleschinski D & Baron R (2010) Complex regional pain syndrome type I: neuropathic or not? *Curr Pain Headache Rep* 14(3): 196–202.

[26] Saab CY (2012) Pain-related changes in the brain: diagnostic and therapeutic potentials. *Trends Neurosci* 35(10): 629–37.

[27] Schnabel A (2018) Acute neuropathic pain and the transition to chronic postsurgical pain. *Pain Manag* 8(5): 317–19.

[28] Schug SA, Palmer GM, Scott DA et al (2020) *Acute Pain Management Scientific Evidence*. Melbourne, Australian and New Zealand College of Anaesthetists and Faculty of Pain Medicine. https://www.anzca.edu.au/safety-advocacy/advocacy/college-publications Accessed December 2020.

[29] Searle RD, Howell SJ & Bennett MI (2012) Diagnosing postoperative neuropathic pain: a Delphi survey. *Br J Anaesth* 109(2): 240–44.

[30] Sommer C, Klose P, Welsch P et al (2020) Opioids for chronic non-cancer neuropathic pain. An updated systematic review and meta-analysis of efficacy, tolerability and safety in randomized placebo-controlled studies of at least 4 weeks duration. *Eur J Pain* 24(1): 3–18.

[31] Stanton-Hicks MD (2019) CRPS: what's in a name? Taxonomy, epidemiology, neurologic, immune and autoimmune considerations. *Reg Anesth Pain Med* 44(3): 376–87.

[32] Teasell RW, Mehta S, Aubut JA et al (2010) A systematic review of pharmacologic treatments of pain after spinal cord injury. *Arch Phys Med Rehabil* 91(5): 816–31.

[33] Vlassakov KV, Narang S & Kissin I (2011) Local anesthetic blockade of peripheral nerves for treatment of neuralgias: systematic analysis. *Anesth Analg* 112(6): 1487–93.

[34] von Plato H, Kontinen V & Hamunen K (2018) Efficacy and safety of epidural, continuous perineural infusion and adjuvant analgesics for acute postoperative pain after major limb amputation – a systematic review. *Scand J Pain* 18(1): 3–17.

[35] WATAG (2013) *Advisory Note: Guidelines for the treatment of neuropathic pain*. https://ww2.health.wa.gov.au/–/media/Files/Corporate/general-documents/WATAG/Neuropathic-Pain-Guidelines.pdf Accessed 16 February 2014.

[36] Woodhouse A (2005) Phantom limb sensation. *Clin Exp Pharmacol Physiol* 32(1–2):132–34.

第 13 章　慢性后急性疼痛
Chronic Postacute Pain

手术、外伤或某些急性内科疾病（如带状疱疹转化为后遗神经痛）所引起的急性疼痛转变而成的慢性疼痛是一个被低估的问题，对患者的医疗成本和社会都有重要的长期影响（Steyaert 和 De Kock，2012）。

在最新版本的《国际疾病分类》（ICD-11）中增加了"慢性手术后和创伤后疼痛"作为一个诊断类别（Schug 等，2019）。它被定义为手术或创伤后在手术/外伤区域发生或加剧的疼痛，在愈合过程之后持续（至少 3 个月），并且不能通过其他原因（如感染、恶性肿瘤或既往存在的疼痛症状）解释。

急性疼痛转变为慢性疼痛的病理生理学与中枢敏化密切相关（见第 12 章"神经病理性疼痛的病理生理学"部分）（Richebe 等，2018）。这在术后数日内伤口痛敏增加与慢性术后疼痛（CPSP）的发生率相关中得到了证实。目前认为在组织损伤后出现过疼痛敏感是很常见的，可能有助于促进患部康复，但通常是自限性的。慢性疼痛的发展可能是这种正常生理反应的不良版本。此外，越来越多的证据表明在神经损伤后，躯体感觉皮层的重组和重映射对于幻肢痛和慢性区域疼痛综合征（CRPS）的发展起着促进作用。导致这些变化的潜在因素包括遗传和（或）心理社会易感性（Lavand'homme，2017）。

一、慢性手术后疼痛

尽管流行病学数据存在冲突，但总体观察

到 12 个月内中度至重度 CPSP 的发生率为 12%（表 13-1），其中 2% 的疼痛严重（≥6/10），发生率和严重程度取决于手术类型（Fletcher 等，2015）。

除手术类型（最有可能与神经损伤风险相关）外，还确定了其他预测 CPSP 的因素（表 13-2）（Schug & Bruce，2017；Schug 等，2020）。术前包括遗传因素、术前疼痛的持续时间和强度、心理易感性（如灾难思维）、术前焦虑、阿片类药物预处理、女性和年龄较小。术后，急性疼痛的严重程度似乎是最重要的预测因子—这是采用预防性镇痛技术的时机（见下文）。围术期的其他风险因素包括心理因素，包括抑郁、心理易感性、神经质和焦虑以及手术区域的放疗和化疗（Schug 等，2020）。

总的来说，在 30%～35% 的 CPSP 患者中，疼痛存在神经病理学成分，其发生率与疼痛严重程度增加相关（当疼痛中度时发生率为35%，当疼痛严重时为57%）（Fletcher 等，2015；Lavand'homme，2017），并根据手术类型而异，例如，在 CPSP 患者中，（Haroutiunian 等，2013）。全髋或膝关节置换术后神经病理性疼痛的发生率分别为 6%、31%、66% 和 68%，在腹股沟疝修补术、胸部手术和乳房手术后也不同。功能障碍也与 CPSP 的严重程度相关，尤其是当该疼痛具有神经性成分时（Fletcher 等，2015；Lavand' homme，2017）。

表 13-1　慢性手术后疼痛的发生率

手术类型	任何 CPSP（%）	严重 CPSP（%）	神经病理性疼痛（比例）*
腹部手术（脏器）	17%～21%	未报告	未报告
截肢	30%～85%	5%～10%	80%
剖腹产	6%～55%	5%～10%	50%
胆囊切除术	3%～50%	未报告	未报告
颅骨切开术	7%～30%	25%	未报告
牙科手术	5%～13%	未报告	未报告
髋关节置换术	27%	6%	1%～2%
腹股沟疝修复	5%～63%	2%～4%	80%
膝关节置换术	13%～44%	15%	6%
黑色素瘤切除术	9%	未报告	未报告
乳房切除术	11%～57%	5%～10%	65%
胸骨切开术（CABG）	30%～50%	4%～28%	未报告
胸腔切开术	5%～65%	10%	45%
输精管结扎术	0%～37%	未报告	未报告

经 Schug et al（2020）许可转载
https://www.anzca.edu.au/safety-advocacy/advocacy/college-publications 访问于 2020 年 12 月
注意：报道的发生率因研究而异
CABG. 冠状动脉旁路移植
*. 在大多数研究中通过筛查问卷进行评估

二、慢性创伤后疼痛

慢性创伤后疼痛可能发生在各种伤害后，其发病率在 46%～85%（Schug 等，2019）。易发生慢性疼痛的常见伤害包括烧伤（18%～52% 的发病率）以及周围和中枢神经系统损伤（如臂丛神经或脊髓损伤）（Schug 等，2019）。

与 CPSP 一样，各种研究表明，女性、灾难化、抑郁、焦虑、一般心理困扰和赔偿要求是与肌肉骨骼创伤后慢性创伤后疼痛和残疾程度相关的一些因素（Vranceanu 等，2014；Archer 等，2015；Daoust 等，2018；Gopinath 等，2019）。接受肌肉骨骼创伤后约 1/3 的患者会发展为中度至重度的慢性创伤后神经性疼痛，其中焦虑和创伤后应激障碍是其预测因素（Rosenbloom 等，2016）。

三、预防策略

近年来，人们对降低急性疼痛向慢性疼痛转化的风险或至少减轻慢性疼痛的严重程度的策略感兴趣。因此，已经研究了一些预防性镇痛策略，其中旨在预防周围和中枢敏化，因此可能降低疼痛向慢性疼痛的进展风险。预防性和先期干预常常混淆，但它们并不同。研究先期镇痛比较在干预（如手术切口）之前

表 13-2　慢性手术后疼痛的风险因素

术前因素	• 疼痛，持续时间>1个月，程度为中至重度 • 反复手术 • 心理脆弱（如过度担忧） • 术前焦虑 • 女性 • 年龄较小（成年人） • 工伤赔偿 • 遗传易感性 • 无效的弥散性伤害抑制控制 • 阿片类药物使用（特别是无效的情况下）
术中因素	• 手术方法会损伤神经
术后因素	• 疼痛（急性、中度到严重和亚急性） • 区域放射治疗 • 神经毒性化疗 • 抑郁症 • 心理脆弱性 • 神经质 • 焦虑 • 疼痛和焦虑轨迹

经 Schug et al（2020）许可转载

或之后（Rosero & Joshi，2014）给予减轻疼痛的药物或技术的效果。这个概念基于动物的研究发现，支持先期镇痛的概念，但在人类研究中并未得到一致证明。其中原因很多，但最重要的是这个概念忽略了术后炎症和周围敏化这两个过程，在手术后还会继续产生疼痛，并且单一的先期镇痛干预措施无法覆盖这些过程（Rosero & Joshi，2014）。在术后疼痛的临床研究中，只有硬膜外镇痛（切口前开始优于切口后）和对乙酰氨基酚（术前静脉注射比术后注射减轻术后疼痛、减少了阿片类药物需求、恶心和呕吐）表现出真正的先期结果效应，但这并没有影响 CPSP 的发展（Schug 等，2020）。

因此，目前的关注点不再放在镇痛治疗的时间上，而是放在预防性镇痛策略上，该策略旨在预防周围和中枢敏化，因此可能降低疼痛向慢性疼痛的进展风险。预防性干预措施的效果超过了药物使用的预期持续时间，通常定义为该药物的 5.5 半衰期（Katz 等，2011）。

由于 N-甲基-D-天门冬氨酸（NMDA）受体的激活是中枢敏化的关键环节，因此 NMDA 受体拮抗药，特别是氯胺酮，一直备受关注。氯胺酮可能具有预防 CPSP 的作用，并且在围术期使用（Chaparro 等，2013；McNicol 等，2014）。在随后的网络 Meta 分析中，研究了一些药物对 CPSP 发展的影响，其中氯胺酮疗效最高（Ning 等，2018）。围术期使用区域麻醉和镇痛越来越受到支持，因为它可以减少一些手术后的 CPSP 发生率。具有显著预防效果的技术包括胸部手术中的硬膜外镇痛、乳腺癌手术中的椎旁阻滞以及剖腹产中的各种区域技术（Weinstein 等，2018）。甚至简单的局部麻醉浸润也可能是有益的，如在乳腺癌手术和髂嵴骨移植手术中（Schug 等，2020）。在下肢截肢后，已经证明硬膜外镇痛可以降低严重的幻肢疼痛发生率（von Plato 等，2018）。

其他外周神经阻滞，包括坐骨神经置管术（或"保留"导管），在减轻幻肢疼痛方面的益处没有很多证据，尽管它们提供了极好的术后镇痛。全身利多卡因输注还被证明可以减少 CPSP 的发生率，特别是在乳腺切除术后（Bailey 等，2018）。

尽管术前加巴喷丁类药物在减少转变为持续性手术后疼痛综合征（CPSP）的风险方面的潜在预防效果已被证明无效（Chaparro 等，2013；Martinez 等，2017），但对于神经病理性 CPSP 可能存在预防效果（Martinez 等，

2017）。手术方法的变化和避免重复或不必要的手术也可能有益。最小侵入或最小化神经损伤的技术可以降低 CPSP 的风险，如腹腔镜手术与开放手术。对于手术或受伤后被认为有神经病理性疼痛风险较高的患者，在出现任何神经病理性疼痛的临床特征之前进行治疗可能是有意义的。

四、识别和管理

尽管表 13-2 中列出的风险因素仍然是预测 CPSP 的最佳指标，但在术后早期阶段可能会有迹象表明特定患者更容易发展成 CPSP，尤其是神经病理性成分的慢性术后神经病理性疼痛（CPSNP）。如果是这种情况，CPSP 往往更严重。早期识别高风险的患者意味着可以开始早期治疗，或者至少在出院后更密切地监测患者并在需要时转诊到专科疼痛门诊。

在手术后的前几天使用"疼痛轨迹"（将疼痛评分绘制在时间轴上）可以识别出急性疼痛缓解不如预期的患者（疼痛分数通常会逐渐降低）。术后前几天的疼痛强度和缓解程度是预测 CPSP 和 CPSNP 的指标（Althaus 等，2014；Lavand' homme 等，2014）。

例如，在一项研究中，58% 的全膝关节置换术患者在术后 3 个月时报道 CPSP，与那些 3 个月时无疼痛的患者相比，在术后前 8 天行动时疼痛分数更高（Lavand'homme 等，2014）。在有 CPSP 的患者中，术后第 1 周疼痛轨迹上

升预示着 CPSNP 的发展。

如果患者术后的疼痛没有减轻，并且没有其他原因（如手术并发症、心理困扰），则应怀疑急性神经性疼痛。在术后早期期间出现急性神经性疼痛的患者，不出所料地，也更容易发展成 CPSNP（Beloeil 等，2017）。在术后早期识别出急性神经性疼痛可能允许开始适当的治疗，并根据需要转诊到专科疼痛服务（见第 12 章）。

虽然迄今的证据与 CPSP 和 CPSNP 有关，但早期识别神经病理元素的创伤性慢性疼痛风险可能具有相同的益处。

要点

1. 在手术和创伤后出现急性疼痛，特别是涉及神经损伤时，发展成为慢性疼痛的风险被低估了。
2. 慢性手术后和创伤后的疼痛可能很严重，对受影响患者的生活质量和功能有显著影响，并带来重要的经济影响。
3. 慢性手术后和创伤后疼痛的发生风险因素不仅包括焦虑、疼痛灾难化、抑郁、心理易感性和压力，还包括术前慢性疼痛、术后急性疼痛和术中的神经损伤的严重程度。
4. 预防性镇痛旨在降低慢性手术后疼痛的发生率，有希望的方法包括术中使用氯胺酮、区域麻醉技术（硬膜外、周围神经阻滞、局部渗透）、系统性利多卡因输注以及可能的针对慢性手术后神经病理性疼痛的加巴喷丁类药物。
5. 在术后早期识别可能面临发展为慢性手术后 / 创伤后疼痛（基于疼痛轨迹和急性神经性疼痛的诊断）的患者，可以允许适当的早期干预和治疗。

参考文献

[1] Althaus A, Arránz Becker O & Neugebauer E (2014) Distinguishing between pain intensity and pain resolution: using acute post-surgical pain trajectories to predict chronic post-surgical pain. *Eur J Pain* 18(4): 513–21.

[2] Archer KR, Abraham CM & Obremskey WT (2015) Psychosocial factors predict pain and physical health

after lower extremity trauma. *Clin Orthop Relat Res* 473(11):3519–26.

[3] Bailey M, Corcoran T, Schug S et al (2018) Perioperative lidocaine infusions for the prevention of chronic postsurgical pain: a systematic review and meta-analysis of efficacy and safety. *Pain* 159(9): 1696–704.

[4] Beloeil H, Sion B, Rousseau C et al (2017) Early postoperative neuropathic pain assessed by the DN4 score predicts an increased risk of persistent postsurgical neuropathic pain. *Eur J Anaesthesiol* 34(10): 652–57.

[5] Chaparro LE, Smith SA, Moore RA et al (2013) Pharmacotherapy for the prevention of chronic pain after surgery in adults. *Cochrane Database Syst Rev* 7: CD008307.

[6] Daoust R, Paquet J, Moore L et al (2018) Early factors associated with the development of chronic pain in trauma patients. *Pain Res Manag* 2018: 7203218.

[7] Fletcher D, Stamer UM, Pogatzki-Zahn E et al (2015) Chronic postsurgical pain in Europe: an observational study. *Eur J Anaesthesiol* 32(10): 725–34.

[8] Gopinath B, Jagnoor J, Kifley A et al (2019) Differential predictors of pain severity over 12 months following noncatastrophic injury sustained in a road traffic crash. *J Pain* 20(6): 676–84.

[9] Haroutiunian S, Nikolajsen L, Finnerup NB et al (2013) The neuropathic component in persistent postsurgical pain: a systematic literature review. *Pain* 154(1): 95–102.

[10] Katz J, Clarke H & Seltzer Z (2011) Review article: preventive analgesia: quo vadimus? *Anesth Analg* 113(5): 1242–53.

[11] Lavand'homme P (2017) Transition from acute to chronic pain after surgery. *Pain* 158(Suppl 1): S50–S54.

[12] Lavand'homme PM, Grosu I, France MN et al (2014) Pain trajectories identify patients at risk of persistent pain after knee arthroplasty: an observational study. *Clin Orthop Relat Res* 472(5): 1409–15.

[13] Martinez V, Pichard X & Fletcher D (2017) Perioperative pregabalin administration does not prevent chronic postoperative pain: systematic review with a meta-analysis of randomized trials. *Pain* 158(5): 775–83.

[14] McNicol ED, Schumann R & Haroutounian S (2014) A systematic review and meta-analysis of ketamine for the prevention of persistent post-surgical pain. *Acta Anaesthesiol Scand* 58(10): 1199–213.

[15] Ning J, Luo J, Meng Z et al (2018) The efficacy and safety of first-line therapies for preventing chronic post-surgical pain: a network meta-analysis. *Oncotarget* 9(62):32081–95.

[16] Richebe P, Capdevila X & Rivat C (2018) Persistent postsurgical pain: pathophysiology and preventative pharmacologic considerations. *Anesthesiology* 129(3): 590–607.

[17] Rosenbloom BN, Katz J, Chin KY et al (2016) Predicting pain outcomes after traumatic musculoskeletal injury. *Pain* 157(8): 1733–43.

[18] Rosero EB & Joshi GP (2014) Preemptive, preventive, multimodal analgesia: what do they really mean? *Plast Reconstr Surg* 134(4 Suppl 2): 85S–93S.

[19] Schug SA & Bruce J (2017) Risk stratification for the development of chronic postsurgical pain. *Pain Rep* 2(6): e627.

[20] Schug SA, Lavand'homme P, Barke A et al (2019) The IASP classification of chronic pain for ICD-11: chronic postsurgical or posttraumatic pain. *Pain* 160(1): 45–52.

[21] Schug SA, Palmer GM, Scott DA et al (2020) *Acute Pain Management Scientific Evidence*, 5th edn. Melbourne, Australian and New Zealand College of Anaesthetists and Faculty of Pain Medicine. https://ww2.health.wa.gov.au/-/media/Files/Corporate/generaldocuments/WATAG/Neuropathic-Pain-Guidelines.pdf. Accessed December 2020.

[22] Steyaert A & De Kock M (2012) Chronic postsurgical pain. *Curr Opin Anaesthesiol* 25(5):584–88.

[23] von Plato H, Kontinen V & Hamunen K (2018) Efficacy and safety of epidural, continuous perineural infusion and adjuvant analgesics for acute postoperative pain after major limb amputation – a systematic review. *Scand J Pain* 18(1): 3–17.

[24] Vranceanu AM, Bachoura A, Weening A et al (2014) Psychological factors predict disability and pain intensity after skeletal trauma. *J Bone Joint Surg Am* 96(3): e20.

[25] Weinstein EJ, Levene JL, Cohen MS et al (2018) Local anaesthetics and regional anaesthesia versus conventional analgesia for preventing persistent postoperative pain in adults and children. *Cochrane Database Syst Rev* 6(6): Cd007105.

第 14 章　非手术性急性疼痛
Nonsurgical Acute Pain

在过去的几年中，急性疼痛管理方面的许多重大进展都源于对手术后疼痛缓解的重点研究。尽管急性疼痛有许多其他原因，但由此研究总结出来的该领域的一般管理原则都是一样的，与疼痛原因无关。

本章主要介绍非手术性急性疼痛的一些原因，以及在急性疼痛患者管理方面的一些具体问题。这些情况中许多都存在伤害性和神经性疼痛，需要综合的治疗策略（见第 12 章）。此外，在这些疾病的急性期，控制疼痛的最佳方法往往缺乏具体有力证据，因此只能致力于寻找一般控制策略。

一、烧伤

烧伤患者的疼痛通常包含多种原因，他们可能有不同程度的持续性背景疼痛和突发疼痛，比如在移动或咳嗽时，还会反复接受多次漫长的治疗程序（如长时间换药和定期物理治疗）。此外，这种疼痛通常是一种伴有伤害性和神经性混合成分的混合疼痛（当皮肤神经受损或暴露时）（Morgan 等，2018）。

高达 50% 或更多的人可能会继续发展为慢性疼痛。那些患有慢性疼痛的人可能会有更严重的抑郁和创伤后应激症状（Schug 等，2020）。

需要不同策略来有效管理烧伤患者急性治疗阶段经历的疼痛的不同方面，包括应用由多学科团队提供的药理学和非药理学治疗，以及应对许多患者出现的混合伤害性和神经性疼痛。

（一）药理

1. 初始疼痛的缓解

在烧伤的初始阶段，通常需要使用静脉注射阿片类药物治疗疼痛，除非烧伤面积相对较小。对于血容量低的患者，间歇皮下注射或肌内注射阿片类药物的吸收可能不可靠。同时，关于大损伤后导致的胃排空延迟会使口服阿片类镇痛药的使用受到限制，特别是在第一次使用时。一些简单的措施，如冷却、覆盖和固定烧伤区域，也有助于疼痛管理（Schug 等，2020）。

2. "背景"镇痛

在背景镇痛方面，如果无禁忌证，则建议患者服用对乙酰氨基酚（扑热息痛）。然而，常规使用非选择性非甾体抗炎药（nsNSAID）可能并不合适，无论是在烧伤的初始阶段（如果患者血容量低则会使肾脏并发症风险增加），还是在准备手术前（因为它们可能增加出血的风险）。选择性 COX-2 非甾体抗炎药（Coxibs）可能更适用，因为它们对血小板功能没有显著影响，并且还可能会进一步限制此类患者中常见的应激性胃肠道溃疡的风险。

作为多模式镇痛方案的一部分，肠外阿片类药物给药可在患者感到舒适时持续进行，如使用患者自控镇痛（PCA）。对于轻度或已经接受了较严重疼痛处理的患者，口服阿片类镇痛药可能足以控制疼痛。如前所述，烧伤疼痛通常具有伤害性和神经性成分。此外，重复的操作（如额外手术和多次换药）会使中枢敏感化和痛觉过敏。因此，抗痛觉过敏和抗神经性药物可作为烧伤损伤疼痛多模式镇痛的重要组成部分（Schug 等，2020）。

氯胺酮已被证明可以缓解疼痛和减少痛觉过敏，普瑞巴林和加巴喷丁可改善背景疼痛、程序性疼痛和神经性疼痛（Schug 等，2020）。三环类抗抑郁药（TCA）作为夜间苯二氮䓬类药物的替代品，可改善睡眠模式和治疗神经性疼痛管理。

随着烧伤愈合，患者可能经历强烈和令人痛苦的瘙痒。除了在伤口中释放组胺外，部分潜在的病理生理学可能与神经性疼痛相似，尤其是在愈合后期（Goutos，2013）。因此，加巴喷丁或普瑞巴林可对标准抗组胺药无效的患者有效（Goutos，2013）。

在严重烧伤损伤的后期，可通过缓释口服阿片类药物（特别是非典型阿片类药物，如曲马多或他喷他多）或美沙酮进行镇痛（通常在急性或慢性疼痛专家的监督下），以及通过速释阿片类药物治疗突发疼痛（如与物理治疗或轻微换药有关）。

3. 手术性镇痛

对于许多患者而言，换药或物理治疗引起的反复的手术性疼痛可能非常令人痛苦。一些患者会经历明显的预期性和手术性相关的焦虑。因此，虽然苯二氮䓬类药物不是镇痛药，但通过明智的使用可以改善疼痛缓解效果（Morgan 等，2018；Schug 等，2020）。

阿片类药物在诸如烧伤换药等过程中仍是镇痛的重要组成部分。如果使用静脉 PCA，一些患者可能会受益于起效更快的阿片类药物，如芬太尼或阿芬太尼（Schug 等，2020）。

如果使用 PCA 阿片类药物，在此期间需要更高推注剂量并不罕见，即使只是在临时的

围术期，这样，患者就可以更容易地将他们对阿片类药物需求与不可避免增加的疼痛相匹配。手术结束后应密切观察患者，阿片类药物引起的通气功能障碍有时可能随着疼痛刺激的减少而发生。如果在手术过程中使用镇静药（如咪达唑仑），则更可能发生这种情况。

如果没有可用的静脉给药途径，可以通过鼻内给予芬太尼，因为它的起效速度几乎和芬太尼静脉给药一样快（见第 7 章）。如果要用小剂量达到足够的镇痛效果，可能需要浓缩形式的芬太尼。如果在换药等干预措施之前给予口服或皮下注射 / 肌内注射类阿片类药物，则应给予足够的时间（如 45～60min）使其发挥作用。

氯胺酮（见第 6 章），以低剂量输注或间歇性大剂量给予，是烧伤换药过程中经常使用的辅助药物。一些中心也使用氯胺酮和咪达唑仑的混合物。据报道，联合应用 10mg/ml 氯胺酮和 0.5mg/ml 的咪达唑仑的 PCA 可以很好地缓解疼痛，但即使使用了咪达唑仑，仍有 25% 的患者出现幻觉（MacPherson 等，2008）。舌下含服氯胺酮也可有效，可按需服用 25～50mg 的氯胺酮片或 10～20mg 的氯胺酮安瓿溶液。

一氧化二氮通常用于缓解烧伤换药过程中的疼痛，对某些患者可能非常有效，但应注意尽量减少一氧化二氮中毒的风险。特别是对于长期反复使用（见第 6 章）。通过专用的一次性吸入器给予甲氧基氟烷（见第 6 章）也可用于手术性疼痛的处理。

区域止痛技术已被用于治疗烧伤疼痛，但其使用受到限制，部分原因是担心感，也因为其缓解疼痛所需的时间比较长。

（二）非药物治疗

受伤后，立即采取简单措施，如冷却

和覆盖烧伤部位、固定受伤肢体，以减轻疼痛。在治疗手术性疼痛方面，其他已成功使用的技术包括催眠、分散注意力、虚拟现实系统、音乐以及其他减压策略（见第 8 章）（Luo 等，2019；Provençal 等，2018；Scheffler 等，2018；Schug 等，2020）。对某些患者而言，正式的心理干预非常重要。

二、脊髓损伤

脊髓损伤引起的急性疼痛也可能是伤害性疼痛（包括肌肉骨骼或内脏方面）和神经性疼痛的混合痛（Siddall & Middleton，2015）。

伤害性疼痛不仅在肌肉骨骼损伤时或术后发生，康复阶段（如肌肉痉挛、姿势异常、过度使用综合征）也常见其发生。同时，内脏疼痛（如便秘）也可能发生（Siddall & Middleton，2015；Schug 等，2020）。

与脊髓损伤有关的神经性疼痛可以分为"水平级别"和"下水平级别"（Siddall & Middleton，2015），可能在损伤后的早期或恢复期和康复阶段的后期报告。水平疼痛由脊髓或神经根损伤引起，并在早期表现为损伤水平和（或）以下 3 个皮节内的带状疼痛。下水平疼痛源于脊髓损伤，可从损伤水平延伸至下 3 个皮节内或以上，通常更严重，患者可能会有数月或数年的延迟发病。与其他神经性疼痛患者一样，脊髓损伤患者可能会报告烧灼感、麻刺感、枪击样刺痛、"针刺"或感觉迟钝（不愉快和异常的感觉），同时还可能出现触痛和痛觉过敏。

急性脊髓损伤疼痛的处理

目前尚无具体证据指导脊髓损伤患者急性伤害性疼痛或神经性疼痛的治疗。对于伤害性疼痛的治疗，与其他患者一样，包括简单的镇痛药和阿片类药物。但这些患者出现胃溃疡的风险增加（在高位脊髓损伤患者中，胃溃疡的症状可能被掩盖），因此应谨慎使用 nsNSAID（Siddall & Middleton，2015）。 而 Coxibs 对血小板功能无显著影响，且可与质子泵抑制药联合使用，以进一步降低胃溃疡发生的风险，因此可能更合适。如果需要治疗肌肉痉挛，则巴氯芬优于苯二氮䓬类药物（Siddall & Middleton，2015）。

针对急性神经性疼痛的管理包括脊髓损伤后的疼痛，在现有的证据有限的情况下，其治疗必须基于管理一般慢性神经性疼痛的策略（Schug 等，2020）。加巴喷丁类药物（普瑞巴林和加巴喷丁）和抗抑郁药（5- 羟色胺去甲肾上腺素再摄取抑制药）在常用的抗神经性药物中（见第 6 章和第 12 章）已被证明是有效的，曲马多、氯胺酮和利多卡因（如有需要）也可以使用（Kim 等，2013；Siddall & Middleton，2015；Schug 等，2020）。一个仅有 3 例患者的非常小的病例系列显示，应用降钙素后，脊髓损伤后急性神经性疼痛得到改善，镇痛需求减少（Humble，2011）。

胃瘀滞可能发生在脊髓损伤的急性期，这可能会限制口服药物的使用，需要等到胃排空恢复正常。

不足为奇的是，与任何能显著改变生活的损伤或疾病一样，脊髓损伤引起的急性和慢性疼痛患者的疼痛体验可能受到各种情绪、行为和社会因素的影响（Tran 等，2016）。例如，焦虑和抑郁等情绪障碍可能与更严重的疼痛相关（Tran 等，2016）。反过来，疼痛可能会影响身体功能、情绪和生活质量，从长远来看，还会影响工作和社会活动的参与（Siddall & Middleton，2015）。因此，在受伤后的早期阶段，可能就需要适当的多学科投入，包括心理和社会支持。

三、肋骨骨折

大约 10% 的多发创伤患者会发生肋骨骨折（Witt 和 Bulger，2017）。除了同时受到其他任何损伤（如脊柱、头部或四肢）的威胁外，这些患者还面临与肋骨骨折相关的并发症风险，包括肺炎、肺挫伤、肺积液、肺不张和对基础器官（如心脏、肺、肝、脾）的损害（Witt & Bulger，2017）。老年患者、三处或以上肋骨骨折、连枷胸、既往有心肺疾病以及在伤前使用抗凝药物是导致并发症和死亡率增长的危险因素（Battle 等，2012；Battle 等，2013）。为预防这些并发症的发生，需要主动、积极、有效的镇痛和物理治疗预期可能出现的并发症，而不是等待并发症发生后再进行治疗。

与疼痛相关的处理

对于肋骨骨折患者，应采取多模式镇痛方法（Schug 等，2020），包括输注氯胺酮，除非某些药物存在禁忌证（例如，非甾体抗炎药不能用于血流动力学不稳定或有出血风险的患者）。然而，对于疼痛较为严重的患者，过度依赖阿片类镇痛作为多模式镇痛的关键组成部分可能会导致有些患者出现问题。有些患者在休息时疼痛较轻，但在移动或咳嗽时疼痛剧烈。如果给予足够的阿片类药物以有效地掩盖偶发疼痛，那么当偶发疼痛在运动停止后迅速消退时，就有过度使用阿片类药物的风险。这一点需要特别关注老年患者。对于肋骨骨折患者来说，硬膜外镇痛和其他区域镇痛的效果比全身阿片类药物镇痛更好（Peek 等，2019）。然而，指出目前缺乏高质量的证据表明这些方法能够降低骨折并发症或死亡风险（Witt 和 Bulger，2017；Schug 等，2020）。虽然缺乏数据，

但在临床实践中并不妨碍使用，因为这些方法在某些患者中可能是有益的（Witt 和 Bulger，2017）。

对于多发性肋骨骨折，包括合并胸椎损伤的患者，硬膜外和椎旁镇痛可能会有多种禁忌证，包括合并胸椎损伤和已经存在的潜在血流动力学不稳定的患者（有硬膜外麻醉相关的低血压风险）（Witt 和 Bulger，2017；Thiruvenkatarajan 等，2018）。因此，使用浅表的筋膜间平面阻滞，如竖脊肌和前锯肌前平面阻滞（通过反复大剂量局麻药或持续导管输注），可能是一个更好的解决方案（Thiruvenkatarajan 等，2018）。与竖脊肌阻滞不同，使用前锯肌阻滞不能很好地缓解肋骨骨折后侧疼痛。此外，与硬膜外阻滞和椎旁阻滞不同，伤前使用抗凝药与浅筋膜间平面阻滞并不完全矛盾，见第 10 章。一些中心采取手术固定多处肋骨骨折（Schug 等，2020）。

四、腹痛

（一）肾绞痛和胆绞痛

阿片类药物和非甾体抗炎药是治疗肾绞痛和胆道绞痛的有效镇痛药物（Schug 等，2020）。对于肾绞痛患者，在疗效和安全性方面，非甾体抗炎药可能优于阿片类药物，特别是在静脉或肌肉注射时（Pathan 等，2018；Gu 等，2019）。然而，非甾体抗炎药和阿片类药物似乎同样有效，可用于缓解胆绞痛引起的疼痛（Fraquelli 等，2016）。一个常见的误解是哌替啶是治疗肾绞痛或胆道绞痛的首选阿片类药物。然而，没有证据支持这一观点。

抗胆碱能解痉药物（如丁溴东莨菪碱）似乎没有额外的好处，而氯胺酮可能有益（Schug 等，2020）。

（二）胰腺炎

慢性胰腺炎相关的疼痛具有明显的神经病变成分，组织学研究显示胰腺内神经受到炎症和损伤（High & McIlwrath，2013）。

虽然目前没有关于急性胰腺炎疼痛管理的具体信息，但将其视为混合性疼痛来治疗似乎是合理的，例如，将氯胺酮、加巴喷丁类化合物以及 TCA 添加到阿片类药物和简单的镇痛剂方案中，对于由于疼痛而导致呼吸功能受损的重症患者，胸段硬膜外镇痛已被证明是有效的（Sadowski 等，2015）。

如果患者表现为复发性疼痛，并认为是由胰腺炎引起的，则需要区分急性胰腺炎（经由生化分析或影像学证实）和慢性胰腺炎引起的疼痛。当诊断为急性胰腺炎时，急性伤害性刺激可以得到证实时，阿片类药物是治疗疼痛最好的选择。

五、其他具体条件

（一）带状疱疹

带状疱疹（HZ）是由水痘带状疱疹（水痘）病毒重新激活引起的，这种病毒在原发性感染后可以潜伏在背根和脑神经神经节，并通常在儿童时期感染。当该病毒被重新激活时，它会沿着感觉神经传播，感染上皮细胞，引起感觉神经供应的皮肤上的疼痛和水疱状皮疹。在 HZ 的急性期和水疱性病变结痂之前，患者具有传染性，可以将病毒传播给尚未患水痘的人（John & Canaday，2017）。

感染的神经节内的细胞也会出现炎症。由此产生的疼痛是由急性伤害性疼痛和神经性疼痛混合而成。它可能出现在皮疹之前，伴随皮疹一起出现，或在皮疹出现后被注意到。此后，患者可能会出现带状疱疹后神经痛（PHN），这是一种慢性神经性疼痛。

HZ 的主要危险因素是年龄增长，根据估计，85 岁时患 HZ 的终身风险为 50%，其他危险因素包括免疫抑制、糖尿病、女性、遗传易感性、创伤和心理压力（John & Canaday，2017）。PHN 的风险通常被定义为皮疹发作 3 月后仍然存在的疼痛，会随着年龄、急性疼痛的严重程度、皮疹的范围、免疫抑制以及涉及眼睛的 HZ 而增加：高达 50% 的 85 岁以上的患者将继续发展成 PHN（John & Canaday，2017）。

对于所有急性 HZ 患者，应该考虑使用抗病毒药物（伐昔洛韦或泛昔洛韦优于阿昔洛韦），特别是那些年龄超过 50 岁、患有严重疾病、免疫功能不全或三叉神经受损伤（包括涉及眼睛的 HZ）的患者。这些药物可以加速囊泡的愈合，减少病毒脱落（传染性），并减轻急性疼痛的严重程度，但不能显著降低 PHN 的风险（Schug 等，2020）。建议在皮疹出现后 72h 内开始治疗，但在某些情况下，在此之后仍可能需要开始治疗（John & Canaday，2017）。

疼痛管理策略旨在治疗伤害性和急性神经性疼痛，可能需要使用对乙酰氨基酚和非甾体抗炎药缓解轻度疼痛，但其他患者可能需要曲马多或阿片类药物（John，2017；Schug 等，2020）。在第 12 章中对急性神经性疼痛的处理进行了总结，但已推荐使用加巴喷丁类药物（如加巴喷丁、普瑞巴林）、TCA 和利多卡因贴剂（仅适用于完整皮肤）去治疗 HZ 相关疼痛（John & Canaday，2017；Schug 等，2020）。氯胺酮无论是输注还是舌下给药都可能有效。皮质类固醇与抗病毒药物联合使用可减轻急性疼痛并加速皮损的愈合，但应谨慎使用（Schug 等，2020）。在急性 HZ 期间给予皮质类固醇不会减少 PHN 的发生率或持续时间

（John & Canaday，2017；Schug 等，2020）。

硬膜外、椎旁或交感局麻药 / 类固醇阻滞可能对 HZ 相关疼痛有效（Schug 等，2020）。然而，证据并不充分，因此它们往往被视为在急性 HZ 疼痛不缓解时的后继药物（John & Canaday，2017）。带状疱疹疫苗是最佳的急性 HZ 预防方法，因此也可预防 PHN 的风险，建议年龄较大的免疫能力正常的人接种（John & Canaday，2017）。有证据表明，早期使用阿米替林可能降低 PHN 的风险（Schug 等，2020），但总体而言，大多数其他预防策略的有效性有限。

（二）血液病

镰状细胞病（sickle cell disease，SCD）和血友病是两种遗传性血液病，均可导致严重急性疼痛发作。这种反复发作的疼痛不可避免，会给患者带来严重的身体、心理和社会后果。综合管理方案应包括所有涉及患者的护理和疼痛专家需求。每位需要重复入院的患者都应由他们的医疗保健提供者和患者商定并保存在医疗记录中的个人管理计划，这对于患者的管理具有很大的价值（Brandow 等，2020）。在讨论时，应包括阿片类药物治疗的局限性和潜在危害的教育，特别是长期教育。

虽然阿片类药物只能在适当的预防措施下长期使用，但其中一些患者对阿片类药物可能具有耐受性（见第 15 章），在住院期间可能需要高于"正常"剂量的阿片类药物。

1. 镰状细胞病

SCD 是一组遗传性血红蛋白生成障碍，可导致由微循环血管闭塞引起的急性和反复发作的"危象"，造成微循环血管闭塞，从而引起组织缺血和梗死。疼痛最常报告在关节、四肢、背部或胸部，但它可以发生在任何地方，

并可持续几天或几周（Cooper 等，2019）。与该疾病相关的慢性疼痛也会随着年龄的增长而出现，据估计 30%～40% 的 SCD 青少年和成人患者会受到影响（Brandow 等，2020）。

急性疼痛发作的临床指导方针可能会导致更及时和有效的疼痛缓解，但仍然只有有限的证据可用。一般而言，最佳治疗需要多学科护理（Brandow 等，2020；Schug 等，2020）。除了药物治疗外，还可以使用非药物治疗方法，如放松、催眠、虚拟现实、热和冰等。

关于危机期间管理严重急性疼痛的证据摘要（Cooper 等，2019；Brandow 等，2020），认为阿片类药物（除哌替啶外）仍然是治疗的主要药物。虽然静脉阿片类 PCA 通常用于 SCD 急性疼痛的治疗，但口服阿片类药物也可能有效。给药途径的选择将取决于疼痛的严重程度。与任何严重的急性疼痛一样，应在维持阿片类药物方案之前进行静脉注射阿片类药物。如果患者对阿片类药物具有耐受性，则可能需要更高的剂量。关于非阿片类镇痛药物的优势或其他方面，实际上缺乏可靠证据。然而，建议使用对乙酰氨基酚、非甾体抗炎药和低剂量氯胺酮（尤其是在阿片类药物难以有效控制的疼痛治疗中）（Brandow 等，2020）。当针对局部疼痛采取其他措施未能带来效果时，持续硬膜外镇痛或其他区域镇痛可能是有用的替代方法（Brandow 等，2020）。

尽管缺氧会导致镰状细胞危机，脱水、感染和低体温也可触发此病症，但目前尚无证据表明补液或供氧能够带来好处（Brandow 等，2020；Schug 等，2020）。然而，使用阿片类药物时给予氧气可能是谨慎的。

2. 血友病

血友病是一种遗传性凝血障碍，其特征为自发性和创伤后出血。最常见的是反复出现疼

痛性关节出血，但也可能发生肌肉和其他部位（如腹部器官）出血。长期出血可能导致慢性滑膜炎和伴随慢性疼痛的严重关节病变，并伴有慢性疼痛。

对于这些患者的急性疼痛处理缺乏具体证据，但是应该考虑输注浓缩因子、冰袋、抬高和压迫、关节抽吸和镇痛药物（Schug 等，2020）。推荐使用对乙酰氨基酚和非甾体抗炎药进行镇痛治疗在出血期间不应使用非甾体抗炎药，但选择性 COX-2 抑制药在某些情况下可能适用。阿片类药物也可以使用，视需要而定。

（三）神经系统疾病

某些神经系统疾病导致的疼痛，例如，多发性硬化症、Guillain-Barré 综合征、中风后或与周围神经病变（如糖尿病神经病变、艾滋病相关神经病变）相关的疼痛，通常是神经性疼痛。尽管也可能是伤害性疼痛（如肌肉骨骼）。

1. 艾滋病毒感染

疼痛是 HIV 患者的一种常见症状，可由多种病理原因引起（Schug 等，2020）。这包括病毒对中枢或外周神经系统的直接影响、免疫抑制引起的并发症（感染、癌症）或抗逆转录病毒治疗的神经毒性作用。近一半的患者的疼痛是神经性的（Bruce 等，2017）。远端对称性多发性神经病变是最常见的神经学诊断之一，患者会出现踝关节反射减弱或缺失、四肢感觉减退、以及非疼痛性感觉异常和"袜套样"感觉疼痛（Bruce 等，2017）。

这种神经性疼痛很难治疗，并且通常用于治疗神经性疼痛的药物在该患者群体中可能不一定有效（Schug 等，2020）。然而，即使不可能完全缓解疼痛，也值得尝试那些通常用于治疗神经性疼痛的药物。高浓度的辣椒素贴剂也可能有用。

由于用于缓解疼痛的药物可能与用于治疗艾滋病毒或其相关并发症的药物之间存在相互作用，而且一些患者可能使用非处方药物，因此治疗可能会变得更加复杂。英国利物浦大学提供了有关个别抗逆转录病毒药物和其他药物之间可能产生相互作用的信息，包括那些用于治疗急性和神经性疼痛的药物。详见 https://www.hiv-druginteractions.org/checker。对于存在药物滥用史的患者，这种情况也可能更加复杂（见第 15 章）。

2. Guillain-Barré 综合征

Guillain-Barré 综合征一词用于描述一组感染后和急性免疫介导的多神经根神经病变，患者可能在虚弱发作之前或发作之时出现疼痛，这种疼痛可能会持续至少 2 年（Farmakidis 等，2015）。进行性肌无力可导致呼吸衰竭，并需要机械通气。这些患者可能出现严重的神经性疼痛，通常没有周围神经病变的特征，肌肉骨骼疼痛也很常见。有研究表明，在这些患者中，全身用氯胺酮和（或）利多卡因以及加巴喷丁 / 普瑞巴林或卡马西平可能会有好处（Schug 等，2020）。

3. 多发性硬化

超过一半的多发性硬化症患者报告了疼痛，而且疼痛通常很严重（Foley 等，2013）。疼痛的类型可能不同 [伤害性和（或）神经性]，通常与头痛、背痛、疼痛性痉挛和四肢神经性疼痛有关。各种抗惊厥药物和度洛西汀对与多发性硬化相关的神经性疼痛可能是有效的，大麻素也可能有助于治疗痉挛（Schug 等，2020）。尽管急性疼痛在多发性硬化症患者中不常见，但在缺乏确切证据的情况下，可以使用常规治疗来处理这两种类型的疼痛。

要点

1. 与烧伤和脊髓损伤相关的急性疼痛以及与带状疱疹、HIV 和多发性硬化症等其他疾病相关的疼痛通常都具有伤害性和神经性因素，治疗应针对这两种类型的疼痛。
2. 对于缺乏确切证据的急性神经性疼痛，治疗基于治疗慢性神经性疼痛的证据。
3. 对于烧伤后的急性疼痛，需要积极的多模式和多学科治疗，特别是对于需要重复手术且存在慢性疼痛、创伤后应激和心理并发症等风险心理并发症的患者。
4. 对于高危患者，需要积极、主动以及有效的镇痛和物理治疗，以预防肋骨骨折后的并发症。

参 考 文 献

[1] Battle CE, Hutchings H & Evans PA (2012) Risk factors that predict mortality in patients with blunt chest wall trauma: a systematic review and meta-analysis. *Injury* 43(1): 8–17.

[2] Battle CE, Hutchings H, James K et al (2013) The risk factors for the development of complications during the recovery phase following blunt chest wall trauma: a retrospective study. *Injury* 44(9): 1171–76.

[3] Brandow AM, Carroll CP, Creary S et al (2020) American Society of Hematology 2020 guidelines for sickle cell disease: management of acute and chronic pain. *Blood Adv* 4(12): 2656–701.

[4] Bruce RD, Merlin J, Lum PJ et al (2017) 2017 HIVMA of IDSA clinical practice guideline for the management of chronic pain in patients living with HIV. *Clin Infect Dis* 65(10):e1–e37.

[5] Cooper TE, Hambleton IR, Ballas SK et al (2019) Pharmacological interventions for painful sickle cell vaso-occlusive crises in adults. *Cochrane Database Syst Rev* 2019(11):CD012187. doi: 10.1002/14651858.CD012187.pub2. PMID: 31742673; PMCID: PMC6863096.

[6] Farmakidis C, Inan S, Milstein M et al (2015) Headache and pain in Guillain-Barré Syndrome. *Curr Pain Headache Rep* 19(8): 40.

[7] Fraquelli M, Casazza G, Conte D et al (2016) Non-steroid anti-inflammatory drugs for biliary colic. *Cochrane Database Syst Rev* 9(9): Cd006390.

[8] Goutos I (2013) Neuropathic mechanisms in the pathophysiology of burns pruritus: redefining directions for therapy and research. *J Burn Care Res* 34(1): 82–93.

[9] Gu HY, Luo J, Wu JY et al (2019) Increasing nonsteroidal anti-inflammatory drugs and reducing opioids or paracetamol in the management of acute renal colic: based on three-stage study design of network meta-analysis of randomized controlled trials. *Front Pharmacol* 10: 96.

[10] High KW & McIlwrath SL (2013) The challenge of chronic pancreatitis pain. *Pain: Clinical Updates (IASP)* XXI(4): 1–6.

[11] Humble SR (2011) Calcitonin for acute neuropathic pain associated with spinal cord injury. *Anaesth Intensive Care* 39(4): 682–86.

[12] John AR & Canaday DH (2017) Herpes zoster in the older adult. *Infect Dis Clin North Am* 31(4): 811–26.

[13] Kim K, Mishina M, Kokubo R et al (2013) Ketamine for acute neuropathic pain in patients with spinal cord injury. *J Clin Neurosci* 20(6): 804–7.

[14] Luo H, Cao C, Zhong J et al (2019) Adjunctive virtual reality for procedural pain management of burn patients during dressing change or physical therapy: A systematic review and meta-analysis of randomized controlled trials. *Wound Repair Regen* 27(1): 90–101.

[15] MacPherson RD, Woods D & Penfold J (2008) Ketamine and midazolam delivered by patient-controlled analgesia in relieving pain associated with burns dressings. *Clin J Pain* 24(7): 568–71.

[16] Morgan M, Deuis JR, Frøsig-Jørgensen M et al (2018) burn pain: a systematic and critical review of epidemiology, pathophysiology, and treatment. *Pain Med* 19(4): 708–34.

[17] Pathan SA, Mitra B & Cameron PA (2018) A systematic review and meta-analysis comparing the efficacy of nonsteroidal anti-inflammatory drugs, opioids, and paracetamol in the treatment of acute renal colic. *Eur Urol* 73(4): 583–95.

[18] Peek J, Smeeing DPJ, Hietbrink F et al (2019) Comparison of analgesic interventions for traumatic rib fractures: a systematic review and meta-analysis. *Eur J Trauma Emerg Surg* 45(4): 597–622.

[19] Provençal SC, Bond S, Rizkallah E et al (2018) Hypnosis for burn wound care pain and anxiety: a systematic review and meta-analysis. *Burns* 44(8): 1870–81.

[20] Sadowski SM, Andres A, Morel P et al (2015) Epidural anesthesia improves pancreatic perfusion and decreases the severity of acute pancreatitis. *World J Gastroenterol* 21(43): 12448–56.

[21] Scheffler M, Koranyi S, Meissner W et al (2018) Efficacy of non-pharmacological interventions for procedural pain relief in adults undergoing burn wound care: A systematic review and meta-analysis of randomized controlled trials. *Burns* 44(7):1709–20.

[22] Schug SA, Palmer GM, Scott DA et al (2020) *Acute Pain Management Scientific Evidence*. Melbourne, Australian and New Zealand College of Anaesthetists and Faculty of Pain Medicine. https://www.anzca.edu.au/safety-advocacy/advocacy/college-publications. Accessed December 2020.

[23] Siddall PJ & Middleton JW (2015) Spinal cord injury-induced pain: mechanisms and treatments. *Pain Manag* 5(6): 493–507.

[24] Thiruvenkatarajan V, Cruz Eng H & Adhikary SD (2018) An update on regional analgesia for rib fractures. *Curr Opin Anaesthesiol* 31(5): 601–7.

[25] Tran J, Dorstyn DS & Burke AL (2016) Psychosocial aspects of spinal cord injury pain: a meta-analysis. *Spinal Cord* 54(9): 640–48.

[26] Witt CE & Bulger EM (2017) Comprehensive approach to the management of the patient with multiple rib fractures: a review and introduction of a bundled rib fracture management protocol. *Trauma Surg Acute Care Open* 2(1): e000064.

第 15 章　更复杂的患者
More Complex Patients

急性疼痛管理的一般原则适用于大多数患者的急性疼痛治疗。然而，对某些患者来说，有效和安全的疼痛管理可能更加复杂。本章的目的是简要介绍其中一些群体，强调在急性疼痛治疗方案中可能出现的问题和可能需要的改变。

一、老年患者

在世界上几乎每个国家，老年人的比例都在迅速增长。2019 年，世界上 65 岁及以上的人口为 7.03 亿，预计到 2050 年将翻一番，达到 15 亿（联合国经济和社会事务部，2019）。1990 年，65 岁以上人口占总人口的比例仅为 6%，2019 年约为 9%，预计到 2050 年，这一比例将升至 16%。1990—2019 年，"最高龄"（80 岁或以上）的人数几乎增加了 2 倍（从 5400 万增加到 1.43 亿），预计到 2050 年将再增加 3 倍，达到 4.26 亿。

随着老年人口的增加，在接受重大手术或遭受重大创伤后需要缓解疼痛的患者中，老年群体的比例在不断增加。导致急性疼痛的疾病在老年患者中也更为常见，包括骨质疏松性脊柱骨折、缺血性心脏病、癌症、带状疱疹和周围血管疾病。

老年患者面临急性疼痛处理不当的风险尤其之大（Coldrey 等，2011）。诸多因素综合在一起，使老年患者的疼痛控制比年轻人更为复杂，其中包括以下内容。

- 包括认知障碍患者在内的疼痛感知和疼痛报告以及疼痛评估方法的变化。

- 与年龄和疾病相关的生理变化、生理储备减少以及同时使用多种药物，这些都可能改变一些用于急性疼痛管理的镇痛药物和给药技术的药代动力学和药效学，增加了药物 – 药物和疾病 – 药物相互作用的风险。

大多数有关老年患者急性疼痛管理的研究都只根据年龄对个体进行了分组。然而，也许生理上的"健康"比实际年龄更为重要。虽然已知年龄越大术后不良反应的发生率越高，但衰弱（可以用经过验证的量表来衡量）可以独立预测风险。衰弱被定义为与年龄相关的生理储备减少，导致更容易受到压力源的影响和更大的不反应发生风险（Schug 等，2020）。在手术（Lin 等，2016；Hewitt 等，2018）和创伤（Zhao 等，2020）后，衰弱与更高的死亡率、并发症发生率和再入院率以及更长的住院时间有关和创伤有关。

（一）疼痛评估

由于老年患者可能对疼痛的感知、报告和认知能力的下降，以及测量的困难，因此疼痛评估和缓解在老年患者中可能更加困难。

1. 疼痛的感知

老年患者可能会改变疼痛阈值，通常在实验性疼痛的阈值上升。尽管这些结果在临床环境中的意义尚不确定，但这可能表明老年患者在识别疼痛刺激和可能导致组织损伤的刺激之间存在更长的时间延迟。有几份临床报告显示，在通常伴随剧烈疼痛的情况下，一些老年患者可能没有表现出疼痛或疼痛减轻。例如，老年患者患无痛性心绞痛或心肌梗死的风险增加，严重疼痛不太可能是具有显著急性腹部病理（如肠梗阻、腹膜炎、胰腺炎）的患者的症状。老年患者在手术和一些手术后可能会报告减轻疼痛。临床报告显示，在通常伴随剧烈疼痛的情况下，一些老年患者可能没有表现出疼痛或疼痛较轻。例如，无痛性心绞痛或心肌梗死的风险随年龄的增长而增加，严重疼痛不太可能成为严重急性腹部疾病（如肠梗阻、腹膜炎、胰腺炎）患者的症状。老年患者在手术和一些术后可能会报告疼痛减轻。老年患者报告的疼痛和年轻人一样需要治疗，尤其是在慢性疼痛的发展和或对快速康复上的任何干扰都可能会在更大的程度上影响老年患者。

2. 疼痛报告

许多因素可能导致老年患者疼痛漏报。这些因素包括心理和文化因素，如恐惧、焦虑和抑郁、可获得的社会支持质量、疾病的影响、独立性的丧失、文化和种族差异以及认知障碍。可能还存在态度障碍，因为老年人和他们的照顾者可能将疼痛视为老龄化不可避免和正常的一部分，需要忍受（Schofield，2008）。

3. 认知障碍

认知功能随着年龄的增长而衰退。众所周知，患有认知障碍的患者比同龄认知完整的患者面临着更大的急性疼痛治疗不足的风险（Schug 等，2020）。至少在某种程度上，这可能是由于老年患者的疼痛评估存在漏诊和困难，因为疼痛体验可能没有太大差异（Cole 等，2006）。这些患者缓解疼痛的安慰剂成分可能会减少（Schug 等，2020）。

谵妄（或精神错乱）是一种急性认知障碍。其特征是精神状态或意识发生严重紊乱，

伴有认知能力下降、注意力受损、对环境的认知和定向能力下降，以及情绪的快速变化（美国老年医学会，2015；Aldcoa 等，2017），这些情绪在短时间内发展并趋于波动，它包括过度活跃（表现为激动）和低活跃（表现为嗜睡和运动活动减少）两种形式，后者是最常见的。低活动性谵妄可能会掩盖疼痛（Schug 等，2020）。

谵妄更常见于老年患者的急性病期或术后期，导致发病率、死亡率和住院时间的增加（Aldcoa 等，2017；Schug 等，2020）。尽管确切原因可能还不清楚，但已确定了一些危险因素（表 15-1）。如果老年患者服用阿片类药物时发生谵妄，常规的处理方式是停止继续用药。然而，由于谵妄可能是许多其他因素综合导致的结果，且剧烈疼痛是谵妄的一个危险因素，因此继续提供良好的镇痛是很重要的。

表 15-1　谵妄发展的危险因素

- 高龄
- 衰弱
- 急诊手术
- 已存在的认知障碍、痴呆或抑郁症
- 听力或视力障碍
- 一些药物，如苯二氮䓬类药物、阿片类药物、曲马多和有抗胆碱能不良反应的药物
- 酒精或者镇痛药戒断
- 感染
- 液体和电解质失衡
- 低氧血症、高碳酸血症
- 睡眠不足
- 控制不良的急性疼痛

引自 Aldecoa et al（2017）and American Geriatrics Society（2015）.

4. 疼痛的测量

准确和重复的疼痛评估对于有效的疼痛管理是必要的。与年轻患者一样，老年患者

的自我报告是评估疼痛和疼痛缓解的最佳方式。急性疼痛环境中常用的疼痛测量方法，如视觉模拟评分法（VAS）、数字分级评分法（NRS）、描述性词汇量表（VDS）和面部疼痛量表（见第 3 章）都已用于老年患者的疼痛评估。VDS 和 VNRS 可能是这个年龄组使用的更好的工具（Achterberg 等，2020；Schug 等，2020）。

轻度到中度认知障碍的老年患者可能能够理解和使用 VDS，但需要更多的时间来思考和回答问题，并且可能需要重复提问（Coldrey 等，2011）。当被问及（当前疼痛）时，他们可能能够可靠地评估疼痛，但回忆过去的疼痛本身可能不那么可靠（Schug 等，2020）。

在患有更严重认知障碍的患者中，当自己无法进行疼痛报告时，经常会使用大量的观察者评估工具来帮助评估疼痛程度（Achterberg 等，2020）。虽然推荐了晚期痴呆疼痛和 Doloplus-2（Schofield，2018），但这些工具通常使肌肉紧张、坐立不安、皱眉或做鬼脸、哼哼或呻吟等反应来评估疼痛程度。然而，这些反应虽然可能表明疼痛的存在，但并不一定反映疼痛的严重程度（Schug 等，2020）。还可能有其他因素导致这些反应的出现，而不是疼痛。观察功能，如深呼吸和咳嗽的能力（有关 FAS 的信息，见第 3 章），以及耐受物理治疗和行走的能力，对于确定镇痛治疗是否适当非常重要。

（二）药代动力学和药效动力学

老年人在镇痛药物的药代动力学和药效动力学上可能存在显著差异。药代动力学（机体如何处理药物）和药效学（个体对药物如何反应）的差异意味着在治疗急性疼痛时，有时需要更改治疗方案。

1. 药代动力学

许多药物的药代动力学（吸收、分布、代谢和排泄）中与年龄相关变化是常见的。这主要是由于两个因素——随着年龄的增长，出现的生理衰退和并发疾病的可能性增加。

生理上的变化是渐进的，但衰退的速度可以是高度可变的，因为生理老化可能或可能不平行于时间老化。此外，很难将年龄引起的变化与老年患者不可避免的退行性疾病和其他疾病发病率较高所引起的变化区分开来。在急性疼痛治疗中，药物药代动力学最重要的变化与肾功能特别相关，尽管其他变化也可能有一些影响。

与年龄相关的生理变化、药代动力学结果及其对镇痛和镇痛方案的可能影响总结如下（表 15-2）。并发疾病和（或）使用其他药物可能进一步改变这些因素。

2. 药效学

药效学也会发生与年龄相关的变化，尽管其背后的机制尚未完全清楚。老年人的大脑似乎对阿片类药物的灵敏度增加了 50%。然而，尚不清楚这种差异是由于中枢神经系统（CNS）中阿片受体数量和（或）功能的减少或其他因素引起的。

（三）镇痛药物

与年轻患者一样，一系列镇痛和镇痛辅助用药可用于治疗急性疼痛和神经性疼痛，这些药物的详细信息请参见第 4~6 章。药代动力学和药效学的变化可能会影响所需的剂量和出现的不良反应。然而，这些差异加上合并症和其他药物的存在意味着它们只能在老年患者中广泛应用。

"低剂量开始，缓慢进行"这句话经常用于指代老年患者药物剂量的选择和改变，但这不

表 15-2　与衰老生理变化相关的药代动力学后果

生理变量	变 化	潜在的药代动力学后果	能对镇痛 / 镇痛策略产生的影响示例
心输出量（CO）	↓ 或保持不变	↓ 心输出量 = ↑ 静脉推注剂量的血浆峰值浓度	↓ 中枢神经系统抑制药物（例如阿片类药物）的初始静脉推注剂量 ↓ 静脉注射的速度
肝清除率	↓ 肝脏质量和血流量 ↓ Ⅰ相代谢 ↔ Ⅱ相代谢	↑ 口服生物利用度 ↓ 清除率（CL）= ↑ 部分而非全部高提取率药物（如吗啡、芬太尼）的血浆浓度 ↓ 某些低萃取率药物（如布洛芬）的清除率（CL）	慎用经肾清除的药物（如加巴喷丁，某些非甾体抗炎药）或具有肾脏清除活性代谢物的药物（如吗啡、哌替啶、右旋丙氧芬）
肾清除率	↓ 肾脏大小和功能 ↓ 肾脏血流 ↓ 肾小球滤过率（GFR）	↓ 清除率（CL）= ↑ 肾脏清除的药物和代谢物的血浆浓度	注意肾脏清除的药物（如加巴喷丁，某些非甾体抗炎药）或具有肾脏清除活性代谢物的药物（如吗啡，哌替啶，右美托咪定）
身体组成	↑ 体脂 ↓ 体水分 ↓ 肌肉质量（老年人可能从肥胖到虚弱不一）	↑ 亲脂性药物的分布容积和半衰期	药物特异性 – 剂量基于总体重 亲脂性药物）或去脂体重（亲水性药物）
蛋白质结合	↓ 白蛋白 ↑ α_1- 酸性糖蛋白 药物特异性的结合改变	分布容积的改变 ↑↓ 低萃取药物的肝脏清除率 半衰期的改变 药物在大脑中的摄取改变	与游离药物组分改变相关的临床效果可能发生改变 非甾体抗炎药以及许多局部麻醉药和蛋白质高度结合（＞90%）结合蛋白质
口服和经黏膜吸收	在没有疾病的情况下一般不受影响		吸收无改变
经皮吸收	↓ 对亲水性药物 ↔ 对于亲脂性药物	亲脂性药的达峰时间浓度无改变	芬太尼透皮贴剂无须改变
肌内吸收	肌肉灌注未改变	无改变	证据有限。预测吸收的最小变化
皮下吸收	常温下皮肤灌注不变	无改变	证据有限。预测吸收的最小变化

引自 Coldrey JC, Upton RN, Macintyre PE. 2011. Advances in analgesia in the older patient. Best Practice and Research Clinical Anaesthesiology 25(3): 367–78.

意味着需要保持低剂量或缓慢地进行调整。在一些老年患者中，剂量可能需要向上滴定，认识到这一点是很重要的，可避免不必要的延迟。

1. 阿片类药物

在考虑使用阿片类药物时，必须考虑多个因素，以确保其有效性和安全性。在某些患者中，非典型的阿片类药物可能是首选方案。

（1）阿片类药物的选择：针对老年患者，任何一种常规的阿片类药物都可以采用。但是，为提供更高的安全性，应考虑肾功能会随年龄增长而下降，因此通常应首选那些没有大量肾排泄活性代谢产物的药物（见第 4 章）。因此，芬太尼、羟考酮、氢吗啡酮和丁丙诺啡是较合理的选择（Pergolizzi 等，2008）。要避免使用哌替啶（Swart 等，2017；Rajan & Behrends，2019）。

曲马多的消除半衰期在老年人中略有延长，并且其活性代谢物 O- 去甲基曲马多（俗称 M1）也依赖于肾脏的排泄。因此，建议降低曲马多的日常剂量（Schug 等，2020）。没有充分的证据表明，与使用其他阿片类药物相比，曲马多使用可能会增加老年患者精神错乱的风险，特别是在短期使用时（Swart 等，2017）。

关于使用他喷他多治疗老年患者急性疼痛的证据有限。然而，在慢性疼痛患者中，它似乎具有良好的耐受性，尤其是考虑到胃肠道（GI）不良反应和阿片类药物引起的通气功能障碍（OIVI）的风险较低，它可能比传统阿片类药物更为可取（Schwittay 等，2020）。

(2) 阿片类药物的剂量和时间间隔：阿片类药物的需求量随着患者年龄的增加而减少（Macintyre & Jarvis，1996）。一些阿片类药物的药代动力学存在年龄相关差异，但这些差异不能解释老年患者获得与年轻患者相同程度的疼痛缓解所需剂量减少 2～4 倍的原因（Coldrey 等，2011）。

正如第 4 章所讨论的那样，需求减少的主要的原因似乎是药效学。尽管老年患者每天使用的阿片类药物总剂量可能比年轻患者所需的剂量少，在有效镇痛所需的剂量和血液浓度方面仍然表现出广泛的患者间差异，因此仍然需要滴定以达到对每位患者有效的效果。虽然建议老年患者初始阿片类药物剂量应较低（有关不同给药途径的示例，请参见第 7 章），但如

果镇痛效果不充分并且没有副作用，则可以根据需要增加剂量。

(3) 阿片类药物的不良反应：老年患者对 OIVI 的担忧可能导致阿片类药物剂量不足。然而，在适当的监测下，并排除已知的风险因素，这种恐惧通常可以避免。因此，在正确滴定药物的情况下，可以避免显著的 OIVI 发生。虽然恶心、呕吐和瘙痒等不良反应的发生率随着年龄的增长而增加，不同阿片类药物的谵妄风险比较表明，哌替啶的风险更高（应避免使用），芬太尼和氢吗啡酮的风险更低（Swart 等，2017；Schug 等，2020）。

2. 其他镇痛和辅助药物

可能还需要改变用于急性疼痛管理的其他药物治疗方案。表 15-3 总结了其中一些内容。美国老年医学会每三年发布并更新一份老年人应谨慎处方的药物清单（如果有的话），以及药物间相互作用和在特定疾病状态下具有额外风险的药物（美国老年医学会，2019）。

（四）特异性镇痛技术

1. 患者自控镇痛

不应仅仅因为老年患者的年龄而拒绝对其进行患者自控镇痛（PCA）。如果使用 PCA 没有禁忌证（见第 8 章）并且只要患者能够理解该技术，PCA 就是一种安全有效的疼痛缓解形式。尽管能够有效使用 PCA 的老年患者比例可能低于年轻患者组，但年龄本身并不限制成功使用 PCA 的能力。应密切跟踪老年患者，以确保他们了解自我给药的概念，并确认他们获得足够的疼痛缓解。

对于老年患者（超过 70 岁），建议减少 PCA 推注剂量的大小（如减少 50%）。如果患者感到精神错乱，应停止 PCA，因为它可能无法再被正确使用。

表 15-3　其他镇痛和辅助药物及其在老年患者中的应用

局部麻醉药	• 从给药部位吸收减少，清除率降低 • 所观察到的变化包括神经纤维密度和传导速度的降低、感觉神经元的退行性改变以及髓鞘质的丧失（在外周和中枢神经系统中）。对于给定的体积 / 浓度，这可能会导致更密集的运动和感觉障碍以及更长的障碍持续时间 • 可能需要使用较低的剂量和输液速度来获得相同程度的阻滞 • 用于治疗局部神经性疼痛的利多卡因贴剂是老年患者的不错选择
对乙酰氨基酚 （扑热息痛）	• 已经报道过与年龄相关的对乙酰氨基酚药代动力学变化 • 在没有明显肾功能损害的情况下，大多数老年患者可能不需要常规减少剂量，除非衰弱，特别是短期使用
非甾体抗炎药 （NSAID）	• 老年患者发生 NSAID 相关不良反应的风险和严重程度增加 • 长期使用的大多数 NSAID 增加了心血管和脑血管事件的风险；虽然心脏手术后不应给予 NSAID，但短期使用以治疗急性疼痛似乎没有这种风险 • 所有 NSAID 都增加了老年患者肾功能损害的风险，特别是如果与其他药物如利尿药和血管紧张素转化酶（ACE）抑制药联合使用。在具有 GFR≥80ml/（min·1.73m²）的老年患者中，尤其是在术后 / 创伤后期存在血流动力学紊乱或出血风险的情况下，短期使用是合理的 • 老年患者中 NSAID 相关的胃肠道不良反应的发生率也更高；长期使用的风险更大，而昔布类药物风险较小 • 在体弱的老年患者中，NSAID 可能会导致认知功能障碍 • 在可能的情况下，推荐使用局部而不是全身 NSAID，因为血浆浓度和胃肠道不良反应要低得多
三环类抗抑郁药 （TCA）	• 增加了如嗜睡、混乱、直立性低血压、口干、便秘和尿潴留等不良反应的风险（与阿米替林相比，去甲替林的发生率较低） • 老年患者尽可能避免使用 • 更可能患有需要谨慎使用 TCA 的疾病（如前列腺肥大、闭角型青光眼、心血管疾病）
5- 羟色胺去甲肾上腺素再摄取抑制药	• 可能优先于三环类抗抑郁药使用
加巴喷丁、普瑞巴林	• 更有可能出现不良反应，如镇静和头晕；与阿片类药物联合用药会增加 OIVI 的风险 • 肾功能下降可能影响药物的清除率，应减少剂量 • 初始剂量应低于年轻患者，任何增加都应缓慢滴定
氯胺酮	• 随着年龄的增长，中枢神经系统敏感性可能增加 • 没有证据表明低剂量输注会增加谵妄的风险 • 推荐较低剂量
氧化亚氮	• 老年患者更有可能缺乏维生素 B_{12}，这使他们患氧化亚氮引发的神经病变的风险增加

引自 American Geriatrics Society (2019), Coldrey et al (2011), Rajan and Behrends (2019), and Schug et al (2020). https://www.anzca.edu.au/safety-advocacy/advocacy/college-publications.

根据第 4 章中的内容（Macintyre & Jarvis, 1996），老年患者在获得相同程度的疼痛缓解时，对于阿片类药物的 PCA 用药需求低于年轻患者。

2. 硬膜外和鞘内镇痛

老年患者在手术或重大创伤后发生并发症的风险特别大，因此，他们最有可能从硬膜外镇痛技术中获益。镇痛技术有助于改善结果

（见第 1 章和第 9 章），并提供比全身阿片类镇痛更好的疼痛缓解（Pop 等，2014；Schug 等，2020）。

与肠外阿片类药物一样，硬膜外阿片类药物需求量随患者年龄的增加而减少（Ready 等，1987）。此外，随着老年人硬膜外腔体积的减小，在一定的体积和浓度下局麻药在硬膜外腔的扩散更大，运动和感觉阻滞程度也增加（Coldrey 等，2011；Rajan & Behrends，2019）。因此，无论这些药物是单独使用还是联合使用，建议使用基于年龄的剂量或输注速度的方案（见第 9 章）。

老年患者可能更容易出现硬膜外镇痛的一些不良反应，包括低血压。这可能是由于他们对所使用的药物更敏感以及与年龄相关的生理变化或疾病（如他们可能无法对低血容量进行代偿）（Schug 等，2020）。与任何患者一样，如果药物能够在没有运动或感觉阻滞的情况下提供足够的疼痛缓解，则可以更容易地减少血流动力学变化（包括直立性低血压）、早期下床活动以及早期发现并发症。

一般而言，相较于全身阿片类镇痛，鞘内吗啡更能有效缓解大手术后 24h 内的疼痛。尽管 OIVI 和瘙痒的风险可能更高，但这些风险是剂量依赖性的（Schug 等，2020）。如果在急性疼痛服务团队的密切监督下，在适当的患者监测、工作人员教育和给药方案的基础上，在普通外科病房使用鞘内吗啡镇痛的老年患者可以得到安全的管理（Lim & Macintyre，2006）。

抗凝药物：老年人所需的抗凝药物剂量和作用持续时间可能有所不同。当这些药物用于接受持续硬膜外和区域镇痛的患者时，这可能具有重要的临床意义。低分子肝素主要通过肾脏消除，因此老年患者的清除率可能较低。华法林所需的水量也会随着年龄的增长而减

少。在老年患者中，可能会出现与其他药物的相互作用以及心脏和肾脏疾病等医疗问题，这些情况可能增加对华法林治疗的敏感性。直接口服抗凝药（DOAC）越来越多地用于老年患者，而不是华法林。在规定 DOAC 使用时，还必须考虑肾功能（Leef 等，2019）。

3. 其他区域镇痛

其他连续局部镇痛（例如臂丛或腰丛、坐骨或股神经、椎旁和竖脊肌平面阻滞，见第 10 章）对于老年患者可能与硬膜外镇痛一样有效，但副作用和副作用的发生率较低。因此在可能的情况下可以优选这些。与硬膜外镇痛一样，局麻药阻滞的持续时间可能会延长，运动阻滞会更强烈（Coldrey 等，2011；Rajan & Behrends，2019）。

要点

1. 老年患者的疼痛最好使用言语描述或言语数字评级量表进行评估。
2. 对于认知障碍显著的患者，可能需要使用观察者评估的疼痛行为评级。
3. 与年龄相关的生理变化导致老年患者的药代动力学和药效学差异，以及合并症和其他药物的发生率较高，应影响用于治疗急性疼痛的药物、剂量和镇痛技术的选择；每一个都必须仔细调整以适合每个患者。
4. 老年患者对阿片类药物和局部麻醉的需求会降低，降低剂量并使用其他适当的镇痛药和辅助治疗也是一个可行的选择。

二、类阿片类药物耐受患者

在前几章中，我们关注的是有效镇痛治疗所需的阿片类药物用量在患者之间存在巨大差异，以及需要进行个体化滴定以达到对每个患者都有效的效果。有效的滴定可能会更加困难。许多患者会对这些药物产生耐受及依赖性。有些对阿片类药物成瘾的人，以非处方的

方式使用阿片类药物来改善情绪和应对压力事件，这被称为"化学应对"（Passik & Lowery，2011）。

本章中，为了清楚起见，我们将称长期服用阿片类药物的患者为阿片类药物耐受患者，而不是阿片类药物依赖患者，后者有时用于定义对阿片类产生心理和身体依赖的成瘾患者。

阿片类药物的处方量，特别是用于治疗慢性非癌症性疼痛的处方量，在世界上许多发达国家持续快速增长，其速度明显快于人口增长率（Macintyre 等，2020）。尽管没有足够的证据证明阿片类药物治疗慢性非癌症疼痛的长期益处，并且有充分的证据表明阿片类药物相关的危害不断增加，包括阿片类药物滥用、注意力分散和成瘾；外伤（包括机动车损伤和骨折）；故意和非故意的过量用药；死亡率（Dowell 等，2016；Schug 等，2020）。

长期服用阿片类药物的患者更容易出现心理共病，如抑郁、焦虑、边缘性人格障碍和创伤后应激障碍（Edwards 等，2019；Macintyre 等，2020）。在急诊护理环境中照顾阿片类药物耐受患者时，需要考虑这些因素，因为这些因素可能导致患者出现较高的疼痛评分、较高的阿片类药物需求和出院后长期使用阿片类药物，同时也增加了患者滥用和成瘾阿片类药物的风险。

此外，如第 4 章所述，阿片类耐受患者可能存在阿片类诱发的内分泌疾病。术后并发症包括感染（如手术伤口感染和关节置换术后假体周围感染）的风险较高，更有可能需要早期翻修髋关节、膝关节置换或脊柱融合术，住院时间更长，再入院率更高（McAnally，2017；Macintyre 等，2020）。此外，这些患者跌倒和骨折的风险也更高（Dowell 等，2016；Yue 等，2020）和肺炎（Wiese 等，2018）的风险也更大。

因此，对这些患者进行有效的镇痛管理和治疗可能是更复杂、更具挑战性的任务。此外，还有一小部分患者表现出明显的药物滥用行为，这可能不仅出现在一些已知的阿片类药物或其他物质成瘾的患者身上，也可能出现在接受长期阿片类药物治疗的其他患者身上。关于药物滥用障碍（SUD）患者管理的更多信息（见本章"药物滥用障碍患者"部分）。

（一）阿片类药物的耐受性、痛觉过敏、依赖和成瘾

1. 耐受性与阿片类药物的痛觉过敏

长期使用阿片类药物治疗的患者可能会对该药物产生耐受性，这意味着需要更高的剂量才能获得良好的镇痛效果。此外，阿片类药物可能引发痛觉过敏（OIH），这会产生相反的效果，并且增加剂量也不会缓解疼痛。有关每种药物的定义，请参阅表 15-4，有关耐受性和痛觉过敏的更多内容，请参阅第 4 章。在连续使用阿片类药物的情况下，如应用 7～10 天之后，可能会开始出现一定程度的耐受性。

对于急性疼痛环境下，阿片类药物的耐受和 OIH 的临床意义仍有争议（Hayhurst & Durieux，2016）。然而，如果接受额外的阿片类药物治疗但疼痛仍无法缓解，且没有其他可确认的疼痛原因（如手术后并发症、急性神经性疼痛、心理困扰等），那么应该考虑耐受性。在这种情况下，可以考虑调整阿片类药物的剂量或结合使用氯胺酮等抗痛觉过辅助用药（Schug 等，2020）来帮助缓解疼痛。

2. 生理依赖性

与耐受性和 OIH 相似，生理依赖是使用阿片类药物所产生的自然生物学后果，它并不意味着滥用或成瘾（表 15-4）。如果反复使用阿片类药物超过 7～10 天，就应该推定会发生

表 15-4　定义

耐药	对阿片类药物的敏感性降低，导致使用同样剂量的效果减弱，或者需要逐渐增大剂量以保持同样的效果
阿片类药物引起的痛觉过敏	与长期使用阿片类药物相关的疼痛敏感性增加（高痛觉敏感性）
生理依赖性	对药物的一种生理适应，其特征是如果突然停药、减少剂量或拮抗药物，则会出现戒断综合征
药物滥用障碍（SUD）	尽管有严重的不良后果（对个人或他人），仍继续使用该物质
成瘾	SUD 最严重的阶段，其特征是异常吸毒行为和强迫性使用某种物质以体验其精神效果（奖励）。尽管存在对个人或他人造成身体、心理或社会伤害的风险，即使有停止服用该物质的愿望，仍继续使用该物质
假性成瘾	由于需要更好的疼痛缓解而产生的寻求药物的行为
化学应对	以非处方的方式使用阿片类药物来帮助应对心理压力和压力事件
非医学用途或滥用	因非处方原因使用处方药，无论是否有处方

这种情况。然而，如果突然停止使用阿片类药物，戒断的程度将取决于使用剂量。在急性疼痛管理中，如果阿片类耐受患者继续使用他们通常使用的阿片类药物（或等效药物），就可以防止出现戒断症状，长期使用阿片类药物的患者术后镇痛可以通过某种形式的连续区域（包括硬膜外）或鞘内镇痛进行管理，长期接受阿片类药物治疗的患者在术后疼痛缓解时可采用某种形式的连续治疗。

局部（包括硬膜外）或鞘内镇痛。在大多数情况下，通过这些途径提供的阿片类药物的量远远低于防止戒断的发生所需的量。在这些情况下需要额外的系统性阿片类药物。然而，在急性疼痛环境下，生理依赖性的发展通常是不重要的。大多数患者，即使已经服用阿片类药物数周，也会在康复和疼痛减轻的过程中减少阿片类药物的摄入量。也就是说，阿片类药物的稳定减少通常是自然发生的，不需要有计划地减少剂量。

戒断综合征：戒断综合征的体征和症状包括打哈欠、出汗、流泪、流鼻涕、焦虑、烦躁、失眠、瞳孔扩大、毛发竖起、寒战、心动过速、高血压、恶心和呕吐、腹部绞痛、腹泻、肌肉疼痛以及皮肤立毛，立毛会导致皮肤出现鸡皮疙瘩，使皮肤类似于拔过火鸡的皮肤（Schug 等，2020）。"突然戒断"这个词用来描述突然停止服用阿片类药物所引起的综合征。

对于有生理性阿片类药物依赖的患者，戒断反应可能会在最后一次服用短效阿片类药物后 4～6h 内发生，但如果停止服用的是美沙酮或缓释（SR）阿片类药物制剂，戒断反应则会在停药后随之发生。本章稍后将讨论戒断综合征的预防。

（二）治疗目标

治疗阿片类药物耐受患者急性疼痛的主要要求包括以下几点（Macintyre 等，2020；Schug 等，2020）。

● 在开始急性疼痛治疗之前进行充分的检查和评估。

● 提供有效的镇痛（包括减弱耐受性和 OIH）。

- 预防阿片类药物的（以及需要时的其他药物）戒断反应。
- 多学科和（或）其他专家团队（包括疼痛医学和成瘾医学专家、精神科医生和患者的社区医生）共同参与，包括疼痛药物和成瘾药物专家、精神病医生和患者的社区医生，并根据需要治疗合并症，如抑郁症和包括成瘾在内的其他心理健康疾病。
- 安排合适的出院管理。

（三）开始镇痛治疗前的病例回顾

在对阿片类药物耐受的患者开始镇痛管理之前，首先要收集患者所有的常用药物（阿片类药物和非阿片类药物）及其剂量的信息，以及患者之前在急性疼痛治疗上的经历和期望值。在某些情况下（如紧急入院），这可能无法马上实现，应在第一时间向患者的家人或朋友进行询问，与所有患者一样，还应详细询问任何有关非处方药物使用的问题，包括非处方药、非法药物、大麻和酒精（Schug 等，2020）。

所有处方药物的剂量都应该进行核实，以确保在患者住院期间给予正确的剂量。对于阿片类药物，这样做有助于指导所需的疼痛管理剂量，以及避免戒断。有关处方药物剂量的信息可以从各种来源获得，比如药盒或药瓶上的配药标签（以最近的版本为准）、患者的治疗计划、医生以及配药药剂师。同样值得检查的是阿片类药物是否按处方使用。有些患者服用的剂量可能超过或少于规定的剂量，有些患者可能会咀嚼 SR 片，例如，为了更快地释放阿片类药物。注射或吸食此类药物的情况要少见得多。应以非评判的方式获取该信息，并解释该信息将有助于有效缓解疼痛。

对于已存在疼痛的患者，了解疼痛的评分和功能状态也很有帮助。一些人可能希望改善慢性疼痛的管理。值得解释的情况是，至少在一开始，治疗的主要重点是尽可能有效且安全地控制急性疼痛的发作。同样重要的是，要解决患者及其家人或其他护理人员可能存在的任何关于急性疼痛管理的担忧，并能够鼓励他们对住院和出院后的治疗抱有现实的期望（Schug 等，2020）。

如果有足够多的时间与将要安排手术的阿片类药物耐受患者接触，则应考虑在入院前逐渐减少阿片类药物的剂量（尤其是剂量较高时），以降低与长期使用阿片类药物相关的术后并发症的发生风险——参见第 4 章和本章前面的要点（Levy 等，2020；Macintyre 等，2020）。有证据表明，在手术前逐渐减少或停止阿片类药物的使用可能会降低这些风险（McAnally，2017；Macintyre 等，2020；Schug，2020）。对于慢性非癌性疼痛而服用阿片类药物的患者，逐渐减少阿片类药物不会导致疼痛加重，但可以缓解疼痛或维持相同水平的疼痛（Fishbain 和 Pulikal，2019）。

此外，在可能的情况下，应考虑在手术前优化心理风险因素的管理（Edwards 等，2019；Levy 等，2020）。

（四）有效的镇痛

像所有其他患者一样，阿片类药物耐受者的急性疼痛需要尽快有效地治疗。通常，采用多模式镇痛方案是最有效的，使用非阿片类镇痛药［如对乙酰氨基酚和非甾体抗炎药（SAID）］、可减轻痛感和耐受性的药物（如氯胺酮和加巴喷丁类药物）以及区域镇痛技术（见第 6、9、10 章）。

然而，与任何患者一样，阿片类药物仍然是治疗中重度急性疼痛的主要用药。因此，下面大部分的讨论都集中在这类药物上。如果治疗急性疼痛所需的阿片类药物剂量预计将显著高于阿片类药物初治患者，还需要考虑护理患者的最佳地点（如普通病房或高依赖病房）。

1. 阿片类药物

大多数传统的阿片类激动剂适用于这些患者。哌替啶是例外，由于去甲哌替啶的潜在毒性问题（见第 4 章），其剂量将不得不受到限制。对于任何患者的疼痛治疗，通常最好避免使用哌替啶。在某些情况下，使用患者长期服用的阿片类药物以外的阿片类药物（阿片类药物轮换，见下文）可能会有一些好处。曲马多和他喷他多也可以使用，但不建议单独使用，因为它们可能无法防止阿片类药物戒断。

(1) 阿片类药物剂量：阿片类药物的需求量往往高于平均水平（Macintyre 等，2020）。尽管剂量难以判断，但阿片类药物耐受患者的剂量可能是阿片类药物非耐受患者的 3 倍或 3 倍以上（Rapp 等，1995）。处方的剂量应考虑患者当前的阿片类药物需求，尽管当涉及非法药物时很难获得这些估计值。最好从保守的估计开始，然后根据需要快速滴定阿片类药物。在短期内，在无任何禁忌的情况下，应逐渐增加总剂量，直到获得满意的镇痛效果或直到不良反应限制进一步增加。如果预计阿片类药物需求较高，通过 PCA 给药可能更方便和有效。

前文给出了估计 PCA 初始推注剂量的方法示例。如果无法口服给药，可以使用背景（连续）输注来提供相当于患者长期口服阿片类药物的剂量。

应向患者保证，工作人员将致力于良好的镇痛效果，但患者的安全是最重要的。因此，即使患者仍然有不适，阿片类药物也不能安全使用，这一点应在镇痛治疗计划开始时向患者明确说明。一些疼痛可能对阿片类药物没有完全反应，就像神经性疼痛一样。在这些情况下，可能需要其他辅助药物或缓解疼痛的介入方法。

(2) 镇痛效果及不良反应监测：阿片类药物耐受患者的疼痛评分通常高于阿片类药物初治患者（Macintyre 等，2020；Schug 等，2020）。像其他患者一样，通过客观的功能评估（使用 FAS，见第 3 章），如在剖腹手术或肋骨骨折后咳嗽或走动的能力，可能是更好的治疗效果评估标准。与入院前疼痛评分进行比较，对于已有疼痛的患者也有帮助。如果患者的瞳孔非常小，则可以合理地解释，这意味着阿片类药物可能已经在中枢神经系统中发挥其接近最大的作用（见第 3 章），因此进一步增加阿片类药物剂量可能不安全，需要尝试替代策略。

耐受性发展为阿片类药物相关副作用，但程度不同且速度不同——"阿片类药物耐受性差异"（Hayhurst & Durieux，2016）。对恶心、呕吐、认知障碍和镇静的耐受很快发生；对便秘和瞳孔缩小的耐受性即使有的话，发展也非常缓慢。尽管对阿片类药物的作用有耐受性，但可能会出现包括 OIVI 在内的副作用。

与直觉相反，耐受性患者比初治患者有更高的 OIVI 风险（Hayhurst & Durieux，2016；Macintyre 等，2020）。在一项比较阿片类药物耐受患者和阿片类药物初治患者术后给予 PCA 吗啡，并将过度镇静作为 OIVI 指标的研究中，阿片类药物耐受患者尽管他们报告的恶心、呕吐和瘙痒症状较少，但更有可能出现过度镇静（Rapp 等，1995）。在对服用丁丙诺啡或美沙酮治疗阿片类药物成瘾的患者进行比较时，报告的过度镇静发生率也远高于预期（Macintyre 等，2013）。

如果患者在给予常规和确认的入院前剂量的阿片类药物后出现过度镇静，则应考虑患者在入院前未服用所有处方阿片类药物的可能性。

2. 耐受性减弱和阿片类药物致痛觉过敏减弱

有一些策略可能有助于在一定程度上减弱阿片类药物耐受性和 OIH，并改善镇痛作用。可能对急性疼痛有一定作用的药物包括使用已知可改善耐受性和痛觉过敏的药物（氯胺酮、加巴喷丁类药物）和阿片类药物轮换。

(1) 抗耐受性和镇痛药：N- 甲基 -D- 天冬氨酸（NMDA）受体被认为与耐受性的发展有关，NMDA 受体拮抗药如氯胺酮可能能够减缓这种发展。氯胺酮（见第 6 章）已被证明可以预防或逆转啮齿类动物的阿片类药物耐受性。还有证据表明，它可以减少阿片需求、改善阿片耐受性患者的疼痛缓解（Loftus 等，2010；Boenigk 等，2019；Schug 等，2020）。此外，它也具有抗痛觉过敏的特性。

因此，对于一些阿片类药物耐受的患者，以每 24 小时 50～200mg 的低剂量或以 0.1mg/（kg·h）的起始输注速度通过静脉（IV）或皮下（SC）输注氯胺酮是一种有效的辅助手段。有各种研究报告表明，它在中枢神经系统不良反应风险方面与安慰剂几乎没有区别（Brinck 等，2018）。

虽然没有关于在阿片类药物耐受患者中使用加巴喷丁类药物的良好具体信息，但它们已被证明具有抗痛觉过敏作用，可能是治疗方案的有效补充（Schug 等，2020）。此外，它们的抗焦虑作用也可能对一些患者有益（Generoso 等，2017）。

(2) 阿片类药物轮换：阿片类药物轮换（从一种阿片类药物切换到另一种阿片类药物）是姑息治疗中的常用手段，可以改善疼痛缓解并降低阿片类药物相关不良反应的发生率（Schug 等，2020）。这种效应背后的机制被认为包括不同的阿片受体亚型活性以及可能存在不完全交叉耐受性的事实，因此当改变阿片类药物时，当使用少于等量镇痛剂量时，"新"阿片类药物可能更有效并产生更少的副作用（Schug 等，2020）。

使用一种与患者通常长期使用的药物不同的阿片类药物，至少在治疗急性疼痛所需的额外阿片类药物方面可能是一种有用的策略。然而，在急性疼痛环境下，改用另一种阿片类药物可能最好在增加阿片类药物剂量和尝试其他镇痛策略后再使用。

3. 其他镇痛药物和技术

在适当的情况下，使用其他辅助药物和技术，如加巴喷丁类药物（普瑞巴林、加巴喷丁）和可乐定，或局部镇痛技术可能是有益的（见第 6、9 和 10 章）。

（五）特异性镇痛技术

1. 患者自控镇痛

PCA 是一种有效的向阿片类药物耐受患者提供阿片类药物的方法，特别是在预计需求较高的情况下，如果患者无法继续正常地服用阿片类药物（如因为他们不允许口服任何东西），则可以使用连续（背景）输注。

但是没有简单的方法来估计这些患者的阿片类药物需求量。通常需要大于平均剂量的大剂量。一种方法是根据患者正常（入院前）对阿片类药物的需求来确定推注剂量的大小。如果需要另一种阿片类药物，则使用近似等镇痛剂量。以下提供这方面的一些示例。所提供的剂量方案只是建议，可能不适用于所有患者或所有情况。如果患者通常对阿片类药物的需求远大于以下的示例，明智的做法可能是更加保守，并以低于估计剂量和背景输注速率的剂量开始。

根据患者的反应来调整 PCA 的剂量（见第 8 章）。使用较高的 PCA 剂量最好限于以下情况：患者在疼痛专科服务机构中接受治疗，有 24h 适当的医疗服务，护理和医务人员接受过适当的教育和经验，以及有充分的监测。

一旦患者能够耐受口服液体，就可以重新开始常规阿片类药物治疗方案以取代任何背景输注。高 PCA 剂量需求可能意味着患者单独口服阿片类药物治疗需要一段时间。

> **例 1** 一位患者多年来每天分次服用 200mg SR 口服吗啡，在固定其胫骨骨折后，被要求进行 PCA 作为其多模式镇痛的一部分。手术后允许他喝酒，并应像往常一样继续服用缓释吗啡。他每天口服 200mg 吗啡相当于每天静脉注射 70mg 吗啡，即接近 3mg/h。因此，开始 PCA 时推注剂量为 2mg，而不是"标准"1 mg，这可能是合理的。或者，可以以 40μg 开始的推注剂量开出 PCA 芬太尼。如果该患者无法饮酒且无法服用缓释吗啡，则可以要求背景输注。输注速率略低于计算的"当量"剂量可能是合理的——在这种情况下，从 2mg/h（或 40μg/h 芬太尼）开始。

> **例 2** 患者在全腹子宫切除术后需要使用 PCA 芬太尼进行镇痛。在过去的 2 年里，她 2 年来一直使用 100μg/h 的芬太尼贴片治疗背痛。医生建议在手术前使用芬太尼贴片是正确的决定。在开始使用 PCA 镇痛时，考虑使用 40μg 的芬太尼而不是标准的 20μg 可能会更合理。另外，也可以考虑使用大剂量的 PCA 吗啡或羟考酮，起始剂量为 2mg。在使用 PCA 治疗时，芬太尼贴片应该继续使用。

2. 区域镇痛

各种区域镇痛技术，包括硬膜外麻醉和其他连续的神经或神经丛输注，可用于为患者提供安全有效的阿片类耐受疼痛缓解。通常通过硬膜外或鞘内途径给药的阿片类药物剂量并不一定足以防止阿片类药物戒断。为了预防戒断，可能需要补充基础阿片类药物需求。有学者建议使用比通常更大的椎管内阿片类药物剂量（Schug 等，2020），但很难确定安全剂量。

（六）预防戒断

如果患者在术后或创伤期间不能继续接受他们平时使用的慢性阿片类药物治疗（如因为他们不能口服任何东西或有肠梗阻），必须给予足够的阿片类药物以满足他们对基本需求的需求，以预防戒断。无论报告的疼痛强度如何，都应提供基本需求。

如果患者的"常规"阿片类药物是非法的，那么剂量就无法确定，因此基本需求是未知的。在这些情况下，明智的做法是从保守的阿片类药物剂量开始，如果使用 PCA，则不进行背景输注。然后可以根据需要改变镇痛方案。

如果对确认的剂量是否全部服用有任何疑问，则每日入院前的总剂量可以分为不同的更小而频次更多的剂量，密切观察患者，并根据需要调整后续剂量。

如果患者需要高剂量的阿片类药物来治疗急性疼痛超过一两个星期，如果药物突然停止或剂量减少过快，他们也可能面临戒断的风险。一般而言，每天或每 2 天减少 20%～25% 的剂量，可使阿片类药物剂量逐渐减少，而避免戒断症状和体征的出现。大多数患者在康复和急性疼痛缓解后都会这样做。

如果患者接受可乐定（α_2–受体激动药，见第 6 章）（Schug 等，2020），则可以通过对戒断症状进行对症管理来实现更快速的减量。

有些患者可能对其他药物（如苯二氮䓬类）或酒精有身体依赖。治疗还必须旨在防止这些药物的戒断。

（七）多学科和其他专家团队的参与

阿片类药物耐受性患者可能会有显著的情绪和精神合并症。除了镇痛之外，这些患者可能还需要管理行为、心理、医疗、社会和其他因素。可能需要其他专家小组提供帮助，包括慢性疼痛、姑息治疗、药物和酒精以及精神 / 心理治疗服务。更新的综合护理模式可以帮助患者从入院前到出院后进行全面管理，包括围术期、家庭、过渡性疼痛服务和急性疼痛门诊服务（Macintyre 等，2020；Schug 等，2020）。

（八）出院镇痛管理

在一些阿片类药物耐受患者中，出院镇痛管理的要求可能会稍微复杂一些（见第 16 章）。值得注意的是，术前使用阿片类药物可能会增加出院后长期使用阿片类药物的风险（Levy 等，2020）。

要点

1. 阿片类药物耐受患者急性疼痛处理的主要原则包括彻底评估、提供有效镇痛和预防戒断、多学科参与和协助制订出院计划。
2. 应确认入院前阿片类药物的治疗方案，然后尽可能维持或者同等替代治疗。
3. 对患有中度或重度的阿片类药物耐受患者的多模式急性疼痛管理应基于非阿片类镇痛药 NSAID、对乙酰氨基酚）、抗痛觉过敏药（氯胺酮、加巴喷丁类药物）、局部镇痛技术以及阿片类药物。
4. 阿片类药物耐受的患者可能需要比未使用阿片类药物的患者更高的阿片类药物剂量来治疗急性疼痛，并且所需剂量的个体间差异可能更大，这些患者发生 OIVI 的风险可能更高。
5. 阿片类药物耐受患者的疼痛评分通常较高；应结合疼痛评分和患者功能评估来评估疼痛。

三、药物滥用障碍患者

尽管定义略有不同，但术语药物滥用障碍（SUD）和成瘾（参见定义表 15-4）通常可以互换使用。在《精神疾病诊断和统计手册》第五版（DSM-5）中，SUD 是指尽管存在健康、工作或社会问题，但仍继续使用药物（如阿片类药物、酒精、精神兴奋剂、镇静剂、加巴喷丁类药物），而成瘾则描述了 SUD 最严重的阶段，尽管有这些危害，但仍会严重丧失自控力和强迫性吸毒，即使有停止吸毒的愿望（Volkow 等，2016）。

患者也可能单独或与阿片类药物联合滥用其他药物（如酒精、苯二氮䓬类药物、大麻、加巴喷丁类药物、氯胺酮、可卡因和安非他明）。在某些情况下，人们可能不知道他们正在联合用药。特别是在美国，非法制造的芬太尼（和芬太尼类似物）可能被添加到海洛因、可卡因和安非他明中，但现在其他国家也开始出现这种情况（LaRue 等，2019）。这有助于提高可卡因和精神兴奋剂相关死亡率（疾病控制和预防中心，2019；Kariisa 等，2019）。据了解，除了大麻外，患者可能需要更高剂量的阿片类药物来治疗急性疼痛，前面列出的其他药物与阿片类药物之间不存在交叉耐受性。

滥用药物或酒精的患者常见的心理合并症是抑郁、焦虑、边缘性人格障碍和精神疾病（Macintyre 等，2020；Schug 等，2020），并且这些疾病在急性疼痛发作期间可能会加剧。然而，正是他们异常的吸毒行为和失去自控力的特点，将成瘾患者与其他长期使用阿片类药物治疗的患者以及患有不太严重的 SUD 的患者区分开来。已经描述了各种各样的异常吸毒行为，其中一些不太常见，但更容易暗示成瘾，而另一些则更常见，但暗示性较小（表 15-5）

（Passik，2009）。后者更有可能反映出某种未得到充分治疗的痛苦（如疼痛或心理困扰）。有时，当患者似乎需要止痛药物并表现出与成瘾患者类似的异常吸毒行为时，工作人员可能会报告患者对阿片类药物"成瘾"或"寻求毒品"。对急性疼痛的治疗不足可能会导致医源性药物寻求行为，这些行为实际上是避免疼痛的行为，因为疼痛缓解不充分。这被称为伪成瘾（Weissman & Haddox，1989）。

建议其他专家团队协助管理成瘾症患者，包括慢性疼痛、姑息治疗、药物和酒精以及精神 / 心理的管理。

（一）既往阿片类药物滥用障碍患者的阿片类用药

如果患者既往有阿片类药物滥用障碍（OUD），那么在需要缓解疼痛时会出现一些问题。他们可能会对阿片类药物的使用感到担忧，因为这可能会导致复发以及对疼痛缓解的不足。在这种情况下，他们可以被建议尝试使用局部麻醉和非阿片类药物，这样在某些情况

下也许能够满足需求。但需要特别强调的是，要获得有效的疼痛缓解效果。如果疼痛严重，需要采用有效剂量的阿片类药物，如果剂量不足，可能会导致焦虑、药物寻求行为和需求以及疼痛。而回归成瘾状态的风险较小，这也可能有助于缓解担忧（Schug 等，2020）。在出院后，医生将协调他们的持续护理，并且会提供适当的剂量减少援助，这也可能有所帮助。

（二）其他药物戒断

患有 OUD 的患者滥用其他药物（如酒精、苯二氮䓬类药物、大麻和安非他明）的情况并不少见。建议监测表明戒断这些药物的体征和症状，并在必要时和可行时制定预防或治疗方案。

酒精戒断的早期迹象通常出现在最后一次饮酒后 6～24h 内。由于此类药物半衰期的差异以及某些苯二氮䓬类药物具有活性代谢物，苯二氮䓬类药物的戒断起始时间会有所不同。戒断酒精和苯二氮䓬类药物的常见临床特征包括震颤、焦虑 / 激动、出汗、睡眠障碍、对刺

表 15–5　异常用药行为谱

更容易成瘾	不易上瘾
• 合并滥用酒精或非法药物	• 强烈抱怨需要更多的药物
• 证据显示，由于药物使用，工作能力、家庭功能或社交能力出现恶化	• 在症状减轻期间囤积药物
• 注射口服剂型	• 公开从其他医疗来源获取类似的药物
• 尽管有警告，仍然有多次剂量增加或不遵守疗程	• 要求特定的药物
• 从非医疗来源获取处方药	• 报告医生未预期的心理效应
• 伪造处方	• 对治疗改变的抵抗伴随着可忍受的不良反应，并伴随着严重症状复发相关的焦虑表达
• 尽管有明显的药物相关的身体或心理不良影响的证据，仍反复抵制改变疗程	• 未经批准使用该药物来治疗另一种症状
• 在不告知开具处方者的情况下，反复从其他医生或急诊部门寻求处方	• 未经授权的剂量递增或在一两次治疗中未遵守治疗方案
• 销售处方药	
• 从他人那里偷取或借用药物	

引自 Passik (2009). Mayo Foundation for Medical Education and Research©.

激过敏、视觉障碍，严重情况下会出现谵妄和癫痫发作。

可能需要使用苯二氮䓬类药物来控制酒精、苯二氮䓬类药物或大麻（较少见）的戒断。如果同时给予阿片类药物，必须密切监测患者的镇静水平，因为 OIVI 的风险会增加。如果患者有癫痫发作的风险，应谨慎使用已知可降低癫痫阈值的药物（如三环类抗抑郁药、曲马多）。

戒断安非他命可能会导致显著的镇静作用，并可能难以安全地获得阿片类药物的充分镇痛效果（Schug 等，2020）。

（三）异常行为的管理

个体化治疗计划有助于有效、安全而共情的治疗。这可以使一小部分在住院期间表现出明显异常服药行为的患者受益。这些治疗计划应该坚定而公平地应用，并应与患者讨论（Schug 等，2020）。且以一种尊重、诚实和开放式的沟通方式，并保证将尽力提供良好的疼痛缓解效果。另外，还需要明确符合实际的镇痛目标（完全的镇痛通常是不现实的），即阿片类药物治疗的预期使用时间（仅短期）、减少剂量的计划（剂量将随着患者的康复而减少），以及可用药物的选择。患者参与计划的选择（在适当的范围内）很重要。所有参与治疗患者的医疗和护理人员都应同意并遵守该计划。这些计划还应该包括适当的行为边界，以限制对工作人员的虐待并确保在潜在的暴力情况下保障工作人员的人身安全。

除了处方药物，还应解释与篡改设备或使用非法药物有关的危险。如果怀疑患者正在使用非法药物，则可能需要对其进行更密切的监测，因为如果服用镇静药物或其他阿片类药物，可能会增加 OIVI 的风险。照顾这些患者的工作人员应了解与患者和访客持有违禁物品有关的相关医院协议。

（四）用于治疗阿片类药物成瘾治疗的药物

接受阿片类药物成瘾治疗的患者经常被处方美沙酮或丁丙诺啡作为阿片类药物替代品－阿片类药物替代疗法（OST），有些患者还会使用纳曲酮（Harrison 等，2018）。

1. 美沙酮

美沙酮（见第 4 章）是一种长效纯阿片类激动药，通常以糖浆形式用于阿片类药物替代疗法患者，每天给药一次。这通常会抑制阿片类药物戒断至少 24h，但镇痛持续时间可能更短（Schug 等，2020）。在给予额外阿片类药物治疗急性疼痛时，应继续给予患者通常使用的美沙酮剂量（Macintyre 等，2013）。在白天将美沙酮剂量分为 2～3 次给予，有助于提供更稳定的"背景"镇痛。

如果患者不能口服美沙酮，则可通过静脉输注或间断性皮下注射给予较小的"等效"剂量美沙酮（约为口服剂量的 1/2 至 2/3）的肠外给药（Schug 等，2020）。

只有在咨询授权（注册）处方医生或成瘾医学专家后，才能更改患者的 OST 美沙酮剂量。

2. 丁丙诺啡

丁丙诺啡（见第 4 章）也常被用作 OST，作为舌下片剂或黏膜黏附剂，或最近作为皮下或皮下积存注射剂，每周、每月或更长时间间隔给药（Rosenthal & Goradia，2017）。现在更常用的是联合使用舌下制剂纳洛酮而不是单独服用。纳洛酮通过舌下途径不易吸收，但如果注射给药，它将逆转丁丙诺啡的作用并加速戒断。

丁丙诺啡 OST 通常也每天给药 1 次，但其作用持续时间较长，这意味着某些患者仅需要每日 2 次。同样，在给予额外的阿片类药物的同时，全天分两次或多次分剂量临时给药可以提供背景镇痛效果。

由于丁丙诺啡与 μ 阿片受体的高度亲和力和缓慢解离，人们担心丁丙诺啡可能会阻断纯阿片激动药的镇痛作用。它被归类为部分 μ- 受体激动药（临床上它似乎是一种用于镇痛的完全 μ- 受体激动药，见第 4 章），这也使得一些人相信它会拮抗同时给药的其他纯激动药阿片类药物的作用。然而，在临床实践中，这两种担忧似乎都没有充分的依据，与另一种阿片类药物联合用药将减少额外阿片类药物的需求量（Macintyre 等，2013）。因此，患者应继续使用丁丙诺啡，同时根据需要添加其他阿片类药物，以应对急性疼痛（Macintyre 等，2013；Harrison 等，2018）。由于丁丙诺啡片和薄膜是舌下给予，即使患者空腹，也可以继续使用。

如果丁丙诺啡已经停止使用，有人担心，如果患者仍在服用其他为治疗急性疼痛而开出的阿片类药物，再次使用丁丙诺啡可能会导致戒断。在实践中，如果一开始使用小剂量，然后在几天内增加到患者的常用剂量，戒断似乎不是一个问题（Macintyre 等，2013）。

改变患者的 OST 丁丙诺啡剂量只能在咨询授权（注册）处方者或成瘾医学专家后进行。

3. 纳曲酮

纳曲酮是一种纯阿片类拮抗药（见第 4 章），用于治疗酒精和阿片类 SUD。它通常以片剂的形式提供，但在一些国家也有长效注射形式或植入颗粒（Schug 等，2020）。这可能会使中度至重度疼痛的有效治疗更加困难，除非有可能进行区域镇痛。

在纳曲酮的作用减弱之前，即使使用高剂量的阿片类药物也很难达到充分缓解疼痛的效果。因此，在可能的情况下，应在术前 24～48h 停止口服纳曲酮（Harrison 等，2018；Schug 等，2020）。如果患者已接受长效注射或植入，则可用的临床指导较少。但是，对用于处理急性疼痛的阿片类药物反应性或其他方面，其反应取决于注射或植入后经过的时间，因为随着时间的推移，阿片类拮抗药的作用会下降（Harrison 等，2018）。某些患者可能需要移除植入物，特别是在急性疼痛的病程预计会延长的情况下。

已有证据表明，停止纳曲酮治疗后，患者可能对阿片类药物更加敏感；因此，如果在此期间给予其他阿片类镇痛，则应密切监测。

（五）出院镇痛

对于有成瘾障碍的患者，出院镇痛的管理要求可能稍微复杂一些，见第 16 章。

> **要点**
> 1. 对阿片类药物成瘾的患者通常会耐受其作用并且对药物产生生理依赖性。他们异常的吸毒行为模式和失去自控力将他们与其他长期接受阿片类药物治疗的患者区分开来。
> 2. 接受阿片类药物成瘾治疗的患者，常常会被开美沙酮或丁丙诺啡的处方作为阿片类药物的替代品，除了用于急性疼痛治疗的其他阿片类药物外，还应尽可能继续使用这两种药物。

四、睡眠呼吸障碍患者

睡眠呼吸障碍（sleep disordered breathing，SDB）是一系列在睡眠期间多次出现部分或完全呼吸停止的疾病。它包括阻塞性睡眠呼吸暂停（OSA）和中枢性睡眠呼吸暂停（CSA）。急性疼痛中最常见且研究最多的形式是 OSA。

阻塞性睡眠呼吸暂停综合征在成年人

中的患病率很高。据估计，总体而言，有
6%～17% 的成年人患有中度或重度 OSA。患
病风险随着年龄和体重指数的增加而增加，并
且男性患病风险更高（Senaratna 等，2017）。

在接受减肥手术的患者中，这一比例可能
高达 90%（de Raaff 等，2017）。另外，CSA 在
普通人群中的患病率可能仅为 1%（Selvanathan
等，2020）。

有趣的是，没有睡眠呼吸障碍的患者可能
会在服用阿片类药物后出现患病的情况。与一
般人群相比，长期服用阿片类药物的患者中阿
片类相关的睡眠呼吸障碍，特别是 CSA 的患
病率要高得多（Schug 等，2020；Selvanathan
等，2020）。此外，我们还知道，在排除术前
睡眠呼吸障碍诊断的阿片类药物初治患者中，
约有 1/4 的患者在术后服用阿片类药物后可能
发展为中度至重度的睡眠呼吸障碍（Chung 等，
2015）。

既往存在阻塞性睡眠呼吸暂停的患者术后
存在较高的并发症风险，包括急性呼吸窘迫综
合征、吸入性肺炎、OIVI、插管和通气的需
要、心房颤动、血栓栓塞和心搏骤停等（Schug
等，2020）。尽管主要的危险因素可能是患者
的体型（尤其是病态肥胖）而不是 SDB 的特
殊诊断（Schug 等，2020）。几乎没有好的证
据来指导 OSA 患者急性疼痛管理方案的"最
佳选择"（Cozowicz 等，2018）。通常推荐使
用非阿片类镇痛药和区域镇痛阿片类药物节约
技术（美国麻醉师学会，2014），还应尽可能
避免发生 OIVI 的其他危险因素（见第 4 章）
（Selvanathan 等，2020）。

有许多 OSA 患者服用阿片类药物后出现
危及生命或致命的 OIVI 的病例报告（Macintyre
等，2011）。然而，当详细研究这些报告时，
我们发现主要问题之一似乎是缺乏能够及早发

现 OIVI 的适当监测。不适当的剂量方案似乎
也对某些患者产生影响（例如，在未使用阿片
类药物的个体中使用 PCA 背景输注或同时服
用镇静药物）。

已有大量的病例报告表明，阻塞性睡眠
呼吸暂停（OSA）患者服用阿片类药物后会
出现危及生命或致命的 OIVI（Macintyre 等，
2011）。然而，当对这些报告进行详细研究
时，主要问题之一似乎是缺乏适当的监测，无
法及早发现 OIVI。不适当的剂量方案也可能
会导致一些患者的问题（例如，使用背景输
注与 PCA 阿片类药物初治个体或联合使用镇
静药）。

众所周知，镇静作用增强是 OIVI 的最佳
早期临床指标（见第 3 章），但在大多数报告
中，对镇静的监测不恰当地依赖于监测患者的
呼吸频率。在许多报告中，在正常呼吸频率的
情况下注意到明显的镇静和高碳酸血症，并且
镇静作用增强的意义并未被认为是 OIVI 的早
期指标。如果定期监测镇静水平，并在首次发
现过度镇静时采取适当措施，则可能可以避免
严重的 OIVI。

鉴于这些病例，有学者建议应加强对 OSA
等高危患者的监测。然而，试图选择出高危患
者群体可能会使其他患者面临风险。

一项重要发现是，88% 因 OIVI 受到伤害
的患者是在手术后的第一天或晚上受到伤害。
结论是，如将重点关注放在发生高风险的术后
期间，更好地监测所有患者，而不仅仅只关注
高风险的患者，患者的治疗效果可能会得到
改善。

同样，对 60 名手术后受到伤害的 OSA 患
者进行的回顾分析表明，死亡和危及生命的事
件（其中 80% 发生在最初 24h 内），危险因素
包括病态肥胖、男性、阿片类药物或镇静剂

给药，以及缺乏适当的监测（Subramani 等，2017）。

需要考虑提供护理的最合适地点和所需的监测水平。对每一位患者进行适当和有效的监测将增加所有患者的安全性。然而，在高度依赖的环境下，对选定的深发展患者进行监测可能是谨慎的。

事实证明，为 OSA 患者（非围术期）补充氧气在降低严重低氧血症的风险方面与 CPAP 一样有效（Schug 等，2020）。因此，对于患有或疑似患有 OSA 并接受阿片类药物治疗疼痛的患者来说，常规给氧似乎是合适的，至少直到他们能够在睡眠时呼吸室内空气时维持基线氧饱和度（美国麻醉医师协会，2014年），任何拥有 CPAP 机器的患者都应该在住院期间使用它。

> **要点**
>
> OSA 患者在术后和阿片类镇痛药物使用后出现并发症的风险可能较高，但患者安全的关键是重点关注对所有患者的有效监测，因为不可能识别所有 OSA 患者。

五、肥胖患者

在许多国家，肥胖的流行率持续增长。肥胖是 SDB 的一个危险因素，患有病态肥胖的患者（即 BMI＞40kg/m² 的患者），其术后并发症的风险更高，尤其是在大手术后（Sood 等，2015）。此外，肥胖患者也更可能患有显著的术前心肺和其他并发症（Belcaid 和 Eipe，2019）。因此，对急性疼痛进行良好的管理非常重要。

虽然一些区域阻滞可能更难以实施，失败率也更高，但有证据表明硬膜外镇痛效果更好（Schug 等，2020）。而且，通过脊髓或硬膜外途径给予局部麻醉的扩散更大（Belcaid 和 Eipe，2019）。

几乎没有具体证据可以用来调整这些患者的镇痛方案。药代动力学变化已有报道，但其临床意义仍不清楚。主要建议是不要使用总体重来计算肥胖患者的药物剂量，并尽可能使用局部镇痛（Belcaid & Eipe，2019；Schug 等，2020）。由于阿片类药物的剂量最好根据患者的年龄而不是体重确定，而且这些患者中许多人患有 OSA，并且可能对阿片类药物更敏感，并且 OIVI 的风险增加，因此开始使用阿片类药物的剂量应低于患者年龄的推荐值。

还建议滴定多模式阿片类药物保留镇痛以达到效果（Belcaid & Eipe，2019），并且已被证明可以减少阿片类药物的用量、阿片类药物相关不良反应的风险，并改善减肥手术后患者的疼痛缓解（Ng 等，2017）。

六、孕妇或哺乳期患者

（一）妊娠期镇痛药的使用

孕妇可能因临产和分娩以外的多种原因需要治疗急性疼痛。药物通过胎盘从母体转移到胎儿取决于许多因素，包括药物的脂溶性、其电离和分子量以及跨膜浓度差；一般来说，如果药物可以穿过血脑屏障，它就可以穿过胎盘（Ansari 等，2016）。因此这些患者主要担心的是所有镇痛药几乎都会在一定程度上穿过胎盘。因此，应尽可能使用非药物疗法。然而，如果这不可行，则应与患者的产科医生协商开出对胎儿风险最小的药物，并建议在尽可能短的时间内使用最低有效剂量。虽然大多数药物都是安全的，但最令人担忧的是在怀孕的两个特定时期——妊娠早期和临产前。

在许多国家，所开出的药物均已根据出生缺陷的风险、产前和产后的不良药理学影响（这些影响可逆转或不可逆转）以及未来生活中的问题进行分类。FDA 不再使用基于字母分类的等级。在给孕妇使用任何药物之前，都应该先咨询医生的建议。例如，澳大利亚治疗药品数据库（https://www.tga.gov.au/prescribing-medicines-pregnancy-database）是一个很方便搜索的数据库。虽然每个类别的细节可能因国家而异，但是我们可以得出以下一些概括性的建议（Schug 等，2020）。

- 对乙酰氨基酚是首选的镇痛药。
- 非甾体抗炎药应在妊娠的最后 3 个月谨慎使用，并在预产期前的最后几天避免使用，因为它们可能会导致胎儿肾脏问题，增加动脉导管过早闭合的风险，并推迟分娩。
- 短期使用阿片类药物似乎相对安全，如果认为利大于弊，可以在怀孕期间使用，但它们可能会导致新生儿 OIVI 以及母亲长期使用后的戒断症状。
- 大多数（不是全部）局部麻醉药都可以安全使用。

（二）哺乳期镇痛药的使用

许多在哺乳期间开出的镇痛药物会部分转移到母乳中，然后转移到接受母乳喂养的婴儿身上。药物转移到母乳中取决于药物的脂溶性、电离程度和蛋白质结合——对于那些高脂溶性、低分子量和蛋白质结合率低的药物，转移的量将更大（Mitchell 等，2020）。然而，通常不会看到具有临床意义的药物水平变化。建议在尽可能短的时间内使用尽可能低的有效母体剂量的镇痛药。

哺乳期间可以开出的药物也根据风险进行了分类。其中便于搜索的数据库之一是国家医学图书馆的药物和哺乳数据库（LactMed）https://www.ncbi.nlm.nih.gov/books/NBK501922。在为哺乳期患者开具镇痛药之前，应参考此类指南。然而，可以再次做出一些概括（Mitchell等，2020；Schug 等，2020）。

- 对乙酰氨基酚。
- 是首选的镇痛药。
- 大多数非甾体抗炎药（包括非选择性和非甾体抗炎药以及选择性 COX-2 抑制药）可以使用，但应避免使用镇痛剂量的阿司匹林。
- 尽管不推荐哌替啶和可待因，但大多数常规阿片类药物可以安全使用。重复给药时需要小心，尤其是早产儿或小于四周的婴儿。应避免使用可待因，因为据报道有母亲使用可待因后接受母乳喂养的婴儿死亡，婴儿是可待因的超快代谢者（见第 4 章）。口服羟考酮剂量或每天超过 30～40mg 会增加嗜睡的风险。
- 在非典型阿片类药物中，丁丙诺啡可以安全使用，但建议在使用曲马多时应谨慎，因为曲马多及其代谢物 M1（见第 4 章）也会存在于母乳中。M1 具有 μ- 阿片类激动剂作用，在曲马多超快代谢者中，其水平会更高。这导致 FDA 建议不要在哺乳的情况下使用曲马多（FDA，2019）。然而并非所有人都同意这些限制（Schug 等，2020）
- 可安全使用的止吐药包括昂丹司琼、格拉司琼、赛克力嗪、丙氯拉嗪、地塞米松和甲氧氯普胺。

> **要点**
> 对于肾或肝功能不全的患者，应考虑镇痛药的选择和剂量方案。

七、肾和肝损害患者的案例

在肾或肝功能不全的患者中，某些镇痛剂的清除率或活性代谢物的积聚可能会发生改变，这可能会影响药物的选择或使用的剂量。虽然缺乏关于用于缓解这些患者疼痛的一些药物的良好证据，但可以做出一些概括。表 15–6 总结了这些内容（Schug 等，2020）。所提供的信息适用于大多数，但存在个体差异。

关于透析对大多数药物的影响的证据很少或缺乏，并且大部分已知信息都是基于病例报告。应根据个人情况寻求信息，因为信息也可能因透析类型而异。提供有关各种镇痛药以及它们或活性代谢物是否通过透析清除的更详细的信息（Davison，2019；Roy 等，2020；Schug 等，2020）。

要点
1. 需要考虑镇痛药的选择和使用剂量。
2. 在透析患者中使用镇痛药需要进行个体化分析。

表 15–6　肾或肝损害患者使用的镇痛药

	肾功能损害 [a]	肝功能损害
阿片类药物	• 无须进行剂量调整，因为无、微量或只有弱活性代谢物 • 阿芬太尼（除非损伤严重） • 芬太尼（如严重肾功能不全是不错的选择） • 丁丙诺啡 • 羟考酮（大多数患者）[b] • 美沙酮（除非损伤严重） • 舒芬太尼 • 他喷他多（如有严重肾功能不全则避免使用）	• 大多数患者无须剂量调整 [c] • 阿芬太尼 • 丁丙诺啡 • 芬太尼 • 吗啡 • 羟考酮 • 舒芬太尼
	• 建议剂量调整，有时候更倾向于使用替代药物 • 可待因 • 氢吗啡酮 • 吗啡 • 曲马多	• 如果损伤严重可能需要剂量调整 • 美沙酮 • 曲马多 • 氢吗啡酮 • 他喷他多（如果有严重肝损伤则避免使用）
	• 避免使用 • 哌替啶 • 右丙氧芬	• 避免使用 • 哌替啶 • SR 羟考酮和纳洛酮的联合制剂，由于纳洛酮的清除率降低导致系统水平增加，这可能会降低羟考酮的镇痛效果
局部麻醉药物	• 除非肾功能损伤严重，否则血浆浓度没有显著差异 • 如果长期 / 重复使用或严重肾功能损伤，可能需要减少剂量	反复或长期使用可能需要调整剂量
对乙酰氨基酚	• 对大多数患者来说安全 • 如果有严重肾功能损害，可能需要增加剂量间隔	慢性肝病患者短期内以治疗剂量使用是合理的；长期使用减少剂量；优于 NSAID

（续表）

	肾功能损害 [a]	肝功能损害
包括 COX-2 抑制药的非甾体抗炎药	• 如果存在肾功能损害，应极其小心使用，并在严重时避免 • 尽管大多数 GFR>60ml/（min·1.73m²）的患者短期使用可能安全，但如果存在其他肾功能损害的风险因素（如血容量减少、低血压），最好避免使用 • 在许多术后和创伤后患者中，如果 GFR<80ml（min·1.73m²），最好避免使用	建议减少剂量，肝硬化时避免
三环类抗抑郁药	可能发生代谢产物积累，但关于需要减少剂量的证据有限	如果严重肝功能损害，建议减少剂量
选择性 5- 羟色胺 - 去甲肾上腺素再摄取抑制药	如果严重肝功能损害，建议调整剂量	降低文拉法辛剂量，避免度洛西汀，可能首选使用去甲文拉法辛
加巴喷丁，普瑞巴林	• 建议根据肌酐清除率调整剂量 • 常需要透析后剂量	适用于非肝脏代谢
氯胺酮	数据有限，但可能无须调整剂量	如果输液用药超过 5 天，需要监测肝功能

a. 关于通过透析去除镇痛药和相关代谢物的信息，请参阅 Schug 等（2020）的文章。链接：https://www.anzca.edu.au/safety-advocacy/advocacy/college-publications 以及 Roy 等（2020）的研究

b. 半衰期显著增加，尤其是在晚期肾病患者，在使用阿片类药物时可能需要减少剂量或使用替代药物

c. 低蛋白血症患者使用阿片类药物可能增加毒性风险。对于许多术后和创伤后的患者而言，如果肾小球滤过率<80ml/（min·1.73m²），则建议最好避免使用 2 型肝损害药物，并建议减少剂量以避免在肝硬化的情况下产生不良反应

经澳大利亚和新西兰麻醉师学院和疼痛医学学院（ANZCA and FPM）许可改编。引自 Schug et al (2020). https://www.anzca. edu.au/safety-advocacy/advocacy/college-publications Accessed December 2020. With additions from Tawfic and Bellingham (2015), Davison (2019), and Roy et al (2020)

参考文献

[1] Achterberg W, Lautenbacher S, Husebo B et al (2020) Pain in dementia. *Pain Rep* 5(1): e803.

[2] Aldecoa C, Bettelli G, Bilotta F et al (2017) European Society of Anaesthesiology evidence-based and consensus-based guideline on postoperative delirium. *Eur J Anaesthesiol* 34(4): 192–214.

[3] American Geriatrics Society (2015) Postoperative delirium in older adults: best practice statement from the American Geriatrics Society. *J Am Coll Surg* 220(2): 136–48.e1.

[4] American Geriatrics Society (2019) Updated AGS Beers Criteriafor potentially inappropriate medication use in older adults. *J Am Geriatr Soc* 67(4): 674–94.

[5] American Society of Anesthesiologists (2014) Practice guidelines for the perioperative management of patients with obstructive sleep apnea: an updated report by the American Society of Anesthesiologists Task Force on Perioperative Management of patients with obstructive sleep apnea. *Anesthesiology* 120(2): 268–86.

[6] Ansari J, Carvalho B, Shafer SL et al (2016) Pharmacokinetics and pharmacodynamics of drugs commonly used in pregnancy and parturition. *Anesth Analg* 122(3): 786–804.

[7] Belcaid I & Eipe N (2019) Perioperative pain management in morbid obesity. *Drugs* 79(11): 1163–75.

[8] Boenigk K, Echevarria GC, Nisimov E et al (2019) Low-dose ketamine infusion reduces postoperative hydromorphone requirements in opioid-tolerant patients following spinal fusion: a randomised controlled trial. *Eur J Anaesthesiol* 36(1): 8–15.

[9] Brinck EC, Tiippana E, Heesen M et al (2018) Perioperative intravenous ketamine for acute postoperative pain in adults. *Cochrane Database Syst Rev* 12(12): Cd012033.

[10] Centers for Disease Control and Prevention (2019) *Annual*

surveillance report of drug-related risks and outcomes - United States surveillance special report. Centers for Disease Control and Prevention, U.S. Department of Health an d Human Services. https://www.cdc.gov/drugoverdose/pdf/pubs/2019–cdc-drug-surveillance-report. pdf Accessed September 2020.

[11] Chung F, Liao P, Yang Y et al (2015) Postoperative sleep-disordered breathing in patients without preoperative sleep apnea. *Anesth Analg* 120(6): 1214–24.

[12] Coldrey JC, Upton RN & Macintyre PE (2011) Advances in analgesia in the older patient. *Best Pract Res Clin Anaesthesiol* 25(3): 367–78.

[13] Cole LJ, Farrell MJ, Duff EP et al (2006) Pain sensitivity and fMRI pain-related brain activity in Alzheimer's disease. *Brain* 129(Pt 11): 2957–65.

[14] Cozowicz C, Chung F, Doufas AG et al (2018) Opioids for acute pain management in patients with obstructive sleep apnea: a systematic review. *Anesth Analg* 127(4):988–1001.

[15] Davison SN (2019) Clinical pharmacology considerations in pain management in patients with advanced kidney failure. *Clin J Am Soc Nephrol* 14(6): 917–31.

[16] de Raaff CAL, Gorter-Stam MAW, de Vries N et al (2017) Perioperative management of obstructive sleep apnea in bariatric surgery: a consensus guideline. *Surg Obes Relat Dis* 13(7): 1095–109.

[17] Dowell D, Haegerich TM & Chou R (2016) CDC Guideline for prescribing opioids for Chronic Pain-United States, 2016. *JAMA* 315(15): 1624–45.

[18] Edwards DA, Hedrick TL, Jayaram J et al (2019) American Society for Enhanced Recovery and Perioperative Quality Initiative Joint Consensus Statement on Perioperative Management of Patients on Preoperative Opioid Therapy. *Anesth Analg* 129(2): 553–66.

[19] FDA (2019) *Use of Codeine and Tramadol Products in Breastfeeding Women - Questions and Answers.* https://www.fda.gov/drugs/postmarket-drug-safety-informationpatients-and-providers/use-codeine-and-tramadol-products-breastfeeding-womenquestions-and-answers Accessed September 2020.

[20] Fishbain DA & Pulikal A (2019) Does opioid tapering in chronic pain patients result in improved pain or same pain vs increased pain at taper completion? A structured evidence-based systematic review. *Pain Med* 20(11): 2179–97.

[21] Generoso MB, Trevizol AP, Kasper S et al (2017) Pregabalin for generalized anxiety disorder: an updated systematic review and meta-analysis. *Int Clin Psychopharmacol* 32(1): 49–55.

[22] Harrison TK, Kornfeld H, Aggarwal AK et al (2018) perioperative considerations for the patient with opioid use disorder on buprenorphine, methadone, or naltrexone maintenance therapy. *Anesthesiol Clin* 36(3): 345–59.

[23] Hayhurst CJ & Durieux ME (2016) differential opioid tolerance and opioid-induced hyperalgesia: a clinical reality. *Anesthesiology* 124(2): 483–88.

[24] Hewitt J, Long S, Carter B et al (2018) The prevalence of frailty and its association with clinical outcomes in general surgery: a systematic review and meta-analysis. *Age Ageing* 47(6): 793–800.

[25] Kariisa M, Scholl L, Wilson N et al (2019) Drug overdose deaths involving cocaine and psychostimulants with abuse potential – United States, 2003–2017. *MMWR Morb Mortal Wkly Rep* 68(17): 388–95.

[26] LaRue L, Twillman RK, Dawson E et al (2019) Rate of fentanyl positivity among urine drug test results positive for cocaine or methamphetamine. *JAMA Netw Open* 2(4): e192851.

[27] Lee LA, Caplan RA, Stephens LS et al (2015) Postoperative opioid-induced respiratory depression: a closed claims analysis. *Anesthesiology* 122(3): 659–65.

[28] Leef GC, Perino AC, Askari M et al (2020) Appropriateness of direct oral anticoagulant dosing in patients with atrial fibrillation: insights from the veterans health administration. *J Pharm Pract* 33(5): 647–53.

[29] Levy N, Quinlan J, El-Boghdadly K et al (2020) An international multidisciplinary consensus statement on the prevention of opioid-related harm in adult surgical patients. *Anaesthesia*. Epub October 8 2020.

[30] Lim PC & Macintyre PE (2006) An audit of intrathecal morphine analgesia for non-obstetric postsurgical patients in an adult tertiary hospital. *Anaesth Intens Care* 34(6): 776–81.

[31] Lin HS, Watts JN, Peel NM et al (2016) Frailty and post-operative outcomes in older surgical patients: a systematic review. *BMC Geriatr* 16(1): 157.

[32] Loftus RW, Yeager MP, Clark JA et al (2010) Intraoperative ketamine reduces perioperative opiate consumption in opiate-dependent patients with chronic back pain undergoing back surgery. *Anesthesiology* 113(3): 639–46.

[33] Macintyre P, Russell R, Usher K et al (2013) Pain relief and opioid requirements in the first 24 hours after surgery in patients taking buprenorphine and methadone opioid substitution therapy. *Anaesth Intens Care* 41(2): 222–30.

[34] Macintyre PE & Jarvis DA (1996) Age is the best predictor of postoperative morphine requirements. *Pain* 64(2): 357–64.

[35] Macintyre PE, Loadsman JA & Scott DA (2011) Opioids, ventilation and acute pain management. *Anaesthesia and Intensive Care* 39(4): 545–58.

[36] Macintyre PE, Roberts LJ & Huxtable CA (2020) Management of opioid-tolerant patients with acute pain: approaching the challenges. *Drugs* 80(1): 9–21.

[37] McAnally H (2017) Rationale for and approach to preoperative opioid weaning: a preoperative optimization protocol. *Perioper Med (Lond)* 6: 19.

[38] Mitchell J, Jones W, Winkley E et al (2020) Guideline on anaesthesia and sedation in breastfeeding women 2020: guideline from the Association of Anaesthetists. *Anaesthesia* 75(11): 1482–93.

[39] Ng JJ, Leong WQ, Tan CS et al (2017) A multimodal analgesic protocol reduces opioidrelated adverse events and improves patient outcomes in laparoscopic sleeve gastrectomy. *Obes Surg* 27(12): 3075–81.

[40] Passik SD (2009) Issues in long-term opioid therapy: unmet needs, risks, and solutions. *Mayo Clinic proceedings. Mayo Clinic* 84(7): 593–601.

[41] Passik SD & Lowery A (2011) Psychological variables potentially implicated in opioidrelated mortality as observed in clinical practice. *Pain Medicine* 12(Suppl 2):S36–S42.

[42] Pergolizzi J, Boger RH, Budd K et al (2008) Opioids and the management of chronic severe pain in the elderly: consensus statement of an International Expert Panel with

focus on the six clinically most often used World Health Organization Step III opioids (buprenorphine, fentanyl, hydromorphone, methadone, morphine, oxycodone). *Pain Pract* 8(4): 287–313.

[43] Popping DM, Elia N, Van Aken HK et al (2014) Impact of epidural analgesia on mortality and morbidity after surgery: systematic review and meta-analysis of randomized controlled trials. *Ann Surg* 259(6): 1056–67.

[44] Rajan J & Behrends M (2019) Acute pain in older adults: recommendations for assessment and treatment. *Anesthesiol Clin* 37(3): 507–20.

[45] Rapp SE, Ready LB & Nessly ML (1995) Acute pain management in patients with prior opioid consumption: a case-controlled retrospective review. *Pain* 61(2): 195–201.

[46] Ready LB, Chadwick HS & Ross B (1987) Age predicts effective epidural morphine dose after abdominal hysterectomy. *Anesth Analg* 66(12): 1215–18.

[47] Rosenthal RN & Goradia VV (2017) Advances in the delivery of buprenorphine for opioid dependence. *Drug Des Devel Ther* 11: 2493–505.

[48] Roy PJ, Weltman M, Dember LM et al (2020) Pain management in patients with chronic kidney disease and end-stage kidney disease. *Curr Opin Nephrol Hypertens* 29(6): 671–80.

[49] Schofield P (2018) The assessment of pain in older people: UK national guidelines. *Age Ageing* 47(suppl_1): i1–i22.

[50] Schug SA, Palmer GM, Scott DA et al (2020) *Acute Pain Management Scientific Evidence 5e*. Melbourne, Australian and New Zealand College of Anaesthetists and Faculty of Pain Medicine. https://www.anzca.edu.au/safety-advocacy/advocacy/college-publications Accessed December 2020.

[51] Schwittay A, Sohns M, Heckes B et al (2020) Tapentadol prolonged release for severe chronic osteoarthritis pain in the elderly—a subgroup analysis of routine clinical practice data. *Pain Res Manag* 2020: 5759265.

[52] Selvanathan J, Peng PWH, Wong J et al (2020) Sleep-disordered breathing in patients on opioids for chronic pain. *Reg Anesth Pain Med* 45(10): 826–30.

[53] Senaratna CV, Perret JL, Lodge CJ et al (2017) Prevalence of obstructive sleep apnea in the general population: a systematic review. *Sleep Med Rev* 34: 70–81.

[54] Sood A, Abdollah F, Sammon JD et al (2015) The effect of body mass index on perioperative outcomes after major surgery: results from the National Surgical Quality Improvement Program (ACS-NSQIP) 2005–2011. *World J Surg* 39(10): 2376–85.

[55] Subramani Y, Nagappa M, Wong J et al (2017) Death or near-death in patients with obstructive sleep apnoea: a compendium of case reports of critical complications. *Br J Anaesth* 119(5): 885–99.

[56] Swart LM, van der Zanden V, Spies PE et al (2017) The comparative risk of delirium with different opioids: a systematic review. *Drugs Aging* 34(6): 437–43.

[57] United Nations Department of Economic and Social Affairs (2019) *World Population Ageing 2019*. New York. https://www.un.org/en/development/desa/population/publications/pdf/ageing/WorldPopulationAgeing2019–Report.pdf Accessed September 2020.

[58] Tawfic QA & Bellingham G (2015). Postoperative pain management in patients with chronic kidney disease. *J Anaesthesiol Clin Pharmacol* 3(1): 6–13.

[59] Volkow ND, Koob GF & McLellan AT (2016) Neurobiologic advances from the brain disease model of addiction. *N Engl J Med* 374(4): 363–71.

[60] Ward EN, Quaye AN & Wilens TE (2018) Opioid use disorders: perioperative management of a special population. *Anesth Analg* 127(2): 539–47.

[61] Weissman DE & Haddox JD (1989) Opioid pseudoaddiction-an iatrogenic syndrome. *Pain* 36(3): 363–66.

[62] Wiese AD, Griffin MR, Schaffner W et al (2018) Opioid analgesic use and risk for invasive pneumococcal diseases: a nested case-control study. *Ann Intern Med* 168(6):396–404.

[63] Yue Q, Ma Y, Teng Y et al (2020) An updated analysis of opioids increasing the risk of fractures. *PLOS ONE* 15(4): e0220216.

[64] Zhao F, Tang B, Hu C et al (2020) The impact of frailty on posttraumatic outcomes in older trauma patients: a systematic review and meta-analysis. *J Trauma Acute Care Surg* 88(4): 546–54.

第 16 章　出院后阿片类镇痛药的使用
Opioid Analgesia After Discharge from Hospital

本书前几章的主要目的是为住院急性疼痛患者的管理在医院中提供实用信息。但是，随着现在许多手术后和遭受重大伤害或疾病后的住院患者在早期出院，以及日间住院和 23h 出院越来越普遍，一些患者可能需要在进行多模式镇痛的情况下短期使用阿片类药物，以便继续身体康复和活动。然而，在考虑开具阿片类药物处方之前，必须评估其可能带来的任何风险，确定使用哪种阿片类药物以及使用时间的长短。此外，对于患者、医生和其他社区保健专业人员而言，了解这些信息变得尤为重要。因此，建议继续采用多模式镇痛策略，并鼓励使用非药物治疗方法缓解疼痛（Clarke 等，2020；Levy 等，2020）。

一、潜在风险

（一）阿片类药物不良反应

除了在医院使用阿片类药物可能引发的不良反应外，在社区环境中使用阿片类药物进行急性疼痛管理可能增加风险。

1. 阿片类药物相关不良反应

如果患者接受与住院期间相似剂量的阿片类药物治疗，期间出现如恶心、呕吐、瘙痒或过度镇静/阿片类药物引起的通气功能障碍等不良反应，则这些不良反应可能在患者出院后继续出现，除非患者在恢复和缓解疼痛后减少阿片类药物的剂量。此外，一些患者可能在家中首次服用阿片类药物（如日间手术后）。每

个患者都应获得适当的指导，以便及时处理任何不良事件（见第 15 章"既往阿片类药物滥用障碍患者的阿片类用药"部分）。

虽然 OIVI 罕见，但在手术出院后的前 30 天更可能发生，并且阿片类药物剂量越高风险越大（Ladha 等，2018；Mudumbai 等，2019）。

在医院中，已知同时使用阿片类药物和任何镇静药物（包括苯二氮䓬类和加巴喷丁类药物）会增加 OIVI 的风险（Le 等，2015；Frederickson 和 Lambrecht，2018；Bowen 等，2020；Levy 等，2020）——详见第 4 章。这种联合（以及与酒精的联合）还被证明增加慢性非癌痛患者使用阿片类药物治疗、接受阿片类替代疗法（OST）计划和滥用阿片类药物的患者在社区中死亡的风险（Gomes 等，2017；Lalic 等，2019；Tori 等，2020）。因此，应告知术后急性疼痛治疗患者不要同时服用任何镇静药物或饮酒。

2. 长期使用阿片类药物的意外启动

众所周知，一些阿片类处方药物被用于治疗出院后持续急性疼痛的患者。由于种种原因，即使急性疼痛被认为已经"缓解"，仍可能长期使用阿片类药物，这种情况在某些报道中持续时间长达 1～2 年或更久（Macintyre 等，2014；Schug 等，2020）。

造成这种情况的原因有几个，患者可能在手术或受伤后仍然感觉到严重疼痛，需要进行评估。或者他们可能发现阿片类药物有助于

缓解其他疼痛，如慢性背痛。还有可能是因为他们发现阿片类药物有助于应对负面情绪和压力，这被称为"化学应对"（Passik 和 Lowery，2011）。

已经确定了手术和创伤后长期使用阿片类药物的多种风险因素。这些因素包括手术类型、入院前使用阿片类药物、已经存在的慢性疼痛、抑郁症、焦虑症、灾难性思维、创伤后应激障碍、药物滥用障碍和吸烟等（Mohamadi 等，2018；Chaudhary 等，2019；Kent 等，2019；Clarke 等，2020；Levy 等，2020；Lawal 等，2020；Riva 等，2020）。随着阿片类处方药物数量的增多，患者风险也越大（Young 等，2019；Riva 等，2020）。此外，曲马多治疗急性疼痛也是长期使用阿片类药物的一个预测因素（Thiels 等，2019）。

这并不意味着患有心理共存病或其他风险因素的患者出院时永远不应该服用阿片类药物。然而，重要的是要认识到长期或不适当使用的风险因素。建议在出院后更密切地跟进患者，并协助逐渐减少剂量。

也可以在择期手术之前解决其中一些危险因素（Levy 等，2020）。例如，在择期手术之前和（或）出院后的患者中建立过渡型疼痛服务、急性疼痛服务（APS）门诊以及围术期手术之家（Katz 等，2015；Zaccagnino 等，2017；Stamer 等，2020）以减少慢性疼痛和过度使用阿片类药物的风险（Tiippana 等，2016；Weinrib 等，2017；Clarke 等，2018；Clarke 等，2020）。对于长期慢性疼痛服用阿片类药物的患者，有证据表明逐渐减少剂量不会导致疼痛加重（Fishbain 和 Pulikal，2019）。

出院后开具阿片类药物的目的是帮助患者治疗急性疼痛，而不是无意中推荐长期阿片类药物治疗或滥用。在出院数月后仍需要阿片类药物治疗其"急性"疼痛的患者需要进一步评估。包括对疼痛的评估、是否有任何神经病理性疼痛的证据以及相关心理和社会因素。持续 3 月以上的疼痛被归类为慢性而不是急性疼痛，并且可以考虑使用替代性治疗策略（见第 13 章）。

已经开发出预测手术后持续使用阿片类药物风险的评分系统（Chaudhary 等，2019；Karhade 等，2019）。

不幸的是，用于治疗住院急性疼痛的区域性镇痛措施并没有降低出院后长期使用阿片类药物的风险（Levy 等，2020）。

3. 阿片类药物对驾驶能力的影响

阿片类药物对驾驶能力和驾驶风险多国家都发布了有关驾驶与阿片类药物的关系的指南。阿片类药物可能会导致认知功能下降、反应时间延长、反应和协调能力减弱、注意力不集中，这些都会严重影响人的驾驶表现。众所周知，阿片类处方药物的影响下开车会增加事故风险（Levy 等，2020）。这种情况在患者首次接触阿片类药物（如用于急性疼痛管理）或与维持稳定剂量的阿片类药物治疗剂量患者相比，长期服用阿片类药物剂量最近进行剂量调整的患者中发生的可能性更高（Macintyre 等，2014；Schug 等，2020）。

在患者住院和出院后，疼痛强度可能因活动程度的不同而有所变化，患者应该随着机体的康复，逐渐减少每日所需的阿片类药物剂量。因此，每位患者所需的剂量不是固定的。出院后，采用阿片类药物治疗急性疼痛的患者应该注意避免驾驶。

（二）挪用和危害的风险

阿片类药物挪用和非医学使用而产生的越来越多的问题在社区中已引起广泛重视。挪用是指合法开具的阿片类药物被非法使用或分配。非医学使用是指患者或其他人未经医生开方，就将阿片类药物用于其他用途。

在许多甚至是大多数发达国家，阿片类药物的开方数量随着时间的推移迅速增加（Karanges 等，2018；美国疾病控制和预防中心，2019），这与这些药物所引起的死亡人数增加相一致（美国疾病控制和预防中心，2019；Penington Institute，2020，2019）。

阿片类药物滥用的"流行病"很大程度上归因于阿片类药物在慢性非癌症疼痛管理中的大量使用。然而，有些学者认为，出院后和在社区使用阿片类药物治疗急性疼痛也有一定影响（Kent 等，2019）。

众所周知，为手术后出院的患者开具阿片类药物，可能会超过他们所需的数量，有时是几百片（Sabatino 等，2018）。同样，已知大量阿片类药物（达 94%）可能未被服用（通常未妥善存放），并且大多数患者不会归还未使用的药物（Bicket 等，2017；Feinberg 等，2018；Arwi & Schug，2020）。这导致了大量未被使用的阿片类药物囤积，这些药物可能会由患者保存以待将来使用，或者极少数被滥用或挪用，从而给患者和其他人（包括儿童和宠物）带来潜在的危险。所发放的阿片类药物片数越多，患者服用的就越多（Howard 等，2019）。

大约 50% 或更多的非医疗用途的阿片类药物，包括可能被用于急性疼痛治疗的阿片类药物，都可能来自家人和朋友（Karlsson & Burns，2018；Lipari & Hughes，2017）。

限制阿片类药物的剂量和治疗持续时间，并鼓励非阿片类治疗方法，将有助于最小化存储或挪用阿片类药物的数量（Clarke 等，2020）。

风险患者的鉴定

在为出院患者开具阿片类药物处方之前，

需要考虑药物滥用和挪用的风险。针对某些患者，可能需要进行更正式的评估，并提供一些风险评估工具。其中，评估潜在阿片类药物滥用障碍（OUD）风险的工具之一是阿片类药物风险评估工具 – 修订版（ORT-R）（Cheatle 等，2019），详见表 16–1。

表 16–1　阿片类药物风险评估工具 – 修订版[*]

选择适用项的方框打勾	是	否
家族成员有物质滥用史		
• 酒精	1	0
• 非法药物	1	0
• 处方药物	1	0
个人有物质滥用史		
• 酒精	1	0
• 非法药物	1	0
• 处方药物	1	0
• 年龄（如果是 16—45 岁打勾）	1	0
心理疾病		
• 注意力缺陷多动障碍、强迫症、双相情感障碍、精神分裂症	1	0
• 抑郁	1	0
合计		

经 Cheatle et al 许可

[*]. 评分为 2 或更低表示未来滥用阿片类药物的风险低；评分≥3 表示滥用阿片类药物的风险高

ORT-R 包括多个问题，涉及酒精、非法药物或处方药物的个人或家族滥用史，以及患者的年龄和是否被诊断为注意力缺陷、多动症、强迫症、双相情感障碍或精神分裂症。抑郁症的诊断得分是分开的。评分为 2 或更低表示未来滥用阿片类药物的风险低；评分≥3 表示滥用阿片类药物的风险高（Cheatle 等，2019）。在考虑出院后阿片类药物的滥用风险时，扩大"家庭"定义是合理的，患者可能考虑为一起居住的朋友带回这些阿片类药物。

ORT-R 被设计用于慢性疼痛门诊。然而，虽然它可能尚未急性疼痛的患者中进行评估，但在繁忙的急诊医院中使用既快捷又方便。

二、出院后阿片类药物治疗方案选择

（一）阿片类药物的治疗方案选择

在选择阿片类药物、治疗时间以及是否适当分发大量阿片类药物片剂或在出院后自行服用时，需要慎重考虑。许多职业和监管机构已经建议不要使用长效阿片类药物治疗急性疼痛（FDA，2012；Webster，2013；Chou 等，2016；Dowell 等，2016；澳大利亚和新西兰麻醉师学院和疼痛医学学院，2018）。与医院情况一样，如果认为需要使用阿片类药物，应该使用即刻释放（IR）阿片类药物，而不是长效缓释（SR）阿片类药物或贴片（见第 7 章）。应该以"基于活动"的镇痛为目标，即鼓励患者在活动前如有需要服用阿片类药物。在特定情况下需要使用长效缓释（SR）阿片类药物的情况下，应考虑使用非经典阿片类药物丁丙诺啡（作为透皮贴片）、曲马多和他喷他多，因为它们具有更好的安全性（见第 4 章）。

一般来说，在出院后持续治疗急性疼痛方面，选择哪种即刻释放（IR）阿片类药物可能比开具的阿片类药物剂量更重要。这应该基于对特定类型手术、创伤或疾病可能伴随的预计疼痛预计严重度和持续时间的判断。对于住院患者，需要开具的药量应该基于出院前24～48h 的需求来估计，而不是基于手术类型（Macintyre 等，2014；Hill 等，2018；Clarke 等，2020）。最好将出院时的阿片类药物处方限制在 3～5 天（Dowell 等，2016；Lowenstein 等，2018），但在某些情况下可能需要延长（Dowell 等，2016；Clarke 等，2020）。在电子医疗记录系统中降低默认的药片数量也可以减少出院

时开具的阿片类药物剂量（Chiu 等，2018）。

复方药物片剂中含有阿片类药物和对乙酰氨基酚（扑热息痛）或非甾体抗炎药的混合物不建议用于治疗急性疼痛，因为固定的剂量不能根据患者需要进行调节，会使戒断更加困难（Levy 等，2020）。目的是限制过度开药，尽量减少未使用的阿片类药物。在某些患者中，可能需要间隔分发阿片类药物（如每日或每隔2 日）以控制用药。

更复杂的患者

在出院时为一些患者群体开具阿片类药物处方需要慎重考虑，因为在某些情况下，这可能不是安全的做法。这些群体包括长期使用阿片类药物治疗慢性疼痛的患者、涉及阿片类药物或其他药物（如可卡因、安非他命）使用障碍（SUD）的患者、ORT-R 评分高的患者、可能因自杀未遂而入院的患者以及无家可归的患者。如果有处方监测计划可以使用，应检查这些计划。

(1) 入院前长期使用阿片类药物的患者：对于在入院前长期使用阿片类药物治疗慢性疼痛或阿片类药物或其他药物滥用障碍（SUD）的患者，出院计划通常旨在尽可能减少对患者治疗方案的改变，除非认为这些治疗方案不符合良好的临床实践。如果认为需要在出院后短时间内暂时增加阿片类药物剂量或短期加用即刻释放阿片类药物，最好与患者的主治医生进行协商。对于增加了入院前的长效阿片类药物剂量的患者，应在短时间内逐渐减少至基础剂量，或停止即刻释放阿片类药物的使用。

同样，尽量减少对服用美沙酮或丁丙诺啡替代治疗计划的患者剂量的任何变化。但在某些情况下，暂时增加剂量以帮助短期急性疼痛治疗可能是适当的。剂量增加前应在患者和

主治医生之间进行讨论和协商。同时，在增加美沙酮或丁丙诺啡治疗剂量的同时，应逐渐减少即刻释放阿片类药物的剂量（Macintyre 等，2020）。在许多国家，监管要求规定只有一名医生有权为住院外的患者开具替代治疗处方，任何更改都应在与开具者进行协商后进行。在这些患者中，偶尔可能需要少量其他阿片类药物，在他们领取美沙酮或丁丙诺啡时，医生采取限量和逐渐减少的方式发放其他阿片类药物（Macintyre 等，2020）。

(2) 患有 SUD 或 ORT-R 评分高的患者：对于患有阿片类药物或其他药物滥用障碍（SUD）或 ORT-R 评分高的患者，也存在开具阿片类药物处方的风险和相关危害的问题，如挪用、非医学用途或与镇静药物（非法或开具的）或酒精混用。如果认为需要使用阿片类药物，理想情况下在与成瘾医学专家协商后，间隔分发可能是恰当的。

如果患者已经患有阿片类药物滥用障碍（OUD）并同意接受替代治疗方案，可以在患者正在使用即刻释放阿片类药物治疗急性疼痛时开始使用美沙酮或丁丙诺啡。有学者担心使用丁丙诺啡可能会导致治疗急性疼痛出现戒断反应，实际上，如果开始使用小剂量并在几天内逐渐增加至患者常规剂量，同时逐渐减少即刻释放阿片类药物剂量，则丁丙诺啡治疗急性疼痛可能不会导致戒断反应（Macintyre 等，2020）。然而，如果患者在治疗急性疼痛期间继续使用其他阿片类药物，则有可能引发戒断反应。

(3) 其他更复杂的患者：还有其他一些患者群体，在出院时开具阿片类药物处方可能存在风险。如因自杀未遂入院的患者。应征求患者的其他医疗保健专业人员的意见。如果必须开具阿片类药物处方，医生应在评估患者的家庭成员是否能够控制阿片类药物的使用方面进行评估。

在出院时向一个与滥用药物的人生活在一起的患者开处方阿片类药物，或者向无家可归的患者开处方阿片类药物也可能存在风险。定期发放药物可能会有所帮助。

（二）相关法规

一些国家可能有规定，限制向长期使用阿片类药物治疗慢性疼痛的患者或更为常见的，疑似滥用受控药物的患者（也根据各个管辖区的法律而称为受控物质或危险药物），以及使用美沙酮或异丙肾上腺素替代治疗方案的患者开具阿片类药物处方。这些规定可能会限制患者出院时开具的阿片类药物数量，所有开药者都应该遵守当地的法规。

（三）治疗持续时间

在大多数情况下，随着患者逐渐康复，急性疼痛会减轻。因此，在逐渐减少其他多模式镇痛药物剂量之前，阿片类药物的剂量应该逐渐减少。如果剂量降低的效果不如预期，进一步开具阿片类药物之前，需要对患者再次进行评估。

向患者及其治疗医生解释阶梯式逐步减量的概念是使用"反疼痛阶梯"的概念（Levy 等，2020）。这是基于众所周知的疼痛阶梯，指用于描述癌症患者为提升镇痛效果而采取的步骤，其中最高的步骤是阿片类药物。"反疼痛阶梯"只是指这些步骤按相反的顺序执行。

三、提供给患者、照护者和治疗医生的信息

（一）患者和照护者的信息

当患者带着阿片类药物处方离开医院以继续治疗急性疼痛时，他们和照护者都应该获

得有关这些药物和其他镇痛药物的安全使用建议。同时，他们应该知道，阿片类治疗的预期持续时间是短暂的，如果认为需要长时间使用阿片类药物，应该再次接受医生的评估。重要的是让他们了解，镇痛的目的是帮助恢复功能而不是消除所有疼痛，有时有些疼痛并非是异常的（Clarke 等，2020；Levy 等，2020）。这些信息建议以口头和书面形式提供。

应该向患者及其照护者提供以下信息（Royal Adelaide 医院和 SA 卫生机构，2010；Clarke 等，2020；Lee & Wu，2020；Levy 等，2020）。

- 阿片类药物治疗的预期持续时间以及需要逐渐减量。
- 避免过量或频繁地服用阿片类药物。
- 如果疼痛持续较长时间，需要就诊医生。
- 逐渐加重或过度昏睡是 OIVI 的迹象，应该采取措施避免，包括在清醒后不再服用阿片类药物，并在昏睡时寻求紧急救援。
- 避免同时使用镇静药物或饮酒。
- 在服用阿片类药物剂量变化和逐渐减量期间，需要避免开车、执行其他复杂任务或做出重要决定。需要安全的储存阿片类药物，不允许接触（包括儿童和宠物）；需要妥善处理多余的阿片类药物。
- 注意药物滥用障碍（SUD）风险。

这些信息应该用一种适合病人和其他人阅读水平的语言来书写。

（二）提供给治疗医生的信息

治疗患者的医生应该在患者出院后获得疼痛缓解治疗方案信息。他们需要了解每次开

具阿片类药物处方时应该仔细考虑，并应在评估排除神经病理性疼痛或手术 / 创伤并发症和相关心理社会因素后，决定继续使用阿片类药物的时限（在总体短时限内仍需停用）。针对某些患者，还需要提供处理问题的步骤，包括在哪里可以得到建议，并提供有关阿片类治疗预期持续时间和逐渐减量策略的建议。此外，医生还应意识到每个额外的阿片类药物使用周期，滥用的风险增加（Brat 等，2018）。需要注意的是，这些数据并非特指急性疼痛管理，在使用阿片类药物供应量的每一天，长期使用阿片类药物的风险都会增加（Shah 等，2017）。

为确保患者有相同的预期，医生应将这些信息反映给患者。在进行持续疼痛管理时，也可能需要转诊至慢性疼痛或成瘾药物专家那里。

要点

1. 开具阿片类药物处方时应考虑意外长期使用和非医学使用的风险。应在开具处方前对患者进行评估，并制订适当的出院后管理计划。

2. 使用镇静药（如苯二氮䓬类药物、加巴喷丁类药物和酒精）会增加 OIVI 的风险。如果患者同时服用镇静药物或饮酒，这种风险可能会持续到出院后。患者及其照护者应注意昏睡和昏睡加重的重要性。

3. 在进行持续急性疼痛管理时，患者应注意阿片类药物使用是否影响到开车和执行其他复杂任务的能力。

4. 医生应向患者及其在社区中进行治疗的医生提供有关阿片类药物的安全使用和治疗预期持续时间的信息。

参 考 文 献

[1] Arwi GA & Schug SA (2020) Potential for harm associated with discharge opioids after hospital stay: a systematic review. *Drugs* 80(6): 573–85.

[2] Australian and New Zealand College of Anaesthetists and Faculty of Pain Medicine (2018) *Statement on the use of slow-release opioid preparations in the treatment of acute pain.* https://www.anzca.edu.au/getattachment/d9e2a7c5–0f17–42d3–bda7–c6dae7e55ced/Position-statement-on-the-use-of-slow-releaseopioid-preparations-in-the-treatment-of-acute-pain#page= Accessed July 2020.

[3] Bicket MC, Long JJ, Pronovost PJ et al (2017) Prescription opioid analgesics commonly unused after surgery: a systematic review. *JAMA Surg* 152(11): 1066–71.

[4] Bowen J, Levy N & Macintyre P (2020) Opioid-induced ventilatory impairment: current "track and trigger" tools need to be updated. *Anaesthesia* 75(12): 1574–78, Epub April 5 2020.

[5] Brat GA, Agniel D, Beam A et al (2018) Postsurgical prescriptions for opioid naive patients and association with overdose and misuse: retrospective cohort study. *BMJ* 360: j5790.

[6] Centers for Disease Control and Prevention (2019) *Annual surveillance report of drug-related risks and outcomes – United States surveillance special report.* Centers for Disease Control and Prevention, U.S. Department of Health and Human Services. https://www.cdc.gov/drugoverdose/pdf/pubs/2019–cdc-drugsurveillance-report.pdf Accessed September 2020.

[7] Chaudhary MA, Bhulani N, de Jager EC et al (2019) Development and validation of a bedside risk assessment for sustained prescription opioid use after surgery. *JAMA Netw Open* 2(7): e196673.

[8] Cheatle MD, Compton PA, Dhingra L et al (2019) Development of the revised opioid risk tool to predict opioid use disorder in patients with chronic nonmalignant pain. *J Pain* 20(7): 842–51.

[9] Chiu AS, Jean RA, Hoag JR et al (2018) Association of lowering default pill counts in electronic medical record systems with postoperative opioid prescribing. *JAMA Surg* 153(11): 1012–19.

[10] Chou R, Gordon DB, de Leon-Casasola OA et al (2016) Management of postoperative pain: A Clinical Practice Guideline From the American Pain Society, the American Society of Regional Anesthesia and Pain Medicine, and the American Society of Anesthesiologists' Committee on Regional Anesthesia, Executive Committee, and Administrative Council. *J Pain* 17(2): 131–57.

[11] Clarke H, Azargive S, Montbriand J et al (2018) Opioid weaning and pain management in postsurgical patients at the Toronto General Hospital Transitional Pain Service. *Can J Pain* 2(1): 236–57.

[12] Clarke HA, Manoo V, Pearsall EA et al (2020) Consensus statement for the prescription of pain medication at discharge after elective adult surgery. *Can J Pain* 4: 67–85.

[13] Dowell D, Haegerich TM & Chou R (2016) CDC guideline for prescribing opioids for chronic pain-United States, 2016.

[14] FDA (2012) *Extended-release (ER) and long-acting (LA) opioid analgesics risk evaluation and mitigation strategy (REMS).* https://www.accessdata.fda.gov/drugsatfda_docs/label/2012/OpioidREMJuly2012.pdf Accessed August 2020.

[15] Feinberg AE, Chesney TR, Srikandarajah S et al (2018) Opioid use after discharge in postoperative patients: a systematic review. *Ann Surg* 267(6): 1056–62.

[16] Fishbain DA & Pulikal A (2019) Does opioid tapering in chronic pain patients result in improved pain or same pain vs increased pain at taper completion? a structured evidence-based systematic review. *Pain Med* 20(11): 2179–97.

[17] Frederickson TW & Lambrecht JE (2018) *Using the 2018 guidelines from the joint commission to kickstart your hospital's program to reduce opioid-induced ventilatory impairment.* Anesthesia Patient Safety Foundation Newsletter. https://www.apsf.org/wp-content/uploads/newsletters/2018/june/pdf/APSF201806.pdf Accessed November 2018.

[18] Gomes T, Juurlink DN, Antoniou T et al (2017) Gabapentin, opioids, and the risk of opioidrelated death: a population-based nested case-control study. *PLoS Med* 14(10):e1002396.

[19] Hill MV, Stucke RS, Billmeier SE et al (2018) Guideline for discharge opioid prescriptions after inpatient general surgical procedures. *J Am Coll Surg* 226(6): 996–1003.

[20] Howard R, Fry B, Gunaseelan V et al (2019) Association of opioid prescribing with opioid consumption after surgery in Michigan. *JAMA Surg* 154(1): e184234.

[21] Karanges EA, Buckley NA, Brett J et al (2018) Trends in opioid utilisation in Australia, 2006–2015: insights from multiple metrics. *Pharmacoepidemiol Drug Saf* 27(5): 504–12.

[22] Karhade AV, Chaudhary MA, Bono CM et al (2019) Validating the Stopping Opioids after Surgery (SOS) score for sustained postoperative prescription opioid use in spine surgical patients. *Spine J* 19(10): 1666–71.

[23] Karlsson S & Burns L (2018) *Australian Drug Trends 2017: Findings from the Illicit Drug Reporting System (IDRS)* https://ndarc.med.unsw.edu.au/resource/illicit-drugreporting-system-idrs-national-report-2017 Accessed August 2020.

[24] Katz J, Weinrib A, Fashler SR et al (2015) The Toronto General Hospital Transitional Pain Service: development and implementation of a multidisciplinary program to prevent chronic postsurgical pain. *J Pain Res* 8: 695–702.

[25] Kent ML, Hurley RW, Oderda GM et al (2019) American Society for enhanced recovery and perioperative quality initiative-4 joint consensus statement on persistent postoperative opioid use: definition, incidence, risk factors, and health care system initiatives. *Anesth Analg* 129(2): 543–52.

[26] Ladha KS, Gagne JJ, Patorno E et al (2018) Opioid overdose after surgical discharge. *JAMA* 320(5): 502–504.

JAMA 315(15): 1624–45.

[27] Lalic S, Jokanovic N, Ilomaki J et al (2019) Harms associated with extramedical use of prescription opioid analgesics in Australia: a scoping review. *Res Social Adm Pharm* 15(8): 925–35.

[28] Lawal OD, Gold J, Murthy A et al (2020) Rate and risk factors associated with prolonged opioid use after surgery: a systematic review and meta-analysis. *JAMA Netw Open* 3(6): e207367.

[29] Lee BH & Wu CL (2020) Educating patients regarding pain management and safe opioid use after surgery: a narrative review. *Anesth Analg* 130(3): 574–81.

[30] Lee LA, Caplan RA, Stephens LS et al (2015) Postoperative opioid-induced respiratory depression: a closed claims analysis. *Anesthesiology* 122(3): 659–65.

[31] Levy N, Quinlan J, El-Boghdadly K et al (2020) An international multidisciplinary consensus statement on the prevention of opioid-related harm in adult surgical patients. *Anaesthesia* 7. doi: 10.1111/anae.15262. Epub ahead of print. PMID:33027841.

[32] Lipari RN & Hughes A (2017) *How people obtain the prescription pain relievers they misuse*. https://www.samhsa. gov/data/sites/default/files/report_2686/ShortReport-2686. html Accessed August 2020.

[33] Lowenstein M, Grande D & Delgado MK (2018) Opioid prescribing limits for acute pain –striking the right balance. *N Engl J Med* 379(6): 504–506.

[34] Macintyre PE, Huxtable CA, Flint SL et al (2014) Costs and consequences: a review of discharge opioid prescribing for ongoing management of acute pain. *Anaesth Intensive Care* 42(5): 558–74.

[35] Macintyre PE, Roberts LJ & Huxtable CA (2020) Management of opioid-tolerant patients with acute pain: approaching the challenges. *Drugs* 80(1): 9–21.

[36] Mohamadi A, Chan JJ, Lian J et al (2018) Risk factors and pooled rate of prolonged opioid use following trauma or surgery: a systematic review and meta-(regression) analysis. *J Bone Joint Surg Am* 100(15): 1332–40.

[37] Mudumbai SC, Lewis ET, Oliva EM et al (2019) Overdose risk associated with opioid use upon hospital discharge in veterans health administration surgical patients. *Pain Med* 20(5): 1020–31.

[38] Passik SD & Lowery A (2011) Psychological variables potentially implicated in opioidrelated mortality as observed in clinical practice. *Pain Med* 12(Suppl 2):S36–S42.

[39] Penington Institute 2020 (2019) *Australia's Annual Overdose Report 2020*. Melbourne, Penington Institute.

[40] Riva JJ, Noor ST, Wang L et al (2020) Predictors of prolonged opioid use after initial prescription for acute musculoskeletal injuries in adults: a systematic review and meta-analysis of observational studies. *Ann Intern Med*

173(9): 721–29.

[41] Royal Adelaide Hospital and SA Health (2010) *Information for patients given oxycodone for the short-term treatment of acute pain*. https://www.sahealth.sa.gov.au/wps/wcm/ connect/cfe6c68049e4dcf0b464fe3a89b74631/2+MTPP_ opioid+consumer +leaflet_20160620.pdf?MOD=AJPERES & CACHEID=ROOTWORKSPACE-cfe6– c68049e4dcf0b464fe3a89b74631–n5j7c17 Accessed December 2013.

[42] Sabatino MJ, Kunkel ST, Ramkumar DB et al (2018) Excess opioid medication and variation in prescribing patterns following common orthopaedic procedures. *J Bone Joint Surg Am* 100(3): 180–88.

[43] Schug SA, Palmer GM, Scott DA et al (2020) *Acute Pain Management Scientific Evidence* 5th ed. Melbourne, Australian and New Zealand College of Anaesthetists and Faculty of Pain Medicine. https://www.anzca.edu.au/ safety-advocacy/advocacy/college-publications Accessed December 2020.

[44] Shah A, Hayes CJ & Martin BC (2017) Factors influencing long-term opioid use among opioid naive patients: an examination of initial prescription characteristics and pain etiologies. *J Pain* 18(11): 1374–83.

[45] Stamer UM, Liguori GA & Rawal N (2020) Thirty-five years of acute pain services: Where Do We Go From Here? *Anesth Analg* 131(2): 650–56.

[46] Thiels CA, Habermann EB, Hooten WM et al (2019) Chronic use of tramadol after acute pain episode: cohort study. *BMJ* 365: l1849.

[47] Tiippana E, Hamunen K, Heiskanen T et al (2016) New approach for treatment of prolonged postoperative pain: APS Out-Patient Clinic. *Scand J Pain* 12: 19–24.

[48] Tori ME, Larochelle MR & Naimi TS (2020) Alcohol or benzodiazepine co-involvement with opioid overdose deaths in the United States, 1999–2017. *JAMA Netw Open* 3(4): e202361.

[49] Webster LR (2013) Eight principles for safer opioid prescribing. *Pain Med* 14(7): 959–61.

[50] Weinrib AZ, Azam MA, Birnie KA et al (2017) The psychology of chronic post-surgical pain: new frontiers in risk factor identification, prevention and management. *Br J Pain* 11(4): 169–77.

[51] Young JC, Dasgupta N, Chidgey BA et al (2019) Postsurgical opioid prescriptions and risk of long-term use: an observational cohort study across the United States. *Ann Surg.* doi: 10.1097/SLA.0000000000003549. Epub ahead of print. PMID: 31404007; PMCID: PMC7440649.

[52] Zaccagnino MP, Bader AM, Sang CN et al (2017) The perioperative surgical home: a new role for the acute pain service. *Anesth Analg* 125(4): 1394–402.

第 17 章　自我评估问题
Self-Assessment Questions

如第 2 章所述，如果要安全有效地管理急性疼痛，护理培训和鉴定计划就非常重要。特别是，如果要在普通医院病房提供更高级的技术（如患者自控镇痛和硬膜外镇痛），那么这些程序就是必不可少的。这些题目是作为认证评估的一部分可能使用的示例，每个问题从列出的四个选项中选择最佳答案。

1. 预测术后疼痛评分高和（或）需要大剂量阿片类药物的因素都包括以下各项，除了（　　）

A. 术前焦虑

B. 疼痛灾难化

C. 老年患者

D. 术前存在疼痛

2. 给患者有关阿片类镇痛药物的信息应包括以下各项，除了（　　）

A. 目的是使身体早日恢复良好功能

B. 目的是提供完全的疼痛缓解

C. 即使疼痛评分很高，更多的阿片类药物也可能不适合

D. 出院后阿片类药物的安全使用

3. 如果存在以下哪些情况，则简单的阿片类镇痛方法（如按需口服或皮下注射阿片类药物）可能更有效（　　）

A. 适当的医务人员和患者教育

B. 提供适当的指导方针、政策和监测

C. 定期患者评估和个性化治疗

D. 以上所有

4. 在认知功能完好的患者中，最不可靠的疼痛测量方法是（　　）

A. 观察患者的行为

B. 数字分级评分法

C. 描述性词汇量表

D. 视觉模拟评分法

5. 提示患者可能有患急性神经病性疼痛的体征和症状包括（　　）

A. 呈钝痛或痉挛性疼痛

B. 疼痛锐利，局限于受伤区域

C. 对阿片类药物似乎反应不佳的疼痛

D. 对正常情况下会引起疼痛的刺激反应减轻

6. 阿片类药物诱发通气功能障碍（OIVI）可以通过以下方式导致二氧化碳水平升高（　　）

A. 抑制呼吸中枢，导致呼吸频率降低

B. 正常情况下抑制中枢神经系统，导致镇静的增加

C. 上呼吸道阻塞（某些患者出现打鼾）

D. 以上所有

7. 在给予阿片类药物后发现打鼾的患者（　　）

A. 应该叫醒他们检查他们的镇静程度

B. 应该随意让他们睡觉，因为他们可能是舒适的

C. 应该让他们睡觉，因为他们可能患有睡眠呼吸暂停症

D. 应该给予纳洛酮

8. 阿片类药物诱发通气功能障碍（OIVI）最可靠的临床指标是（　　）

A. 呼吸频率降低

B. 镇静增加

C. 意识模糊加重

D. 接受辅助供氧的患者的血氧饱和度（SpO_2）水平较低

9. 哪位患者可能患有 OIVI（　　）

A. 呼吸频率为每分钟 6 次的患者

B. 呼吸频率为每分钟 12 次的患者

C. 呼吸频率为每分钟 18 次的患者

D. 以上全部患者

10. 给予阿片类药物治疗的患者，同时使用哪些药物不太可能增加 OIVI 的风险（　　）

A. 普瑞巴林

B. 非甾体抗炎药物

C. 异丙嗪（非那根）

D. 苯二氮䓬类（如地西泮）

11. 术后血氧饱和度（SpO_2）较低的原因可能包括以下所有原因，但不包括（　　）

A. OIVI

B. 术后肺功能变化

C. 贫血

D. 睡眠呼吸暂停综合征

12. 血氧饱和度（SpO_2）水平 90% 表示 PaO_2 约为（　　）

A. 90mmHg

B. 60mmHg

C. 40mmHg

D. 26mmHg

13. 当您要为一个患者给药时，他很容易醒来。在您与他交谈时，他会保持清醒。他的镇静评分是（　　）

A. 0

B. 1

C. 2

D. 3

14. 当您要给一个患者药物时，他很容易醒来，但是您与他交谈时，他显得昏昏欲睡，一直在睡觉。他的镇静评分是（　　）

A. 0

B. 1

C. 2

D. 3

15. 一个患者完全清醒，一下午都在看电视。他的镇静评分是（　　）

A. 0

B. 1

C. 2

D. 3

16. 术后最无效的止吐药物是（　　）

A. 氟哌利多

B. 地塞米松

C. 昂丹司琼

D. 甲氧氯普胺

17. 预测阿片类药物初次使用的患者在大型手术后可能需要的吗啡数量的最佳指标是（　　）

A. 患者的性别

B. 患者的年龄

C. 患者的体重

D. 估计的瘦体重

18. 以下关于非典型阿片类药物他喷他多的陈述是正确的，除了（　　）

A. 具有一个需要肾脏排泄的活性代谢物质

B. 它的镇痛效果不仅依赖于对阿片受体的作用

C. 可用于轻中度肾功能损害患者

D. 与传统阿片类药物相比，引起的镇静作用更小

19. 如果静脉注射吗啡，完全发挥药效的平均时间约为（　　）

A. 30s

B. 1min

C. 5min

D. 超过 10min

20. 如果静脉注射芬太尼，完全发挥药效的平均时间约为（　　）

A. 30s

B. 1min

C. 5min

D. 超过 10min

21. 吗啡的一种代谢物 M6G（　　）

A. 可能导致痛觉过敏和痛觉异常

B. 不会在肾衰竭时蓄积

C. 具有镇痛作用

D. 半衰期比吗啡短

22. 可待因是罂粟的一种天然生物碱（　　）

A. 在超过 50% 的白人患者中无法产生有效的镇痛作用

B. 在肝脏内代谢，被转化为吗啡

C. 对阿片受体具有高亲和力

D. 用于治疗严重疼痛

23. 芬太尼是一种合成的阿片类药物，具有以下特点（　　）

A. 与其他阿片药物相比会释放更多的组胺

B. 主要通过粪便排泄的活性代谢产物

C. 口服时效果非常好

D. 可以经过鼻黏膜给药

24. 去甲哌替啶是哌替啶的代谢产物。其毒性早期的症状和体征包括（　　）

A. 包括镇静作用

B. 包括焦虑和抽搐

C. 可以使用纳洛酮逆转

D. 是由于阿片受体激活引起的

25. 下列关于非典型阿片类药物曲马多的陈述都是正确的，除了（　　）

A. 其镇痛作用仅通过作用于阿片受体介导

B. 引起的镇静作用比传统阿片类药物要小

C. 具有依赖于肾脏排泄的活性代谢产物（M1）

D. 是治疗神经病理性疼痛的有效方法

26. 以下所有阿片类药物均具有经肾脏排泄的活性代谢物，但除外（　　）

A. 芬太尼

B. 羟考酮

C. 吗啡

D. 哌替啶

27. 以下有关非典型阿片类药物丁丙诺啡的陈述都是正确的，除了（　　）

A. 它被用作镇痛药，并用于阿片类药物成瘾治疗方案中

B. 在用药过量情况下，可能需要高于常规剂量的纳洛酮

C. 应该口服并吞咽

D. 可以作为一种透皮制剂用于慢性和癌性疼痛

28. 一位患者正在服用每天 300mg 的吗啡缓释剂。平均而言，这相当于（　　）

A. 300mg 静脉注射吗啡

B. 150mg 静脉注射吗啡

C. 100mg 静脉注射吗啡

D. 50mg 静脉注射吗啡

29. 一位患者正在服用每天 200mg 的羟考酮缓释剂。平均而言，这相当于（　　）

A. 200mg 静脉注射吗啡

B. 150mg 静脉注射吗啡

C. 100mg 静脉注射吗啡

D. 50mg 静脉注射吗啡

30. 吗啡或羟考酮的缓释片（　　）

A. 给药后可能需要 4h 或更长时间才能在给药后达到血药浓度峰值

B. 应该按需使用

C. 适用于急性疼痛的快速滴定缓解

D. 如果患者不喜欢吞咽药片，可以将其压碎

31. 局麻药全身毒性反应（LAST）的体征和症状包括（　　）

A. 嗜睡

B. 口腔和舌头周围的麻木

C. 肌肉抽搐

D. 以上皆是

32. 治疗普通病房患者的 LAST 包括（　　）

A. 大剂量的肾上腺素

B. 使用脂质乳剂

C. 使用利多卡因治疗室壁性心律失常

D. 以上皆是

33. 以下有关布比卡因的陈述都是正确的，除了（　　）

A. 它比罗哌卡因和左旋布比卡因具有更大的潜在心脏毒性

B. 治疗由布比卡因引起的心脏毒性比治疗罗哌卡因和左旋布比卡因引起的心脏毒性更容易

C. 低剂量布比卡因和罗哌卡因用于连续区域镇痛时，在镇痛和运动阻滞程度方面没有一致性的差异

D. 布比卡因的脂质体制剂旨在增加其作用持续时间

34. 对乙酰氨基酚（　　）

A. 在轻至中度肾功能损害的患者中应慎用

B. 可以给予高达 8g/d 的剂量

C. 具有镇痛、解热和抗炎作用

D. 直肠给药并不比口服给药更有效

35. 非甾体抗炎药（NSAID）（　　）

A. 在肾功能损害患者中应谨慎使用

B. 不应与对乙酰氨基酚同时给予

C. 直肠给药比口服给药副作用更少

D. 直肠给药比口服给药更有效

36. 非选择性 NSAID（如布洛芬和双氯芬酸）（　　）

A. 在与阿片类药物合并使用时不会减少阿片类药物相关性不良反应的发生率或严重程度

B. "节省阿片类药物"

C. 只抑制 COX-1 而不抑制 COX-2

D. 与对乙酰氨基酚合并使用时不会获得更好的疼痛缓解

37. 和使用 NSAID 相关的肾衰竭发生的风险因素包括以下所有因素，除了（　　）

A. 低血压

B. 尿量减少

C. 同时给予庆大霉素

D. 患者年龄较小

38. 除了以下哪一项，非选择性 NSAID 使用后发生胃黏膜侵蚀的风险减少（　　）

A. 同时使用质子泵抑制药（如奥美拉唑）

B. 短期使用该药物

C. 避免在有胃出血病史的患者中使用

D. 直肠给药而不是口服给药

39. 选择性 COX-2 抑制药（　　）

A. 比非选择性 NSAID 更有效的镇痛药物

B. 比非选择性 NSAID 有较低的胃肠不良反应风险

C. 与非选择性 NSAID 具有相同的术后出血风险

D. 不能在阿司匹林加重的呼吸道疾病的患者中使用

40. 氯胺酮（　　）

A. 作用于 NMDA 受体

B. 对神经病理性疼痛无效

C. 增加对阿片类药物的耐受性

D. 当用低剂量输注（如成人平均每天

100～200mg）时，具有很高的中枢神经系统不良反应发生率

41. 三环类抗抑郁药物（　　）

A. 不会导致嗜睡

B. 对神经病理性疼痛的治疗无效

C. 通过抑制去甲肾上腺素和 5- 羟色胺的再摄取来发挥作用

D. 对急性伤害性疼痛的治疗是有用的

42. 以下哪种药物是治疗神经病理性疼痛中效果最差的药物（　　）

A. 加巴喷丁类（如普瑞巴林、加巴喷丁）

B. 抗惊厥药（如卡马西平）

C. 利多卡因

D. 选择性 5- 羟色胺再摄取抑制药（SSRI）

43. 加巴喷丁类药物（普瑞巴林和加巴喷丁）（　　）

A. 经肾脏以原型排泄，肾损害患者需要调整剂量

B. 具有相似的半衰期

C. 不会引起嗜睡，头晕或视力障碍

D. 不会减少术后的阿片类药物需求

44. 氧化亚氮有时作为短期疼痛治疗的镇痛药物。不适宜使用氧化亚氮的情况包括以下所有情况，除了（　　）

A. 同时使用阿片类药物

B. 维生素 B_{12} 缺乏症

C. 气胸

D. 肠梗阻

45. 速释阿片类药物，如羟考酮、吗啡和氢吗啡酮，通常用于急性疼痛的治疗。口服时（　　）

A. 峰值效果将在 10～15min 内出现

B. 应该只在固定的时间间隔内使用

C. 可以在患者择期手术前禁食时使用

D. 使用的剂量与每种阿片类药物的肌内注射剂量相同。

46. 当吗啡间歇性皮下注射吗啡时（　　）

A. 吸收入血循环比肌内注射吗啡慢

B. 需要比肌内注射更高的吗啡剂量

C. 应该尽可能使用最小的剂量

D. 注射间隔不得少于 4h

47. 一名 23 岁的患者在前 1 天因脾脏破裂进行剖腹手术后，被开具了处方"必要时每小时皮下注射吗啡 7.5～15mg"用于缓解疼痛。他清醒并观看电视。他最后一次注射吗啡是 90min 前，剂量为 15mg。他说他的疼痛评分为 9 分，因为疼痛而无法咳嗽。他想再注射一针吗啡。你将（　　）

A. 建议他再等 30min

B. 给予 15mg 吗啡

C. 给予 5mg 吗啡

D. 给予 2.5mg 吗啡

48. 一名 23 岁的患者在前 1 天脾脏破裂进行剖腹手术后，被开具了处方"必要时每小时皮下注射吗啡 7.5～15mg"。他最后一次注射吗啡是在 90min 前，剂量为 15mg。当你叫醒他时，他表示疼痛评分为 9，请求注射更多的吗啡，但他的镇静评分为 2。你会选择（　　）

A. 在他的镇静评分降至 ＜2 之前不再注射吗啡

B. 给予 15mg 的吗啡

C. 给予 5mg 的吗啡

D. 给予 2.5mg 的吗啡

49. 一个完全清醒的患者皮下注射吗啡后 10min 后抱怨疼痛，并要求再次注射。你会（　　）

A. 告诉他现在会再给他一针注射

B. 告诉他注射还没有起效的机会

C. 告诉他必须再等 2h

D. 告诉他必须再等 3h

50. 患者被"严格每 4 小时"口服羟考酮 10mg。当患者下一次给药到期时，注意到她的镇静评分为 2。你决定最好的措施是（　　）

A. 暂不给药

B. 仅给予 5mg 羟考酮

C. 给予纳洛酮

D. 按医嘱给药

51. 普通病房的患者被下医嘱使用 40mg 羟考酮缓释剂 BD。当患者给药到期时，注意到她的镇静评分为 3。你决定最好的首选措施是（　　）

A. 暂不给药

B. 仅给予 20mg 缓释羟考酮

C. 按医嘱给药

D. 暂不给药，并给予纳洛酮

52. 以 2mg/h 的速率连续静脉注射吗啡。在这个注射速率下给予吗啡的完全效果平均需要多长时间才能看到（　　）

A. 15min

B. 1h

C. 4h

D. 15h

53. 芬太尼透皮贴片使芬太尼能够通过皮肤吸收。这些贴片（　　）

A. 能够使芬太尼的血液浓度迅速升高

B. 适用于常规急性疼痛治疗

C. 贴片被拆除后可能会有长达 24h 的作用

D. 拆除后贴片中只剩下少量的芬太尼

54. 如果经黏膜途径给予阿片类药物，则（　　）

A. 经鼻给予阿片类药物，最好在每个鼻孔内注入不大于 200µl 的体积

B. 经鼻给予芬太尼的达峰时间与静脉注射芬太尼相同

C. 经鼻途径最适合使用脂溶性较低的阿片类药物，如吗啡

D. 推荐使用芬太尼含片和口服片治疗术后疼痛

55. 使用 PCA 的患者，单次注射剂量为 1mg 吗啡（5min 锁定期），抱怨疼痛十分剧烈。他的镇静评分为 0。他接受平均 5mg/h 的剂量（也就是 5 次"成功"需求）。你会（　　）

A. 告诉他更频繁地按需求按钮，因为他每小时可以从机器中获得更多的剂量

B. 怀疑他对吗啡上瘾

C. 告诉他增加单次注射剂量是不合适的

D. 考虑增加单次注射剂量大小

56. 使用 PCA 的患者，单次注射剂量为 2mg 吗啡（5min 锁定期），醒来时抱怨疼痛十分剧烈。他接受平均 10mg/h 的剂量（也就是 5 次"成功"需求）。他的镇静评分为 2。你会（　　）

A. 告诉他更频繁地按需求按钮，因为他每小时可以从机器中获得更多的剂量

B. 减少单次注射剂量的大小

C. 增加锁定时间

D. 考虑使用连续（背景）输注

57. 发现使用吗啡 PCA 的患者镇静评分为 3 分。当你查看 PCA 图表时，你发现单次注射剂量设置为 2mg，他已经在过去的 3h 里每小时接受了约 14mg（即 7 次"成功"的需求）。在这段时间里他的家人一直陪伴着他。在家人来访之前，他接受的平均剂量为 6mg/h。你会（　　）

A. 假设他已经足够清醒，可以按下按钮，只是刚刚变得难以唤醒

B. 怀疑机器出了故障

C. 担心家庭成员可能会按下 PCA 需求按钮

D. 以上都是可能情况

58. 一位使用吗啡 PCA 的患者抱怨脸部和胸部出现剧烈瘙痒。决定更换为芬太尼 PCA。

如果吗啡的单次注射剂量目前为 1mg，那么芬太尼的适当单次注射剂量将是（ ）

A. 1μg

B. 5μg

C. 20μg

D. 50μg

59. 下列关于静脉 PCA 的说法属于正确的是（ ）

A. 应该使用防反流阀，除非有 PCA 专用线路

B. 在患者和药物储存器之间的管路中应始终使用防倒吸阀

C. 在大多数一次性 PCA 装置中，所输注的剂量体积不能被改变

D. 把"成功"和"失败"单次注射剂量的次数记录下来，对于改变剂量大小始终是有用的指导

60. 下列关于静脉 PCA 的说法不正确的是（ ）

A. 更改锁定时间间隔已被证明可以改善疼痛缓解

B. 使用每小时或每 4 小时剂量限制并不一定能避免 PCA 阿片类药物过量

C. 在老年患者中可能适用较小的注射剂量

D. 常规使用背景输注会增加发生 OIVI 的风险

61. 椎管内注射的（ ）吗啡与 5mg 肌内注射吗啡的镇痛效果相似。

A. 0.1mg

B. 0.5mg

C. 1mg

D. 5mg

62. 硬膜外阿片类药物会导致（ ）

A. 恶心和呕吐比硬膜外局麻药物更少

B. 瘙痒比硬膜外局麻药物多

C. 比硬膜外局麻药物更容易发生低血压

D. 镇静作用比硬膜外局麻药物少

63. 硬膜穿刺后头痛通常是（ ）

A. 由血液渗漏入硬膜外间隙引起

B. 躺下时通常比坐着时更严重

C. 前额或枕部

D. 在老年患者中更常见

64. 以下关于患有硬膜外脓肿的患者说法是正确的，除了（ ）

A. 患者总是需要手术

B. 患者可能没有神经学系统体征

C. 患者可能没有发热

D. 患者可能出现为背痛加重

65. 如果在以下时间范围内进行诊断和治疗，伴有下肢无力的硬膜外脓肿患者将有最佳的机会完全康复（ ）

A. 下肢无力发作开始后 8h 内

B. 下肢无力发作开始后 12h 内

C. 下肢无力发作开始后 18h 内

D. 下肢无力发作开始后 24h 内

66. 患者接受 0.1% 布比卡因和芬太尼 2μg/ml 的硬膜外输注，速率为 10ml/h，用于术后镇痛。他说他的 2 条腿有些无力。您会（ ）

A. 告诉他这很可能是由布比卡因引起的

B. 停止输注

C. 考虑硬膜外血肿或硬膜外脓肿的可能性

D. 以上所有

67. 患者接受 0.1% 布比卡因和芬太尼 2μg/ml 的硬膜外输注，速率为 10ml/h，用于术后镇痛。您注意到他的收缩压为 80mmHg。自手术后 2 天以来，收缩压遗嘱未低于 120mmHg，硬膜外输注速率也未发生变化。您会（ ）

A. 告诉他这很可能是由布比卡因引起的

B. 给予纳洛酮

C. 考虑术后出血的可能性

D. 以上所有

68. 一位患者在晚上 10 点从家里给您打电话。她后背疼痛越来越剧烈，并且排尿困难。她说 3 周前您为她的子宫切除手术进行了硬膜外麻醉。您会（ ）

A. 告诉她明天早上第一时间来医院

B. 告诉她必须立即前往医院接受评估

C. 告诉她去看她的家庭医生

D. 告诉她背痛是硬膜外麻醉后常见的问题，并建议她每 4 小时服用 2 片对乙酰氨基酚，并在明天早上再打电话

69. 除了以下哪一个选项之外，所有选项都与幻肢痛的风险增加有关（ ）

A. 男性性别

B. 严重的截肢前疼痛

C. 化疗

D. 严重的手术后残端疼痛

70. 一名患者因摩托车事故入院。他的右臂不能运动，怀疑有臂丛神经受伤。4 天后，他说他的手臂有烧灼感和刺痛感。他还说他的吗啡镇痛效果不如以前了。这种类型的疼痛称为（ ）

A. 伤害性疼痛

B. 神经性疼痛

C. 心理疼痛

D. 幻肢疼痛

71. 幻肢疼痛（ ）

A. 更可能发生在截肢后几周而不是最初几天

B. 在创伤性截肢后更常见

C. 仅发生在大约 20% 的患者身上

D. 在急性期可能对氯胺酮、加巴喷丁类和降钙素产生反应

72. 预防性镇痛（ ）

A. 意味着与术后给予药物或技术相比，在干预（如手术切口）之前给予镇痛药物或技术导致的疼痛更少

B. 意味着药物或技术的镇痛效果超过预期的持续时间

C. 未见于氯胺酮

D. 未见于硬膜外镇痛

73. 急性神经病理性疼痛的一线治疗包括（ ）

A. 加巴喷丁类（普瑞巴林或加巴喷丁）和三环类抗抑郁药物

B. 阿片类和曲马多或他喷他多

C. 氯胺酮

D. 以上都是

74. 慢性神经病理性疼痛的一线治疗包括（ ）

A. 加巴喷丁类（普瑞巴林或加巴喷丁）和三环类抗抑郁药物

B. 阿片类和曲马多或他芬太尼

C. 氯胺酮

D. 以上都是

75. 老年患者（ ）

A. 如果他们有像心绞痛或腹膜炎等疼痛的情况，相比年轻患者更有可能报告更多疼痛

B. 比年轻患者更可能需要更高剂量的阿片类药物

C. 可能更容易出现硬膜外镇痛的一些不良反应

D. 相比年轻患者，需要更大剂量的局部麻醉药物才能达到相同程度的神经阻滞（运动和感觉）

76. 可能有助于改善阿片类药物耐药的患者术后镇痛策略包括以下所有，除了（ ）

A. 添加 NSAID、对乙酰氨基酚和加巴喷丁类等药物

B. 使用氯胺酮

C. 使用苯二氮䓬类药物

D. 使用区域性镇痛技术

77. 一名患有的阿片类药物耐药的慢性背痛患者，正服用 40mg 吗啡缓释剂治疗。腿部骨折手术后使用 PCA 治疗术后急性疼痛。以下所有陈述都是正确的，除了（　）

A. 患者的常规（入院前）阿片类药物应继续使用

B. 在处方之前必须确认患者入院前服用的阿片类药物的剂量

C. 应询问患者所服用的所有药物，包括阿片类和非阿片类，以及非处方药的使用

D. 如果患者术后报告非常高的疼痛评分，应该始终增加 PCA 的单次注射剂量

78. 在接受阿片类药物成瘾治疗计划中的患者可能被开具美沙酮、丁丙诺啡或纳洛酮。以下有关其手术治疗的所有陈述都是正确的，除了（　）

A. 在可能的情况下，应继续使用美沙酮方案

B. 在可能的情况下，应继续使用纳洛酮方案

C. 在可能的情况下，应继续使用丁丙诺啡方案

D. 他们可能需要其他药物，如苯二氮䓬等药物治疗撤退反应

79. 在患有中度肾功能损伤的患者中，如果有选择，您会选择不使用哪种阿片类药物?（　）

A. 芬太尼

B. 羟考酮

C. 吗啡

D. 丁丙诺啡

80. 在出院后继续使用阿片类药物治疗急性疼痛可能会增加以下哪种风险（　）

A. 持续使用阿片类药物的时间超过疼痛被认为是急性疼痛的时间

B. 患者急性疼痛时没有使用的阿片类药物可能在后期被患者或其他人使用

C. 驾驶能力受损

D. 以上所有选项

答　案

1. C	2. B	3. D	4. A	5. C	6. D	7. A	8. B	9. D	10. B
11. C	12. B	13. B	14. C	15. A	16. D	17. B	18. A	19. D	20. C
21. C	22. B	23. D	24. B	25. A	26. A	27. C	28. C	29. C	30. A
31. D	32. B	33. B	34. D	35. A	36. B	37. D	38. D	39. B	40. A
41. C	42. D	43. A	44. A	45. C	46. C	47. B	48. A	49. B	50. A
51. D	52. D	53. C	54. A	55. D	56. B	57. C	58. C	59. D	60. A
61. A	62. B	63. C	64. A	65. A	66. D	67. C	68. B	69. A	70. B
71. D	72. B	73. D	74. A	75. C	76. C	77. D	78. B	79. C	80. D

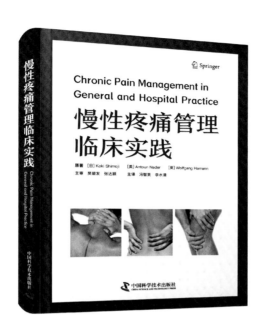

原著　[日] 下地恒毅 (Koki Shimoji) 等
主译　冯智英　李水清
定价　258.00 元

本书引进自 Springer 出版社，是一部系统全面介绍慢性疼痛管理的实用著作。全书共两篇 28 章，从疼痛的机制出发，阐述了疼痛管理技术，如神经阻滞、药物（镇痛药）、神经生理学无创操作技术和电刺激技术，描述了各种疼痛状况的管理，如头痛、背痛、四肢痛、疱疹后疼痛及复杂的区域疼痛综合征，涵盖了疼痛的原因和部位、疼痛缓解管理等一系列主题，并提供了临床医生通过指导患者自我评估和自我管理治疗的独到见解。本书层次清晰，图文并茂，步骤详细，是临床疼痛科医生不可多得的案头参考书。

相 关 图 书 推 荐

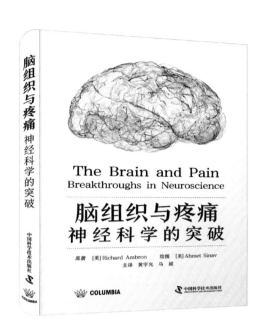

原著　[美] Richard Ambron

主译　黄宇光　马　超

定价　218.00 元

本书引进自哥伦比亚大学出版社，是一部全面介绍脑组织与疼痛的经典指导用书。本书分为两篇，共 13 章。上篇介绍了疼痛通路的分子机制，包括神经系统的组成，疼痛的知觉和归因，疼痛的分子神经生物学，疼痛的适应、来源和分子信号；下篇介绍了大脑回路对疼痛的调节，包括疼痛的外周调节、缓解疼痛的药理学方法、大脑认知对疼痛的调节、神经矩阵的概念，以及疼痛治疗的现状等内容。本书内容先进，科学实用，指导性强，既可作为刚入门疼痛科医师的指导用书，又可作为中高级疼痛科、麻醉科医师及从事药物研发人员的参考用书。

相 关 图 书 推 荐

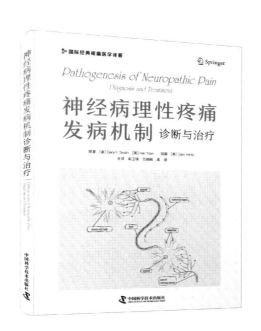

原著　[美] Daryl I.Smith 等

主译　俞卫锋　范颖晖　高　坡

定价　229.00 元

本书引进自 Springer 出版社，是一部全面介绍神经性疼痛的发病机制的经典著作。全书共两篇 13 章，详细阐述了关于神经病理性疼痛的致病性起源，介绍了目前已知的神经病变的分子基础，并给临床医生提供了更具体、更有效的改善疼痛的治疗方案。本书内容全面，实用性强，既可作为更好地指导基础研究人员研究神经病变特定分子机制的一般资源，又可指导临床疼痛科医生对神经病理性疼痛发病机制的进一步理解，并提供更具体、更有效的操作。

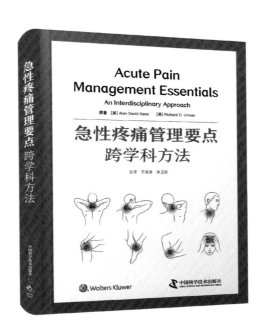

原著　[美] Alan David Kaye 等

主译　于泳浩　米卫东

定价　338.00 元

本书引进自 Wolters Kluwer 出版社，是一部急性疼痛管理的全面、实用性参考书，全书共五篇 51 章，涵盖了手术疼痛和非手术疼痛的处理措施，汇集了麻醉学、外科学和其他与健康相关的专业知识，为防治复杂和快速变化的急性疼痛提供了跨学科方法。本书从疼痛管理的基本原理开始，阐述了急性疼痛的解剖学和生理学、疼痛的评估和测量、神经生物学和遗传学、急性镇痛，以及手术疼痛、术后疼痛管理服务等基本原则，并通过器官系统、患者群体和治疗模式探讨疼痛的管理方法。为专门从事疼痛医学的麻醉医生及护理手术或非手术疼痛患者的其他学科的医生和研究员提供了宝贵资源。